教育部人文社会科学研究一般项目资助

黄帝内经素问校诂研究

牛淑平 ◎ 著

北京科学技术出版社

图书在版编目（CIP）数据

黄帝内经素问校诂研究/牛淑平著 . —北京：北京科学技术出版社，2017.7

ISBN 978 - 7 - 5304 - 9148 - 5

Ⅰ.①黄… Ⅱ.①牛… Ⅲ.①《素问》- 研究 Ⅳ.①R221.1

中国版本图书馆 CIP 数据核字（2017）第 160198 号

黄帝内经素问校诂研究

作　　者：牛淑平
责任编辑：喻　峰
责任校对：贾　荣
责任印制：李　茗
封面设计：昇一设计
出 版 人：曾庆宇
出版发行：北京科学技术出版社
社　　址：北京西直门南大街 16 号
邮政编码：100035
电话传真：0086 - 10 - 66135495（总编室）
　　　　　0086 - 10 - 66113227（发行部）　　0086 - 10 - 66161952（发行部传真）
电子信箱：bjkj@ bjkjpress. com
网　　址：www. bkydw. cn
经　　销：新华书店
印　　刷：三河国新印装有限公司
开　　本：710mm×1000mm　1/16
字　　数：355 千
印　　张：25.75
版　　次：2017 年 7 月第 1 版
印　　次：2017 年 7 月第 1 次印刷
ISBN 978 - 7 - 5304 - 9148 - 5/R · 2343

定　　价：**98.00 元**

钱　序

　　牛淑平教授以其独到的文献学知识结构，完成了《黄帝内经素问校诂研究》一书的撰写，书中通过典型的考证释例，辨形、考音、释义、校勘、释医理，逐条按原文、历代校注、评析进行介绍，展示了"校诂派"与"注释派"的治学方法的差异性。本书首次整理展示了一条由朴学向医学领域渗透的学术发展轨迹。胡澍、俞樾、孙诒让、于鬯等皆是上承"段王之学"，影响深远的皖派朴学的核心代表人物。他们涉足医学文献研究，最积极的意义是将小学方法引进了医学领域，为《素问》研究展现了一条新的途径，使校诂性研究与注释性研究相得益彰。牛淑平教授归纳了皖派朴学《素问》校诂的方法体系，并在此基础上，与"注释派"相比较，进一步总结了校诂派在治学风格、治学精神、治学方法等方面的特色，着重分析了原典义与诠释义四种关系，以从本质上揭示校勘训诂方法在医学文献研究中的重要作用。

　　全文不乏新的见解，如"训诂"与"义理"在治学方法上的统一性，"校勘训诂"与"医理阐释"的矛盾统一关系，尤其是"原典义"与"诠释义"的提出及其统一性、互补性、多线性与不一致性的分析等均有新义，分析结论令人信服。这种对文献学规律的认识，不仅对整理研究医学类型文献有独到的意义，即使对作者所界定的皖派朴学所呈现出来的学术特色的认识，乃至对中国传统小学的学理认识，都是一种贡献。

　　牛淑平教授研究视角独特，引述的材料相当丰富，比较论证深刻透彻，既有医理实践的宏观把握，又有语言文字方面的深厚功力，将校勘训诂与医理阐释有机地结合在一起，尤属难能可贵。其全面系统地对《黄帝内经》研究历史上客观存在的校诂派与注释派进行综合比较研究，这是到目前为止尚未有人着手进行的工作，对提高《黄帝内经》文献学研究水平有重要的方法学影响，而且可供研究皖派朴学家在历算、农学方面校诂工作者参考。

　　全书学风朴实，基础扎实。这是一部达到较高研究和学术水平的学术专著。

钱超尘

2017 年 5 月 16 日

自　序

　　20世纪70年代后期我们赶上了中国恢复高考制度之良机，十六七岁的我成了中医医疗专业的一名本科学生。同班同学中有诸多相差十多岁的哥哥姐姐们。5年的学习中，我熟背了许多本草方剂，毕业后带着无病不能治的年少轻狂走向了临床。但当面对一个个患者时，却发现其实无方可用，或者说无方真正会用。一番反思，我感觉还是自己中医理论基础没打好，就好像手中虽拥有子弹，却并没有真正掌握如何使用武器。于是，我又报考了中医文献专业的硕士研究生再去学习，毕业后继续从事中医教学及中医临诊工作。可是工作之中，我仍常感并不能够讲透一些中医的核心概念，不能得心应手地去运用中医的核心方法辨证论治。困惑迷茫似乎如影随形地伴着我们的一路成长。痛定思痛，我认为还是因为自己没有读懂中医的核心经典，对很多理念皆不知其所以然。中国古语之所以有"秀才学医，笼中捉鸡"之说，就是因为中医学在很大程度上植根于以《黄帝内经》为核心的传统典籍文化，传统文化的功底对于研习中医非常重要。于是乎在工作了近二十年后，我又义无反顾地跨学科报考了汉语言文字专业的博士研究生。3年的再次"回炉充电"，只为能更好地读懂《黄帝内经》，我的博士论文内容就是《黄帝内经》校诂研究。

　　我使出了洪荒之力，付出了青春年华，却还未真正完全读懂《黄帝内经》。我一直都认为，是由于个人的资质浅薄愚钝，才使得自己成长之路多了很多曲折与艰辛，所以无怨无悔。记得博士毕业几年后的一次师生聚会上，导师（古文字专家）问了我一个问题："目前对于《黄帝内经》你到底读懂了多少？"我当时愣了一下，思考了片刻，然后很认真地回答说："现在回过头去看，本科毕业我应该只读懂了百分之十左右，硕士毕业我应该读懂了百分之三十左右，博士毕业我应该读懂了百分之五十左右，目前我感觉能读懂百分之六十左右了。"

近些年来，我在给年轻的在读中医硕士、博士们上课时，常常也会拿导师的这个问题去询问学生们。结果却是，几乎百分之百的硕士、博士们都毫无自信地回答，对于《黄帝内经》大概只能读懂百分之十左右，更有一些博士、硕士坦承对《黄帝内经》的认识几乎就是零，因为根本就没主动去研读过《黄帝内经》。

身边的这个现象也许说明不了问题（未对全国中医院校进行调研），但这还是引起了我对这个问题的更进一步反思。

一、中医院校的毕业生为何读不懂《黄帝内经》？

我们都承认，《黄帝内经》是中医理论这棵大树的树根。枝叶再繁茂，若树根死了，树也最终活不了，这是妇孺皆知的简单道理。

《黄帝内经》文古义奥而难懂，这是事实。我们的成才皆受益于中医教材。中医教育几十年来的核心必修课程不外乎《中医基础理论》《中医诊断学》《针灸学》《方剂学》《中药学》等。这些课程知识涉及的中医核心概念诸如《中医基础理论》中的"阴阳五行""藏象学说"，《中医诊断学》的"四诊八纲"，《针灸学》的"经络腧穴"，《方剂学》的"君臣佐使"，《中药学》的"四气五味"等，追根溯源都是立论于《黄帝内经》。换句话说，这些教材都是在《黄帝内经》基础上整理出来的，是对《黄帝内经》的解读！毫无疑问，编中医教材的根本目的，应该是为了引导学生能更方便地登堂入室，能更好地理解、接受中医古老的传统知识。这点和现代西医教材有着本质的差别。西医教材的不断更新，显示的是对老化知识的不断舍弃；而中医教材的不断更新，显示的是对中医经典理论参悟的不断深入。教材不是经典，教材只能算是中医殿堂的"门前台阶"，从教材学习到领悟经典应该是中医教育的一个整体系统工程。而我个人认为，中医教育似乎恰恰在这个关键环节上形成了一个断层。

学生花了这么多时间学习这些课程教材，按理说，都应该掌握了关键的核心理论，回过头来再去读《黄帝内经》至少应该会相对容易些，然而有悖常理的是，我们仍然对读《黄帝内经》感到如此得困难。视频媒体上讲《黄帝内经》的专家也不少，为什么听起来似乎很有道理，回过头去读《黄帝内经》还是两眼一抹黑？他们讲得是否正确我们无法评判，但很多专家都是在脱离原文讲经典。而我们其实最需要学习掌握的应该是自己能够品读经典的正确方法。

二、我们为何要"东施效颦"地编写中医教材？

西医的知识构架有"西医基础学""西医诊断学""西医内科学"等，中医就东施效颦、生拉硬拽地模仿出一套《中医基础理论》《中医诊断学》《中医内科学》教材。如果说西医是一瓶可乐，中医是一瓶陈酒，我们为何非要将自己也包装成可乐的模样呢？从中医自身规律出发，中医课程的知识构架就应该是《黄帝内经学》《伤寒论学》《本草学》《温病学》等。有学者就指出："近百年来，中医界所做的事情，归根到底都是在试图论证中医也是科学的这一问题，在追求达标与认可的过程中，随处可见的是曲意迎合与削足适履。"（贾春华著《中医学——一个隐喻的世界》）

回顾一版又一版中医教材的发展之路，大家普遍的感觉是，教材在内容上是越来越趋于教条化、单薄化、去经典化。如麻黄这味中药，《中药学》一直以来仅强调其"发汗解表，宣肺平喘，利水消肿"的功效，且一直将其简单地归为解表药类。而《证类本草》等书记载的其功效却有很多："中风伤寒头痛，温疟，发表出汗，去邪热气，止咳逆上气，除寒热，破癥坚积聚，五脏邪气缓急，风邪痛，字乳余疾，止好唾，通腠理，解肌，泄邪恶气，消赤黑斑毒，不可多服，令人虚，治身上毒风顽痹，皮肉不仁，主壮热温疫，山岚瘴气，通九窍，调血脉，开毛孔皮肤，去营中寒邪，泄卫中风热，散赤目肿痛，水肿风肿，产后血滞。"很显然，麻黄主治的范围是很宽广的。如果不全面了解其主治范围，是无法真正解释清楚为何很多方剂中都用麻黄的。

如果教材达不到"师傅领进门"的效果，那么为什么不多多鼓励学生去研读《黄帝内经》《神农本草经》等这些经典著作？虽然中医院校也或多或少地开设有《内经选读》等经典课程，但我们似乎总也摆不正中医基础课程和《内经选读》课程设置的主次关系，弄不明白两者授课方法的差异。

三、为什么中医院校的毕业生缺少中医自信？

学校缺少引导学生主动去系统研读经典的教育环节，学生们理所当然地认为掌握了教材就是掌握了中医，以至于徘徊甚至止步于中医大堂的"门前台阶"。大多数学生毕业后基本不再去接触《黄帝内经》等经典，究其原因，一是读经典困难，二是没精力。我们总是把读经典和勤临床对立起来，其实这是误区。

医学确实是很现实的学科，临床上中医和西医就好比我们的左右手。当左手不够用时，必然会用右手相助。一个人当他习惯于用右手时，左手就是辅助的；反过来说，当他习惯于用左手时，右手就会相对退化而处于辅助地位。走出校门进入临床的学生，尤其是进入那些综合性大医院的学生，如果他的左手不能充分发挥效能，必然会动用右手相助甚至依赖于右手。中医教育的根本，在于培养学生的中医自信！没有了根基我们何处找自信？

我们是教学一线的老师，常常能切身接触到身边的现实情况。在和学生交流中常常有一些本科生向我们述说困惑，譬如有学生说："其实我们原本很想学好中医理论和技术，譬如这学期同时开设了《西医内科学》和《中医内科学》课程，我们主观上是非常重视《中医内科学》的，觉得《中医内科学》才是我们的主课程，而《西医内科学》我们只看作是辅助课程。然而，上着上着，我们就都去听《西医内科学》而不听《中医内科学》了。因为我们觉得中医老师讲得和西医差不多，而且还没西医老师讲得好！"相信这应该不是个别现象。现在还有多少临床老师能从中医思维角度讲好《中医内科学》？

中医界很多人已经自觉或不自觉地依附于西医这棵大树之根，却又犹抱琵琶半遮面地强调说其实自己是中医。

近百年来，中医界一直极力证明自己是科学。某些"科学卫士"总把枪口对准中医，中医总是被动中枪，然而却没有中医大师们出来应战。

中医就是传统医学，属传统文化范畴。"中国传统文化中既有丰富的科学精神，又有与现代科技精神相背离的东西。"明白了这一点我们就可以心闲气定地去学中医、研究中医了。

挖掘实用价值，弘扬民族文化。中医教育的根本，就在于培养学生的中医自信！

四、未来中医界还能出真正的国医大师吗？

教育断层的弊端在人才队伍方面尤显突出。我个人认为，因为不重视培养读经典的素养，几十年来的中医教育似乎并没有培养出一批研究《黄帝内经》的中坚力量，没有形成一种"长江后浪推前浪"的良性态势，这是最值得反思的。中医人才队伍的发展是不平衡的，甚至说是严重畸形的。我所看到的事实就是，中医基础尤其是中医文献专业的硕士招生越来越困难，学生们拼命挤着报考中医临床类的研究生。

一届又一届年轻的硕士、博士们都是中医发展的未来，是未来中医队伍中的精英力量。如果没有将《黄帝内经》这个中医学的根基树立于他们心中，那这意味着什么？目前我们学校教中医经典的老师非常少，甚至曾经很长一个时期有的中医经典教研室只有一名老师在支撑着教学工作，学校的教务处长无奈感叹：目前教中医经典课的优秀老师奇缺。这个断层是很难在短时间内填补上的。因为这方面人才的成型是需要一个相对长时间的积淀的，而现代中医教育的弊端却更加深了这方面人才的短缺。

没有读懂《黄帝内经》的人，教《黄帝内经》的优秀教师从哪里来？没有能读懂《黄帝内经》的优秀教师，学生又如何能去学好

《黄帝内经》？将来我们中医界还能出真正的国医大师吗？"繁花似锦"的中医教育背后，却是我们离《黄帝内经》渐行渐远。如今的中医硕士、博士大多是从实验室走出的人才。北京一位知名中医教授很多年前讲的一句话让我至今记忆犹新："当我们走进高度现代化的实验室之前，是否应该首先知道古人告诉了我们什么？"

或许，读不懂《黄帝内经》还与我们浮躁的心态有关。在物欲横流以及高科技飞速发展的当今时代，我们是否还需要去读几千年前的《黄帝内经》？是否有人还能静下心去品读《黄帝内经》？如果想不清楚这些问题，当然就会缺少研读《黄帝内经》的决心和恒心。本来品读中医经典是一件很简单的事情，一本书，一只小板凳，几本字典，就能让人安静地享受其中。然而，我们整天处在被要求拿大课题、组大团队、写大文章、出大数据、获大项奖的氛围之中，在这些硬性单一的考核指标下，读经典有时就成了一件很难的事情。我很想建议的是，应该将读懂中医经典放在那些中医人才、名师名医的考核指标体系中。

其实我们大家都明白，只有树根活了，才有可能成长为参天大树。无论怎样，中医的学问都应该从《黄帝内经》做起，从根做起，从读懂每一个字做起！

牛淑平

2017 年 4 月 22 日

凡　例

1. 本书分上、下篇。上篇是对《素问》八十一篇原文中疑难字词校诂的实例，共 229 例。下篇是对历史上皖派朴学《素问》校诂流派的学术渊源、方法特色、学术价值的介绍。

2. 上篇校诂内容按原著八十一篇之序逐篇进行，每条校诂实例皆按原文、【各家校注】【平按】体例进行著述。

3. 原文是摘取原书中的一些疑难短句或字词。如果所摘文句较长者（尽可能文意完整，以方便读者），则对其中要进行重点校诂的词语加标点以突出。

4. 【各家校注】围绕校注内容，有选择地列出从古至今各位研究《内经》学者的注解，尤其关注皖派朴学家的注解。所列校注家主要有古代的王冰、林亿（新校正）、杨上善、马莳、吴昆、张介宾、张志聪、高士宗、胡澍、俞樾、孙诒让、于鬯、沈祖绵、金窒七朗、丹波元简等，及当代研究《黄帝内经》的学者如钱超尘、郭霭春、范登脉、李今庸等。同时，书中也少量摘录了当代期刊上对《黄帝内经》校诂颇有见地的一些信息（出处随文标出）。

5. 【平按】是作者本人在各家校注基础上的点评，或总结，或补充论证，或提出异议。

6. 下篇立足于对皖派朴学家胡澍、俞樾、孙诒让、于鬯等的《素问》校诂实例的分析，将其与王冰、吴昆、张介宾、马莳、张志聪、高士宗等注释医家进行比较，并在此基础上总结介绍了皖派朴学家的治学特色及学术价值。

目　录

上　篇

下　篇

上　篇

素问

【各家校注】

全元起：素者，本也；问者，黄帝问岐伯也。

林亿：全元起虽有此解，义未甚明。按《乾凿度》云：夫有形者，生于无形，故有太易，有太初，有太始，有太素。太易者，未见气也；太初者，气之始也；太始者，形之始也；太素者，质之始也。气、形、质具，而疴瘵由是萌生。故黄帝问此太素，质之始也。《素问》之名义或由此。

张君房等：天降素女，以治人疾，帝问之，作《素问》。（《云笈七签》）

赵希弁：昔人谓《素问》，以素书（按："素"谓白绢）黄帝之问，犹言素书。（《郡斋读书后志》）

吴昆：平日讲求，谓之素问。

张介宾：平素所讲问，是谓素问。

丹波元简：林亿等以为问太素之义，是也。

胡澍：宋林亿等校曰："按王氏不解所以名《素问》之义。全元起有说云：素者，本也；问者，黄帝问岐伯也。方陈性情之源，五行之本，故曰《素问》。元起虽有此解，义未甚明。按《乾凿度》云：夫有形者，生于无形，故有太易，有太初，有太始，有太素。太易者，未见气也；太初者，气之始也；太始者，形之始也；太素者，质之始也。气、形、质具，而疴瘵由是萌生。故黄帝问此太素，质之始也。《素问》之名义或由此。"澍按：全说固未甚明，林说亦迂曲难通，俞氏以"索"证"素"是矣。而云"素、索、丘，皆空也"。虽本刘熙、张衡为说，见《释名》及《昭十二年左传》，正义实亦未安。今按：素者，法也。郑注《士丧礼》曰："形法定为素。"《宣十一年左传》曰："不愆于素。"《汉博陵太守孔彪碑》曰："遵王之素。""素"皆谓"法"，字通作"索"。（《六节藏象论》注《八素经》林校曰："素，一作索。"《书序》"八索"、《昭十二年左传》

"八索"，《释名》并曰："索，本作素。"《昭十二年左传》："是能读'三坟''五典''八索''九丘'。"贾逵曰："八索，三五之法"）《定四年传》："疆以周索。"杜预曰："索，法也。"黄帝问治病之法于岐伯，故其书曰《素问》。素问者，法问也。犹后世杨雄著书谓之《法问》矣。"三坟""五典""八索""九丘"，"典""索"皆得训"法"。夫曰五法八法之问，义无乖牾。若如俞说，则是"八索"为"八空"，"九丘"为"九空"，"素问"为"空问"，不词孰甚焉，故特辨之。刘向《别录》：言阴阳五行以为黄帝之道，故曰《太素》，《素问》乃《太素》之问答，义可证焉。而其言不曰《问素》而名《素问》者，犹屈原《天问》之类也，倒其语焉尔。赵希弁《读后志》云："昔人谓《素问》为素书黄帝之问，犹言《素书》也。"皆与全说同。

钱超尘： 全元起认为，《素问》之名，从语法上说，就是"问素"，"素"的意义为"本"，即询问根本……林亿认为，《素问》所以如此命名，是取"询问太素"的意思……姚际恒认为，《素问》之"素"取《黄帝泰素》之"素"，"问"取黄帝与岐伯问答之"问"，因而构成《素问》之名……我们认为，明吴昆、马莳、张介宾等人的解释是质朴通达的。《素问》就是采取平素问答之意而命名的。古人名书尚质，不求深奥难懂。这是个基本原则。例如孟轲所著之书就名《孟子》，不必另起他名。《灵枢》在汉代叫作《九卷》，因为它共有九卷的缘故。这都是古人给书籍命名崇尚朴的例证。因此，把黄帝与岐伯等人平素互相问答的内容记录下来整理成篇而名为《素问》，是完全合情合理的（按：黄帝岐伯相互问答，系汉人假托，只不过使用问答的体裁写作这部书罢了）。

【平按】

钱超尘详列历代解释"素问"命名含义者七家：有全元起的"本"说；有林亿的"质之始"说；有宋真宗时张君房的"素女"说（《云笈七签》）；有南宋赵希弁的"白绢"说（《郡斋读书后志》）；

有明代吴昆的"平素"说；有姚际恒、丹波元简等的"《黄帝泰素》之素"之说。(《内经语言研究》人民卫生出版社，1990 年版，第 11 页) 七说中独未包括胡氏之说。胡氏因声求义，取俞正燮"素"通"索"之说，训"素"为"法"，应与诸家之说并立以供学者研究讨论。

《素问》为索求医道之书，故训"索"似更可信。"素"本可通"索"，义为探求，例证很多，如常用词"素隐"。唐代杨炯《卧读书架赋》："读《易》则期于素隐，习《礼》则防于志悦。"《朱熹集注》："素，按《汉书》当作'索'，盖字之误也。""素隐"即"索隐"，探求隐微奥秘的道理。《易·系辞上》："探赜索隐，钩深致远，以定天下之吉凶，成天下之亹亹者，莫大乎蓍龟。"孔颖达疏："索谓求索，隐谓隐藏。"

李怀之考证："索"的俗字"索"与"素"形极近，故易讹。(李怀之，内经俗字校释，山东中医药大学学报，2006 年第 30 卷第 5 期第 378 页)

上古天真论篇第一

昔在黄帝，生而神灵，弱而能言，幼而徇齐，长而敦敏，成而登天。

【各家校注】

王冰：有熊国君少典之子，姓公孙。徇，疾也。敦，信也。敏，达也。习用干戈，以征不享，平定天下，殄灭蚩尤。以土德王，都轩辕之丘，故号之曰轩辕黄帝。后铸鼎于鼎湖山，鼎成而白日升天，群臣葬衣冠于桥山，墓今犹在。

金滢七朗：《书·尧典》《酒诰》等作"在昔"。《无逸篇》谓："昔在，俱犹言古昔也。"孔疏云："言'昔在'者，郑玄云，《书》以尧为始，犹言'昔在'，使若无先之典然也。"《诗》云："自古在昔。"言"在昔"者，自下本上之辞；言"昔在"者，从上而下为称。故曰使若无先之者。据代有先之，而《书》无所先，故云"昔在"也。

郭霭春："昔在"以下二十四字，不是《素问》原文，疑为王冰所增。唐代崇奉道家，在高宗上元元年（674），曾有"王公以下皆习老子"诏令。王冰任过太仆令的官职，他是表示过要执行这一政令的，所以在次注《素问》时，他就袭用了《大戴记·五帝德》篇的成语，给黄帝粉饰上极美的赞词；又在《上古天真论》注里引了九次老子。黄、老并称，很明显地反映出了尊仰道家的意思。这用王冰《自序》中所说"昭彰圣旨，敷畅玄言"的话，是可以证明的。实际上这二十四字与医理没有任何联系，因此不加译注。

【平按】

"在"通"载"。《国语·周语上》："今三川实震，是阳失其所而镇阴也。阳失而在阴，川源必塞；源塞，国必亡。"俞樾《群经平议·国语一》："'在''载'古得通用，阳失而载阴，谓阳在阴下以阳载阴也。"

载，音 zǎi，意为年、岁。《书·尧典》："帝曰：往，钦哉！九载绩用弗成。"《孔传》："载，年也。"汉代蔡邕《独断》："唐虞曰载。载，岁也。言一岁莫不覆载，故曰载也。"

"昔载"，即昔年、昔岁、往年、从前、早年。《左传·宣公十二年》："昔岁入陈，今兹入郑，民不罢劳，君无怨讟，政有经矣。"唐代孟浩然《与黄侍御北津泛舟》诗："岂伊今日幸，曾是昔年游。"

据《史记》载，黄帝是有熊国国君的儿子（在公元前 4856 年前），姓公孙，从小聪慧敏捷，长大后成为部落首领。他在打败其他部落后称霸中原，以德统国，成为中华文明的始祖。《素问》开篇首先介绍了黄帝，通过一个"昔在"，说明本书是后来人所整理的。这相当于今天的"前言""编者按"。其次，因本书托名黄帝，且通篇文体基本是黄帝与大臣们的问答式的讨论体，所以先对核心人物黄帝做了个交代，让我们知道黄帝是一位与众不同、出类拔萃的聪慧之人。黄帝是约公元前 5000 年时期的人，但《黄帝内经》成书于春秋战国至西汉年间（约公元前 1000 年），所以，《黄帝内经》虽然用辞以黄帝口吻，但黄帝时代和《内经》时代不是一回事。黄帝时代要更久远得多。(《黄帝内经》时代大致介于黄帝时代和今天的中间)

余闻上古之人，春秋皆度百岁，而动作不衰；今时之人，年半百而动作皆衰者，时世异耶？人将失之耶？

【各家校注】

高世宗：今时之人，年仅半百，而动作皆衰者，岂古今时世之异耶？抑不得其道而人将失之耶？

丹波元简：《千金方》作"将人"，谓失养生之道。

胡澍："人将失之邪"当作"将人失之邪"。下文曰："人老而无子者，材力尽邪？将天数然也？"（"也"与"邪"古字通。《大戴礼·五帝德》篇："请问黄帝者，人邪？抑非人邪？"《乐记正义》引"邪"作"也"。《史记·张仪传》"此公孙衍所谓邪"。《秦策》"邪"作"也"。《淮南·精神》篇"其以我为此拘拘邪"。《庄子·大宗师》篇"邪"作"也"是也。上句用"邪"，而下名用"也"者，书传中多有之。《昭二十六年·左传》："不知天之弃鲁邪，抑鲁君有罪于鬼神，故及此也。"《史记·淮南衡山传》："公以为吴兴兵是邪？非也？"《货殖传》："岂所谓素封者邪？非也？"是也。）《征四失论》曰："子年少智未及邪？将言以杂合邪？"与此文同一例。将，犹抑也。"时世异邪？将人失之邪"谓"时世异邪？抑人失之邪"；"材力尽邪？将天数然也"谓"材力尽邪？抑天数然也"；"子年少智未及邪？将言以杂合邪"谓"子年少智未及邪？抑言以杂合邪"。注以"将"为"且"，失之。《楚策》曰："先生老悖乎？将以为楚国袄祥乎？"《汉书·龚遂传》曰："今欲使臣胜之邪？将安之也？"（"也"与"邪"通）《楚辞·卜居》曰："吾宁悃悃款，朴以忠乎？将送往劳来，斯无穷乎？宁诛锄草茅，以力耕乎？将游大人，以成名乎？"以上"将"字，亦并为词之"抑"。

【平按】

"将"本可做介词"或""抑"。如《庄子·至乐》："将子有亡国之事，斧钺之诛而为此乎？"将子有不善之行，愧遗父母妻子之丑而为此乎？"胡澍从语法角度上分析，"人将失之耶"的"将"字与"人"字为倒文，"时世异耶，将人失之耶"是一个选择句，意思是说，是时代不同了呢，还是人们失掉养生之道了呢？"将"字是选择连词，所以胡氏训"将"为"抑"，并举下文"人老而无子者，材力尽邪？将天数然也？"及《征四失论》篇"子年少智未及邪？将言以杂合邪？"为例证。其实《黄帝内经》此类用法很多。《灵枢·岁露》："暑则皮肤缓而腠理开，贼风邪气因得以入乎，将必须八正虚邪乃伤人乎?"《灵枢·周痹》："黄帝问于岐伯曰：周痹之在身也，上下移徙随脉，其上下左右相应，间不容空，愿闻此痛，在血脉之中邪，将在分肉之间乎?"《灵枢·逆顺肥瘦》："夫子之问学熟乎，将审察于物，而心生之乎?"

此句文意是：我听说远古时代的人们皆懂得修身养性大法，所以皆能上百岁而仍动作不衰；现在的人们，才过半百就已动作衰退，是时世变迁的缘故？还是人类丧失了什么？

上古之人，其知道者，法于阴阳，和于术数，食饮有节，起居有常，不妄作劳，故能形与神俱，而尽终其天年，度百岁乃去。

【各家校注】

王冰：食饮者，充虚之滋味；起居者，动止之纲纪，故修养者谨而行之。《痹论》曰："饮食自倍，肠胃乃伤。"《生气通天论》曰："起居如惊，神气乃浮。"是恶妄动也。《广成子》曰："必静必清，无劳汝形，无摇汝精，乃可以长生。"故圣人先之也。（注：《广成子》道教书）

新校正：按全元起注本云：饮食有常节，起居有常度，不妄不作。《太素》同。

吴昆：动谓之起，息谓之居，用力谓之作，过作谓之劳。

马莳：饮食则有节，起居则有常，而不妄作劳。

高世宗：饮食有节，起居有常，以养其形，不妄作劳，以安其神。

南京注译本：饮食有节制，作息有常规，不妄事操劳。

王洪图："不妄作劳"，"妄"，乱也；"作劳"，即劳作，包括劳力、劳心、房劳等方面。"不妄作劳"，谓劳作合宜，不违背常规法度。

胡澍：全本、杨本，是也。"作"与"诈"同。（《月令》："毋或作为淫巧，以荡上心。"郑注曰："今《月令》'作为'为'诈伪'。"《荀子·大略》篇曰："蓝苴路作，似知而非。""作"亦"诈"字）"法于阴阳，和于术数"相对为文；"饮食有常节，起居有常度"相对为文；"不妄"与"不作"相对为文。（《征四失论》曰："饮食之失节，起居之过度。"又曰："妄言作名。"亦以"节""度""妄"作对文）"作"古读若"胙"，上与"者""数""度"为韵，下与"俱""去"为韵。王氏改"饮食有常节，起居有常度"为"食饮有节，起居有常"，则与句法虚实不对；改"不妄不作"为"不妄作劳"，是误读"作"为"作为"之"作"。（杨上善《太素》注误同）而以"作劳"连文，殊不成义，既乖经旨，又昧古人属词之法，且使有韵之文，不能谐读，一举而三失随之。甚矣！古书之不可轻改也。

　　俞樾：经文本作"食饮有节，起居有度"。故释之曰："有常节""有常度"。若如今本，则与全氏注不合矣。且上文云："法于阴阳，和于术数。"此文"度"字本与"数"字为韵，今作"有常"则失其韵矣。盖即因全氏注文有"常"字，而误入正文，遂夺去"度"字。

　　于鬯："醉以"疑本作"以醉"。"以醉入房"，与上文"以酒为浆""以妄为常"，下文"以欲竭其精""以耗散其真"，五"以"字皆冠句首，文法一律。倒作"醉以"，则失例矣。《腹中论》及《灵枢·邪气藏府病形》篇，并有"若醉入房"语，则"醉入房"三字连文，正有可证。

【平按】

　　"不妄作劳"应作"不妄不作"。胡澍、俞樾所校精确。①版本方面：据林亿校，全本、杨本皆作"饮食有常节，起居有常度，不妄不作"。这说明王本讹误的可能性较大。②训诂方面：胡氏引《月令》《荀子》等，证明"作"通"诈"。③文例与音韵方面：胡氏、俞氏从音韵分析："法于阴阳，和于术数"相对为文；"饮食有常节，起居有常度"相对为文；"不妄"与"不作"相对为文。且"数、度、作"互韵，与下文"俱、去"相押韵。④旁证方面：胡氏引《征四失论》篇原文旁证："饮食之失节，起居之过度""妄言作名"。这里的"妄"与"作"是相对的。⑤语法方面：胡氏从语法角度分析，"不妄作劳"有昧古人属词之法。

"饮食有节，起居有度，不妄不作"正是从"饮食、起居、人品"三方面谈养生戒训的。这是《黄帝内经》的基本养生观点。王冰的注文也是从这三方面分述的。"不妄不作"与下文的"恬惔虚无""志闲而少欲""高下不相慕"养生观是相呼应的。而且下文王冰注"以妄为常"是"寡于信也"。这正强调了"不妄不诈"的本义之所在。于鬯认为"酒、妄、醉、欲、耗"五字并列，皆是病因。若训"妄"为副词，修饰"作劳"，则失其上下文例。

从音韵角度分析，这是一段有韵之文，俱、数属上古韵侯部，去属上古韵鱼部，鱼侯合韵。但在押韵的句子当中出现"不妄作劳"一句，破坏了押韵的句式，读起来很不和谐。全元起注本和《黄帝内经太素》均作"不妄不作"，显然作"作"是正确的。据钱超尘教授解释：古音"作"在铎韵，铎韵是鱼韵的入声，在秦汉时代，平声字和入声字可以相押；因此，有的古音学家，比如段玉裁就把铎韵中的字全并入鱼韵。"作"与"诈"皆从"乍"声，故"作""诈"可以通假。（王洪图，黄帝内经研究大成·文献及语言文字研究·音韵研究，北京出版社，1999年，第253页）

以欲竭其精，以耗散其真。

【各家校注】

王冰：乐色曰欲，轻用曰耗，乐色不节则精竭，轻用不止则真散，是以圣人爱精重施，髓满骨坚。《老子》曰："弱其志，强其骨。"河上公曰："有欲者亡身。"《曲礼》曰："欲不可纵。"

新校正：按《甲乙经》"耗"作"好"。

金窪七朗：《新校正》云："按《甲乙经》，'耗'作'好'。"今阅《甲乙经》皆作"耗"。

张介宾： 欲不可纵，纵则精竭。精不可竭，竭则真散。

马莳："（接上句）以情欲而竭其精，以竭精而耗散其真。"

胡澍："以耗散其真"与"以欲竭其精"句义不对。则皇甫本作"好"，是也。"好"读"嗜好"之"好"，"好"亦"欲"也。（凡经传言"嗜好"，即"嗜欲"；言"好恶"，即"欲恶"。《孟子·告子》篇："所欲有甚于生者。"《中论·夭寿》篇作"所好"。《荀子·不苟》篇："欲利而不为所非。"《韩诗外传》作"好利"）作"耗"者，声之误耳。王注谓"轻用曰耗"，乃臆说不可通。

俞樾：作"好"者，是也。"好"与"欲"义相近，《孟子·离娄》篇："所欲有甚于生者。"《中论·夭寿》篇作"所好"。《荀子·不苟》篇："欲利而不为所非。"《韩诗外传》作"好利"。是"好"即"欲"也。"以欲竭其精，以好散其真"两句，文异而义同，今作"以耗散其真"则语意不伦矣。王注曰"乐色曰欲，轻用曰耗"，是其所据本已误也。

于鬯： 林亿等《新校正》（林亿、孙奇、高保衡等奉敕校正《内经》，书中校语皆标"新校正云"，而《三部九候论》中独有标"臣亿等"者。按：此书既奉敕校正，自合标"臣亿等"为是。且校语首皆著一"详"字，"臣亿等详"云云，文义极顺。今诸标"新校正"者，当悉系重刻本改易，《三部论》中则改易未尽者耳。顾观光彼校谓"臣亿等"三字，当作"新校正云"四字，未察也。）引《甲乙经》，"耗"作"好"。（今《甲乙经·动作失度》篇亦"耗"，当属后人据《素问》改。凡今本《甲乙经》辄不同林校所引，而转与《素问》合者，当悉据林校校订。）胡澍《内经素问校义》云："'以耗散其真'与'以欲竭其精'句义不对，则皇甫本作'好'是也。'好'读'嗜好'之'好'，'好'亦'欲'也。凡经传言'嗜好'，即'嗜欲'。言'好恶'即'欲恶'。"《孟子·告子》篇"所欲有甚于生者"，《中论·夭寿》篇作"所好"。《荀子·不苟》篇："欲利而不为所非。"《韩诗外传》作"好"。俞荫甫太史《读书余录》亦谓作"好"者是。鬯按，"好""耗"一声之转，王冰本作"耗"。盖亦当读"耗"为"好"，而次注云（王氏注《素问》移易篇第，故称次注）"轻用曰耗"，则失之矣。酒也、妄也、醉也、欲也、好也，五字皆读逗，文法亦一律。

沈祖绵："以耗散其真。""耗"，俗字，正字为"秏"。胡澍从林校。《甲乙经》"耗"作"好"，非。王注："轻用曰耗"，亦臆说。秏，《荀子·修身》篇："多而乱曰秏。"注："秏，虚竭也。"秏与竭相对为文，疑句当作"以散秏其真"。竭与秏，承上文"醉以入房"言也。散，《说文》"杂肉也"。徐锴曰："今俗言散肉。"《气交变大论》："其灾散落。"注谓："物飘零而散落也。"《荀子·修身》篇："庸聚驽散。"注："散，不拘检者也。"《淮南子·精神训》："不与物散。"注："散，杂乱貌。"《五常政大论》："革金且耗。"注："耗，费用也。"又曰："毛虫耗，羽虫不成。"此言"以散耗其真"，犹言不拘检浪费元真之气也。俞樾屈从胡说，亦非。

【平按】

"以欲竭其精，以耗散其真"为对文，对文往往还具有其义互相具备的修辞作用，称互备。"欲"和"耗"互备，"耗"者好也，即喜爱、爱好、欲望。中医古文互文随见，如《针经标幽赋》"可平五脏之寒热，能调六腑之虚实"。这里五脏与六腑互备，意思即：可平五脏六腑之寒热，能调五脏六腑之虚实。那么，"以欲竭其精，以好散其真"的意思就是：因纵欲而致耗竭真精。

不知持满，不时御神。

【各家校注】

王冰：言轻用而纵欲也。《老子》曰："持而盈之，不如其已。"言爱精保神，如持盈满之器，不慎而动，则倾竭天真。《真诰》曰："常不能慎事，自致百痾，岂可怨咎于神明乎。此之谓也。"

新校正：按别本，"时"作"解"。

马莳： 当精满之时，不知持之；吾形有神，不时时御之。

张志聪： 不知持满，不慎谨也；不时御神，不能四时调御其神也。

南京注译本： "不时御神"即"经常过分地使用精神"。

胡澍： "时"字是，"解"字非也。时，善也。"不时御神"谓"不善御神"也。《小雅·颊弁》篇："尔肴既时。"《毛传》曰："时，善也。"《广雅》同。"解"与"时"，形声均不相近，无缘致误，亦无由得通。盖后人不明"时"之训，而妄改之。且"善"亦有"解"义。《学记》："相观而善之谓摩。"《正义》曰："善，犹解也。"是也。愈不必改为"解"矣。

沈祖绵： 胡澍云："别本'时'作'解'，'时'字是，'解'字非也。时，善也。'不时御神'谓'不善御神'也。"胡说臆。胡据《广雅·释诂》，训"时"为"善"，非是。"时"当训"期"。《释名·释天》："时，期也。物之生死，各应节期而止也。"《白虎通·四时》："时者，期也，阴阳消息之期也。"御，制也。《天元纪大论》："天有五行御五位。"注："御，谓临御。"神，即《老子》"谷神不死"之神。注："神谓五藏之神也。"《淮南子·精神训》注："神者人之守也。"太史公自序："人所生，神也。"是神为人之要，故此书名篇有《四气调神大论》《八正神明论》。用针之法，如《宝命全形论》："凡刺之真，必先治神。"则神当守之、治之，若竭之、耗之，则伤神矣。

【平按】

"不知持满，不时御神"也是对文句，根据对文原理（即处于结构相似的上下两句中同一位置的字词，往往同义或反义），可知本句的意思是：不知以"持盈之道"治神。这里"知"与"时"近义，所以这里的"时"不应理解为时间副词"经常地""不时地"，而应训为"善"。如《书·皋陶谟上》"百工惟时"；《康诰》"惟时叙"，孙星衍《今古文注疏》引《诗》云"时者，善也"。

至于王氏训"时"为"善"，《新校正》将"时"径改为"解"，文义皆通。注释家吴昆、马莳等似望文生义。

"持满"之道，犹"持盈"之道。《荀子·宥坐》："子路曰：'敢问持满有道乎？'孔子曰：'聪明圣知，守之以愚；功被天下，守之以让；勇力抚世，守之以怯；富于四海，守之以谦。此所谓挹而损之之道也。'"

夫上古圣人之教下也，皆谓之虚邪贼风，避之有时；恬惔虚无，真气从之，精神内守，病安从来。

【各家校注】

王冰：邪乘虚入，是谓虚邪。窃害中和，谓之贼风。避之有时，谓八节之日，及太一入从之于中宫，朝八风之日也。《灵枢经》曰："邪风不得其虚，不能独伤人。"明人虚乃邪胜之也。

新校正：按全元起注本云："上古圣人之教也，下皆为之。"《太素》、《千金》同。杨上善云："上古圣人使人行者，身先行之，为不言之教。不言之教胜有言之教，故下百姓仿行者众，故曰下皆为之。"

胡澍：全本、杨本、孙本及杨说，是也。"夫上古圣人之教也"句，"下皆为之"句。"下皆为之"言"下皆化之"也。《书·梓材》："厥乱为民。"《论衡·效力》篇引作"厥率化民"，是"为"即"化"也。王本作"谓"者，"为"之假字耳。《僖五年左传》曰："一之谓甚，其可乎？"《六微旨大论》曰："升已而降，降者谓天；降已而升，升者谓地。"《昭元年传》曰："此之谓多矣，若能少此，吾何以得见。"《十年传》曰："佻之谓甚矣，而壹用之。"《廿一年传》曰："登之谓甚，吾又重之。"《周语》曰："守府之谓多，胡可兴也。"《晋语》曰："八年之谓多矣，何以能久。"《大戴礼·少间》篇曰："何谓其不同也。"（此从元本。《楚策》曰："人皆以为公不善于富挚。"《管子·霸言》篇曰："故贵为天子，富有天下，而我不谓贪者"）《韩诗外传》曰："王欲用女，何谓辞之。"又曰："何谓而泣也。"《淮南·人间》篇曰："国危而不安，患结而不解。何谓贵智。"《烈女传·仁智传》："知此谓谁。"《新序杂事》篇曰："何谓至于此也。"《汉书·文帝纪》曰："是谓本末者，无以异也。"以上并以"谓"为"为"，"为"与"谓"一声之转，故二字往往通用。《说苑·君道》篇："则何为不具官乎。"《晏子春秋·问》篇"为"作"谓"。《吕氏春秋·精输》篇："胡为不可。"《淮南·道应》篇"为"作"谓"。《文子·微明》篇："居知所为。"《淮南·人间》篇"为"作"谓"。（此从《道藏》本）《汉书·高帝纪》："郦食其为里监门。"《英布传》："胡为废上计而出下计。"《史记》"为"并作"谓"。正如《素问》"下皆为之"。而王氏所据本"为"字作"谓"，盖假借，皆主乎声。语辞之"为"通作"谓"；"行为"之"为"通作"谓"；"作为"之"为"通作"谓"，故"化为"之"为"亦通作"谓"。王氏不达，误以"谓"为"告谓"之"谓"，乃升"下"字于上句"也"字之上，以"上古圣人之教下也"为句，"皆谓之"三字下属为句，失其指矣。

张文虎："夫上古圣人之教下也，皆谓之虚邪贼风，避之有时"按：此三句与上下文全不相涉。下《四气调神大论》云："贼风数至。"《生气通天论》云："虽有贼风，弗能害也。"又云："故风者，百病之始也。"《金匮真言论》："八风发邪，以为经风，触五藏，邪气乃发。"乃言风邪之理，或是彼篇错简，然文不接，恐尚有脱文。

【平按】

据《新校正》所云，此句全本、杨本、孙本皆一致，但与王注本有异，说明王注倒文错读的可能性很大。且《甲乙经》卷十一第七虽删节较多，然犹存"夫圣人之教也"一句，可旁证。从医理方面说，杨上善注说，与全文相谐。因此，胡氏广征博引"为"与"谓"一声之转，二字往往通用，并进一步训"为"为"化"，"下皆为之"即"下皆化之"

　　若句读"夫上古圣人之教下也，皆谓之虚邪贼风，避之有时……"以"谓"为"告谓"之"谓"，似乎从文理上也通顺成义，但胡澍之说更贴切全文。此文告知人们的是：因上古圣人之教也，百姓皆能遵从行之，故而皆能"度百岁"。用上古良好的社会状态，来对比说明今时之人不知养生之道的恶俗。

故美其食，任其服，乐其俗，高下不相慕，其民故曰朴。

【各家校注】

　　王冰： 至无求也，是所谓心足也。《老子》曰："祸莫大于不知足，咎莫大于欲得，故知足之足，常足矣。"盖非谓物足者为知足，心足者乃为知足矣。不恣于欲，是则朴同。故圣人云："我无欲而民自朴。"

　　新校正： 按别本云，"曰"作"日"。

　　胡澍： "故美其食，任其服，乐其俗，高下不相慕，其民故曰朴。"林校曰："按别本'曰'作'日'。"（宋本"曰"上衍"云"字，今据熊本、《藏》本删）澍按："曰"字义不可通，别本作"日"是也。"日"与《孟子·尽心》篇"民日迁善"之"日"同义。言其民故日以朴也。作"曰"者，形似之误。《大戴礼·曾子天圆》篇："故火日外景，而金水内景。"《淮南·天文》篇"日"作"曰"，误与此同。

【平按】

　　胡澍所言是。古文献中"曰"与"日"因形近而极易讹误。日，每天，一天天。《易·系辞上》："富有之谓大业，日新之谓盛德。"孔颖达疏："其德日日增新。"

二七而天癸至，任脉通，太冲脉盛，月事以时下，故有子。

【各家校注】

王冰： 癸谓壬癸，北方水干名也。任脉、冲脉，皆奇经脉也。肾气全盛，冲任流通，经血渐盈，应时而下，天真之气降，与之从事，故云天癸也。然冲为血海，任主胞胎，二者相资，故能有子。所以谓之月事者，平和之气，常以三旬而一见。故愆期者谓之有病。

郭霭春： 到了十四岁时，天癸发育成熟，任脉通畅，冲脉旺盛，月经按时而行，所以能够生育。

范登脉： "任脉通"当对"任脉虚"而言。通者，满溢也。《万氏妇人科·调经章》："经云：女子二七而天癸至，冲任满盛，月事以时下，乃有子。"可见"月事以时下"是以"冲任满盛"为条件的。"通"从"甬"声，从"甬"得声字往往有满溢之义。《说文》："甬，艸木华甬甬然也。"《说文系传》："甬之言涌也，若水涌出也。""甬甬然"，是花朵饱满，含苞欲放之貌。又"勇，气也"，谓气盛也，今湖北鄂东方言曰"冲"（去声）。《释名·释言语》："勇，踊也，遇敌踊跃，欲击之也。"《方言》卷六："恿，满也。凡以器盛而满谓之恿。"郭璞注："言涌出也。"《广雅·释诂一》："恿，满也。"王念孙《疏证》引《玉篇》："腹满谓之涌。"《玉篇·心部》："恿，忩也。"《说文·水部》"恿，滕也。"引申为溢。《五常政大论篇》第七十："其动漂泄沃涌。"王注："涌，溢也。"《文选·枚乘〈七发〉》："涌触并起，动心惊耳。"李周翰注："涌触，言满于器也。"又，从"甬"得声之字如"通""踊""涌""恿"，古多通用。《礼记·檀弓下》："人喜则斯陶，陶斯咏，咏斯犹，犹斯舞，舞斯愠，愠斯戚，戚斯叹，叹斯辟，辟斯踊矣。"郭店楚简《性自命出》34至35号简文句与本节相似，"踊"作"通"。《晏子春秋》卷六《内篇·杂下第六》："景公为路寝之台，成，而不踊焉。柏常骞曰：君为台甚急，台成，君何为而不踊焉？公曰：然。有枭昔者鸣，声无不为也，吾恶之甚，是以不踊焉。"《说苑·辨物》诸"踊"字并作"通"。王念孙《读书杂志》卷九《晏子春秋第二》"不踊"条云："踊，上也。《说苑·辨物》篇：作'通'者，非字之误，即声之通。"张纯一《晏子春秋校注》曰："凡从'足'与（原作'又'，此据文意校改）从'辵'，义并同，如'跡'与'迹'、'踰'与'逾'之类可证。此'踊'与'通'并从'甬'，声同。"《史记·司马相如列传》："其南则隆冬生长，踊水跃波。"《汉书·司马相如传》《文选·上林赋》"踊"作"涌"。《隶释·汉武都太守李翕西狭颂》："四方无雍，行人欢悀。"洪适释"悀"为"踊"。"悀""踊"并从"甬"声，故可相通。

【平按】

范氏所言是。"通"可通"踊"，而有水涨、满溢之义，《管子·度地》："当秋三月，山川百泉踊，下雨降，山水出。"三国魏·曹操《步出夏门行》："秋风萧瑟，洪波踊起。"正确理解"任脉通"的"通"字，有利于精确诠释原文。这里"任脉通"之"通"与下句的"太冲脉盛"之"盛"相呼应。

二七而天癸至，任脉通，太冲脉盛，月事以时下，故有子。

【各家校注】

新校正：按全元起注本及《太素》《甲乙经》俱作"伏冲"，下"太冲"同。

俞樾：汉人书"太"字或作"伏"。汉太尉公墓中画像有"伏尉公"字，《隶续》云："字书有'伏'字与'大'同音，此碑所云'伏尉公'，盖是用'伏'为'大'，即'大尉公'也。"然则全本及《太素》《甲乙经》当作"伏冲"，即"太冲"也。后人不识"伏"字，加点作"伏"，遂成异字，恐学者疑惑，故具论之。

李怀之：俞樾之说极是。《说文》云："大，天大、地大、人亦大，故象人形。"汉字为表意体系之文字，古人以为"大"字象人形，故"大"字即表"人"之义。因"大"有人之义，故有人在其旁又加一意符"亻"，写作"伏"。北宋欧阳修在《归田录》卷二曾将此种现象讥为"俚俗昧于字法"，段玉裁称其为"浅人妄加"，而实际是"俚俗"之字法的一种体现。在我国古代手抄经卷及碑文中，因增加意符而创造的俗字，屡屡可见，如日本仁和寺影印本《太素·卷二·调食》"五果"作"五菓"。《广雅·泰韵》有"大，徒盖切"。又"伏，徒盖切"。"伏""大"古音相同。"大"为"太"之古字。《广雅·释诂》云："太，大也。"如《诗·鄘风·蝃蝀》："乃如之人也，怀昏姻也，大无信也，不知命也。""大无信"即"太无信"，"大"即"太"也。唐·陆德明《经典释文》云："'大'音'泰'。"《广韵》云："'太'，经典本作'大'。"清·江沅《说文释例》亦云："古只作'大'，不作'太'，亦不作'泰'。'大'为'太'之古字，而'伏'为'大'之俗字，故'太'亦写作'伏'。"俗字的特点之一是增加或减少笔画，如"犬"写作"犬"，《太素》卷三《阴阳大论》"其宗气上出于鼻而为臭"，"臭"字作"臰"。《广韵》有"《周礼》曰：'犬史掌建邦之六典'"，将"太"写作"犬"。又"伏"，《白石神君碑》作"伏"，等等。由此，《太素》《甲乙经》之"伏冲脉"中"伏"字当由"伏"字之俗讹。此亦可以《龙龛手镜》为证。辽释行均《龙龛手镜》曰："'伏'，新藏作'伏'，音'太'。"说明"伏"在手抄经卷中写作"伏"字，已具有普遍性。由于"伏""伏"形近，易致混乱，故宋·郭忠恕曾在《佩觽》中做过辨析，云："'伏''伏'，上音'服'，下音'大'。"宋·孙奕《示儿编》亦曰："'伏'近'伏'，音'太'。"（李怀之，内经俗字校释，山东中医药大学学报，2006 年第 30 卷第 5 期第 378 页。）

【平按】

俞樾此解虽有待做进一步的考证，但却是较为合理的解释。全注本、《太素》本、《甲乙经》本俱作"伏冲"。且《上古天真论》全篇内容中的"太冲"也俱作"伏冲"。但古代医药文献未见"太冲"脉的别名为"伏冲"脉一说。故俞樾对此从字形学进行了考证：汉人书"太"字或作"伏"。'伏'与"伏"易误。李怀之旁证可参。

《广韵·泰韵》有"伏"字，其为地名。"太"中古也属"泰"韵。"伏"从"亻"从"大"，而"大"和"太"在上古皆属"月"部，且为同源字，郝士宏博士考证：在传世的先秦典籍中作"太"的字，在出土的文献中，多数都是写作"大"形。"大"和"太"在语言上的分化，很可能在春秋之时就开始了。而两字从形式上的区别，最早可见于战国时期。不过，在秦代的许多材料中，并不是所有的"太"都写作"太"形，而写作"大"形的要多得多。（安徽大学郝士宏博士学位论文，古汉字同源分化研究，2002 年 5 月，第 90 页）可见，俞樾的考证思路是合理的，"伏"上古音属职部，中古属屋部，与"太"形音义皆相去较远，误文的可能性很大。

《灵枢·百病始生》和《灵枢·岁露》有"伏冲之脉"之说，王洪图注："即冲脉，此指冲脉之循行靠近脊柱里面者。"（王洪图，内经选读，中国中医药出版社，1999 年，第 555 页）冲脉即太冲脉。推测"伏冲"也应是"太冲"之误文。

五七阳明脉衰，面始焦，发始堕。

【各家校注】

王冰：阳明之脉气营于面，故其衰也，发堕面焦。《灵枢经》曰："足阳明之脉，起于鼻，交頞中，下循鼻外，入上齿中，还出侠口，环唇，下交承浆，却循颐后下廉，出大迎，循颊车上耳前，过客主人，循发际至额颅。手阳明之脉，上颈贯颊，入下齿缝中，还出侠口。"故面焦发堕也。

胡澍："五七，阳明脉衰，面始焦，发始堕。"又下文曰："五八，肾气衰，发堕齿槁。"《长刺节论》曰："病大风，骨节重，须眉堕。"（熊本、藏本作"惰"）王于"堕"字均无注。澍按："堕"字本作"鬂"。《说文》"鬂，发隋也。"《字通》作"堕"。堕之为言秃也。

《墨子·修身》篇："华发堕颠，而犹弗舍。""堕颠"即秃顶，今俗语犹然。发秃谓之堕。须眉秃谓之堕。毛羽秃谓之毨。（《文选·江赋》："产毨积羽。"李善曰："毤与毨同。"引《字书》："毤，落毛也。"郭璞《方言》注曰："毷，毛物渐落立之名"）角秃谓之随。（《吕氏春秋·至忠》篇："荆庄哀王，猎于云梦，射随兕，中之"）尾秃谓之楠。（《淮南·说山》篇："髡屯犁牛，既科以楠。"高诱曰："科，无角；楠，无尾"）草木叶秃谓堕。（《脉解》篇："草木毕落而堕，大元穷次，四土不和，木科楠。"范望曰："科楠，枝叶不布"）声义并同也。

【平按】

王冰于"堕"无注，胡氏对"堕"字的本字及同（近）义字堕、毷、毨、毤、楠进行了考证。可参。

"堕"本有"脱落"之义。汉·王充《论衡·道虚》曰："夫蝉之去复育，龟之解甲，蛇之脱皮，鹿之堕角，壳皮之物解壳皮，持骨肉去，可谓尸解矣。""发始堕"即毛发开始脱落稀疏。

帝曰：有其年已老而有子者何也？岐伯曰：此其天寿过度，气脉常通，而肾气有余也。此虽有子，男不过尽八八，女不过尽七七，而天地之精气皆竭矣。

【各家校注】

王冰：虽老而生子，子寿亦不能过天癸之数。

高士宗：年老有子，此其天寿过度，七七、八八，不能限也。其人必气脉常通，而肾气有余，故老而有子也。此虽有子，非其常数；若以常数论之，男子天癸不过尽于八八，女子天癸不过尽于七七，而上天之气，下地之精皆竭矣。

胡澍：王注"此虽有子"三句曰："虽老而生子，子寿亦不能过天癸之数。"澍按：此谬说也。详岐伯之对，谓年老虽亦有子者，然大要生子常期，男子在八八以前，女子在七七以前，故曰："此虽有子，男不过尽八八，女不过尽七七，而天地之精气皆竭矣。""男不过尽八八"之"男"，即承上文之"丈夫"而言，"女不过尽七七"之"女"，即承上文之"女子"而言，并非谓年老者所生之子，何得云"子寿亦不过天癸之数"乎？且老年之子未必不寿，亦无是理。

【平按】

胡澍根据医理，从上下句式分析，以纠正王冰注解之误。王冰所注被后世研究《黄帝内经》的诸多学者所质疑。本节讨论老年人生育能力问题。根据原文所述，生殖功能盛衰过程以男八、女七为基数。其规律是：女过五七（三十五岁），男过五八（四十岁），生殖功能逐渐衰退，近七七、八八，则生育子女的可能性甚小。但有的人却仍然具有生育能力。这主要得力于两方面——先天禀赋强和后天养生得法。至于所生之子女的寿命是与其父母的生育年龄没有直接关系的。王冰之错的关键在于他将原文"男不过尽八八，女不过尽七七"之"男""女"上承"子"而言，故又将"八八""七七"之数曲解为子之寿数。

四气调神大论篇第二

冬三月，此谓闭藏，水冰地坼。无扰乎阳，早卧晚起，必待日光，使志若伏若匿，若有私意，若已有得，去寒就温，无泄皮肤，使气亟夺，此冬气之应，养藏之道也。

【各家校注】

王冰： 皆谓不欲妄出于外，触冒寒气也，故下文云"去寒就温，无泄皮肤，使气亟夺"。去寒就温，言居深室也。《灵枢经》曰："冬日在骨，蛰虫周密，君子居室。"无泄皮肤，谓勿汗也。汗则阳气发泄，阳气发泄则数为寒气所迫夺之。亟，数也。

张志聪： 若伏若匿，使志无外也；若有私意，若已有得，神气内藏也。

高士宗： 人体冬时之气而调神，当早卧晚起，以避其寒，必待日光，以就其温，使肾志若伏若匿，而退藏于密。若有私意而不出诸口，若已有得而不告诸人者然。

南京注释本： 使意志好像埋伏藏匿般的安静，好像有难以告人的私情，又好像已经获得了秘密一样的愉快。

郭霭春： 使意志如伏似藏，像有私意似的，又像有所得似的。

王洪图： 使神志内藏，安静自若，好像有隐私而不外泄，得到心爱之物而窃喜。

胡澍： 熊本、藏本"若匿"作"若匪"。注云："今详'匪'字当作'匿'。"高诱注《吕氏春秋·论人》篇曰："匿，犹伏也。"经以"匿"与"伏"并举，又与"意""得"相韵。（"意"，古或读若

"亿"。《论语·先进》篇："亿则屡中。"《汉书·货殖传》"亿"作"意"。明夷《象传》"获心意也"，与"食""则""得""息""国""则"为韵。《管子·戒》篇"身在草茅之中而无慑意"，与"惑""色"为韵。《吕氏春秋·重言》篇"将以定志意也"，与"翼""则"为韵。《楚辞·天问》"何所意焉"与"极"为韵。《秦之罘刻石文》"承顺圣意"，与"德""服""极""则""式"为韵。）其为"匿"字无疑，王注《生气通天论》引此亦作"匿"，尤其明证也。作"匪"者，乃北宋以后之误本。何以明之？"匿"与"匪"，草书相似，故"匿"误为"匪"，一也；宋本正作"匿"，《生气通天论》注引同。则今详"匪"字当作"匿"之注，其非王注，可知二也；今详上无"新校正"三字，非林校，可知三也。盖南宋时有此作"匪"之本，读者旁记"今详匪当作匿"七字，传写错入注内，而熊本、《藏》本遂并沿其误耳。

又按："若有私意"当本作"若私有意"，写者误倒也。《春秋繁露·循天之道》篇曰："心之所之谓意。"郑注《王制》曰："意，思念也。""若私有意"谓"若私有所念也"。己，亦私也，郑注《特牲馈食·礼记》曰："私臣，自己所辟除者。"注《有司彻》曰："私人家臣，己所自谒除也。"注《曲礼下》："私行，谓以己事也。"注《聘义》曰："私觌，私以己礼觌主国之君。"是"己"犹"私"也，"若己有得"谓"若私有所得也"。"若私有意"和"若己有得"相对为文，若如今本，则句法参差不协矣，《生气通天论》注所引亦误。"若有私意"当作"若私有意"是也，"私"不必解作"己"，引郑义尚牵强。按："若私有意"申上"若伏"；"若己有得"申上"若匿"。伏者，初无所有而动于中，故曰"私有意"；匿者，己为所有而居于内，故曰"己有得"。（赵之谦附记）

【平按】

马莳本、高世宗本皆作"若己有得"，但杨上善《黄帝内经太素》本、及吴昆本、张介宾本、张志聪本皆作"若已有得"。考明顾从德翻宋影印本其"巳、己、巳",皆刻作"巳"。根据上下文义,似当作"己"。

胡澍理校倒文,认为"若有私意"当作"若私有意"。这样"若私有意"与"若己有得"相对为文,意思分别是:若私有所念也,若私有所得也。从医理上说,"若伏若匿,若私有意,若己有得"是指在冬天精神上的一种若隐若现、欲动不动、欲得不得的,深藏含蓄的养生状态。它是与上文的春天"夜卧早起,广步于庭,被发缓形,以使志生"以顺应万物升发之特征,夏天"夜卧早起,无厌于日,使志无怒"以顺应阳热之气升外发散,秋天"早卧早起,与鸡俱兴,使志安宁"以顺应秋收之气的肃静的养生原则相呼应的。吴昆本、张介宾本等虽作"若已有得",但其注解意却与"若己有得"并不矛盾的。

据上下文义,"若私有意"申上"若伏","若己有得"申上"若匿"。以"若"字为标志的"若伏"与"若匿""若私有意"与"若己有得"显然形成对文。《内经》里有很多类似的句子,如"若得若失""若行若按""若冬无夏,若春无秋""若伏空室,若居旷野""若有若无,若存若亡"等。

经以"匿""伏"并举,又与"意""得"相韵。且王冰注《生气通天论》引此亦作"匿"。所以胡澍认为熊本、藏本将"匿"作为"匪",是错误的。推理致误的原因有两方面:一是"匿"与"匪"草书相似;二是南宋时有此作"匪"之本,读者旁记"今详匪当作匿"七字,传写时错入注内,而熊本、藏本遂并沿其误耳。这里即使是第二种原因,也当是由形近而讹。二字草书形体可参《草字编》(简编)"匚部"(洪钧陶,文物出版社,1989 年,第 36 页)。

从音韵文理说,"伏""匿""意""得"皆押韵。"伏""匿""意""得"均为上古职部而同部相押。"匪"属上古微部,与"职"相距较远,不能相押,因此《藏》本、熊本作"匪"是误字。王冰在《生气通天论》"神气乃浮"下引《四气调神大论》这段文字,亦作"若伏若匿",尤可见"匪"为讹字无疑。今通行本《素问》,皆不作"匪"。

平另按："若有私意，若有己得"也或是注文。原文强调四季的养神原则是：春天宜"以使志生"；夏天宜"使志无怒"；秋天宜"使志安宁"；冬天宜"使志若伏若匿"，而"若有私意，若有己得"则可能是附于"使志若伏若匿"之后的、窜入正文的后人注解文。

天气，清净光明者也，藏德不止，故不下也。天明则日月不明，邪害空窍。

【各家校注】

王冰：天所以藏德者，为其欲隐大明故。大明见则小明灭，故大明之德不可不藏。天若自明，则日月之明隐矣。所谕者何？言人之真气亦不可泄露，当清净法道以保天真。苟离于道，则虚邪入于空窍。

丹波元简：吴云："'空''孔'同。"天所以藏德者，为其欲隐大明。故大明见则小明灭，大明之德不可不藏。天若自明，则日月隐矣。所喻者何？言人之真阳不可泄露，当清净法道以保天真。苟真阳泄露，则虚邪入于空窍，而失其精明矣。

郭霭春："天明"与"不明"的两"明"字，义异。"天明"之"明"与"萌"通，"萌"又与"蒙"通，见《易·蒙》郑注。"天明"即"天蒙"，有阴霾晦塞之意，与上"清净光明"正对，是喻人之真气健运，则形体充实；如真气滞碍，则虚邪为害。

李今庸：此文"天明"之"明"，当声读为"盲"，读若《吕氏春秋·季夏纪·音初》"天大风晦盲"之"盲"。所谓"晦盲"者，《说文·雨部》说："霜，晦也。"段玉裁注："晦本训月尽，引申为日月不见之称。"《尔雅·释言》说："晦，冥也。"高诱注此文说："盲，瞑也。"瞑与冥同。《说文·冥部》说："冥，窈也，从日六，从冖，日十数，十六日而月始亏。冥，窈也，冖亦声。"段玉裁注："窈与杳音义同。"《说文·木部》说："杳，冥也，从日在木下。"段玉裁注："冥，窈也，莫为日且冥，杳则全冥矣。由莫而行地下，而至于榑桑之下也。"则日光全不见矣，故引申为凡不见之称。是则此

"天明"读"天盲"，谓"天蒙暗不明"也。天不明，即"日月不明"，以"天运当以日光明"者也。《淮南子·精神训》说："夫空窍者，精神之户牖也。"邪害空窍，害与"曷"通。《孟子·梁惠王上》说："《汤誓》曰：'时日害丧'。"《尚书·汤誓》作"时日曷丧"，可证。曷，读"遏"，空窍壅遏，则精神不能往来出入，天地阴阳失于交通，以致"阳气者闭塞，地气者冒明"，此"冒明"与上句"闭塞"为对文，其"明"字当如上文"天明"之"明"声转为"盲"，义为"不明"也。

【平按】

郭氏、李氏所言为是。"天明"之"明"可通"萌"，《管子·侈靡》："美垄墓，所以文明也。"郭沫若《奴隶制时代·〈侈靡篇〉的研究》："'所以文明也'，刘师培说'明假为萌'，即是'氓'的借字。因此我认为'文萌'就是指雕工之类。""萌"又通"蒙"。《易·序卦》："物生必蒙，故受之以蒙。蒙者，蒙也，物之稚也。"天蒙，即天阴霾晦塞之意，与上"清净光明"正相对。

又，也或"天明"即"天萠"。《说文》段注："萠，即今之忙字，亦作茫。"《通俗文》："明务（雾）曰茫，许书作萠。""天明"训为"天雾"。

不施则名木多死。

【各家校注】

王冰：名，谓名果珍木。

俞樾："名木"，犹大木也。《礼记·礼器》篇："因名山升中于天"。郑注曰："名，犹大也。"王注以"名果珍木"说之。未得"名"字之义。

胡澍："则名木多死"，王注曰："名，谓名果珍木。"澍按：注未达"名"字义。名，大也。名木，木之大者。（《五常政大论》：

"则名木不荣。"《气交变大论》："名木苍凋。"《六元正纪大论》："名木上焦。""木"旧误作"草"，辨见本条。《至真要大论》："名木敛生。"）"名木"皆谓"大木"，古或谓"大"为"名"，"大木"谓之"名木"。"大山"谓之"名山"。（《中山经》曰："天下名山，五千三百七十，盖其余小山甚众，不足数云。"《礼器》："因名山升中于天。"郑注曰："名，犹大也。"高诱注《淮南·地形》篇亦曰："名山，大山也。"）"大川"谓之"名川"。（《庄子·天下》篇曰："名川三百，支川三千，小者无数。"）"大都"谓之"名都"。（《秦策》："王不如因而赂一名都。"高诱曰："名，大也。"《魏策》曰："大县数百，名都数十。"）"大器"谓之"名器"。（《杂记》："凡宗庙之器，其名者，成则衅之以豭豚。"郑注曰："宗庙名器，谓尊彝之属。"《正义》曰："若作名者，成则衅之；若细者，成则不衅。"）"大鱼"谓之"名鱼"。（《鲁语》："取名鱼。"韦昭曰："名鱼，大鱼也。"）其义一也。

郭霭春：语译作"草木"。

【平按】

俞氏由字以通词，纠王冰之说，与胡澍观点同。二者可互参。天藏德不止，高高在上而普惠万物，若天气不明而日月运营失衡，则万物难禀天地精华之气，而使高大树木失去生命灵性。

唯圣人从之，故身无奇病，万物不失，生气不竭。

【各家校注】

王冰：从，犹顺也，谓顺四时之令也。然四时之令，不可逆之，逆之则五藏内伤而他疾起。

马莳：本经有奇病论、大奇论。

张志聪：惟圣人能顺天地四时之不和，而修养其神气，故无奇暴之害。

郭霭春：奇病即重病，病之异于寻常者。

胡澍：此言圣人顺于天地、四时之道，故身无病，无取于奇病也。王注训"奇病"为"他疾"，亦非其义。"奇"当为"苛"字，形相似而误。"苛"，亦病也，古人自有复语耳，字本作"疴"。《说文》："疴，病也。"引《五行传》曰："时即有口疴。"或作"痾"。《广雅》："痾，病也。"《洪范·五行传》："时则有下体生上之痾。"郑注曰："痾，病也。"通作"苛"。《吕氏春秋·审时》篇："身无苛殃。"高诱曰："苛，病。"《至真要大论》曰："夫阴阳之气，清静则生化治，动则苛疾起。"《管子·小问》篇曰："除君苛疾。""苛疾"即"苛病"也（疾与病，析言则异，浑言则通）。下文"故阴阳四时者，万物之终始也，死生之本也。逆之则灾害生，从之则苛疾不起，是谓得道。"上承此文而言，则"奇病"之当作"苛病"明矣。"苛疾"与"灾害"对举，则"苛"亦为"病"明矣。王注于本篇之"苛疾"曰"苛者，重也"，于《至真要大论》"苛疾"曰"苛，重也"，不知此所谓"苛疾"与《生气通天论》"虽有大风苛毒"、《六元正纪大论》"暴过不生，苛疾不起"之"苛"异义（《六元正纪大论》注"苛，重也"）。彼以"苛毒"与"大风"相对，与"暴过"相对；此则"苛疾"与"灾害"对，与"生化"对。文变而义自殊，言各有当。混而一之，则通于彼者，必阂于此矣。

沈祖绵：胡澍据下文"从之则苛疾不生"，以"奇"为"苛"，说迂。本经有《奇病论》是明证。又《玉版论要》篇："奇恒者，奇病也"，亦作"奇病"。

【平按】

胡氏谓"奇""苛"形近而易讹，通过分析词语和文例现象，并结合医理以训之，可从。其实"奇"古音与"苛"相近，《老子》五十七章："奇物滋起。"汉帛书甲本"奇"作"何"。（高亨，古字通假会典，1989年，第666页）"奇"属上古音群纽歌部，"苛"属上古音匣纽歌部，故从通假训之亦通。

　　《素问》有《奇病论》和《大奇论》。前者所论的内容是一些不常见的疾病，故丹波元简云："此篇所载重身、声喑、息积、疹筋等，率皆奇特之病，故以奇病名篇。"（聿修堂医书选·素问识，人民卫生出版社，1984 年，第 265 页）后者论述了五脏的危重病证及预后。因此说，"奇病"在医学文献中的本义是指奇特、危重之病。但在本文中若训为本义则与文义不符。此段原文的文意是：只有圣人才能够顺应自然界的变化规律，而不易发生疾病。王冰所注"逆之则五藏内伤而他疾起"中的"他疾"实际就是指发生异常疾病的意思。故胡澍根据上下文义而训"奇"为"苛"，强调"此言圣人顺于天地、四时之道，故身无病，无取于奇病也。"

逆秋气，则太阴不收，肺气焦满。

【各家校注】

王冰："焦"，谓"上焦"也。太阴行气，主化上焦，故肺气不收，上焦满也。

胡澍：林亿曰："按'焦满'全元起本作'进满'，《甲乙》《太素》作'焦满'。"澍按：作"焦"者，是也。全本作"进"乃形似之伪，"焦"与《痿论》"肺热叶焦"之"焦"同义。"满"与《痹论》"肺痹者烦满"之"满"同义。王注以"焦"为"上焦""肺气上焦满"颇为不辞。"焦满"与"浊沉"对文，若"焦"为"上焦"，则与下文不对，且"上焦"亦不得但言"焦"，斯为谬矣。

俞樾：王注曰："'焦'，谓'上焦'也。太阴行气，主化上焦，故肺气不收，上焦满也。"樾谨按：此注非也。经言"焦"不言"上"，安得臆决为"上焦"乎？"焦"即"焦灼"之"焦"。《礼记·问丧》篇"干肝焦肺"，是其义也。

【平按】

焦满：即焦肺胀满，使肺燥热胀闷。《礼记·问丧》："恻怛之心，痛疾之意，伤肾，干肝，焦肺。"王冰注"焦"有错。据上下文理及医理，俞注合理，与胡澍观点同。可互参。

逆冬气，则少阴不藏，肾气独沉。

【各家校注】

王冰："沉"，谓"沉伏"也。少阴之气内通于肾，故少阴不伏，肾气独沉。

新校正：详"独沉"，《太素》作"沉浊"。

吴昆：肾气独沉，令人膝胻重是也。

张介宾：肾气不蓄藏，则注泄沉寒等病生矣。

高士宗：肾水王于冬，逆则肾气独沉。

丹波元简：肾与阴气俱沉，是其常。今也阴独沉。一说"独"作"浊"，与"焦满"对。按：《焦氏笔乘》云："'浊''独'古音通用。"《孟子》："沧浪之水浊兮。""浊"音"独"，与足叶。

胡澍：林校曰："详'独沉'《太素》作'沉浊'。"（藏本作"独"）澍按："独"与"浊"，古字通。《秋官·序》："官壶涿氏。"郑司农注："'独'读为'浊'。"又蜩氏疏："'独'音与'涿'相近。"书亦或为"浊"。然则"独沉""沉浊"义得两通。

俞樾："独"当为"浊"字之误也。肾气言"浊"，犹上文肺气言"焦"矣。《新校正》云："'独沉'《太素》作'沉浊'。"其文虽到，而字正作"浊"，可据以订正今本"独"字之误。

【平按】

丹波、胡澍认为"独"与"浊"古字通用，俞樾则认为"独"是"浊"之误。皆通。冬季本为精华内敛的季节（以成种子），今精华之气不能内收，故为浊沉。

道者，圣人行之，愚者佩之。

【各家校注】

王冰： 圣人心合于道，故勤而行之；愚者性守于迷，故佩服而已。

吴昆： "佩"，与"悖"同，古通用。圣人心合于道，故勤而行之，愚者性守于迷，故与道违悖也。

马莳： 惟圣人为能行之，彼愚人则当佩服之。

张介宾： 圣人与道无违，故能行之；愚者信道不笃，故但佩服而已。

张志聪： 愚者止于佩服，而不能修为。

高士宗： 圣人行之先，愚者佩之于后，佩之而从阴阳，则生；不能佩而逆之，则死。

丹波元简：《素问抄》云："'佩'，宜作'悖'。"志茂云旦云："'背''佩'通用。"吴云："'佩'与'悖'同，古通用。"

胡澍： "佩"读为"倍"。《说文》："倍，反也。"《荀子·大略》篇："教而不称，师谓之倍。"杨倞注曰："'倍'者，反逆之名也。"字或作"偝"（见《坊记》《投壶》），作"背"（经典通以"背"为"倍"）。"圣人行之，愚者佩之"，谓圣人行道，愚者倍道也。"行"与"倍"正相反，故下遂云："从阴阳则生，逆之则死；从之则治，逆之则乱。""从"与"逆"亦相反。"从"即"行"（《广雅》："从，行也。"），"逆"即"倍"也（上见《荀子》注）。"佩"与"倍"古同声而通用。《释名》曰："佩，倍也，言其非一物有倍贰也。"是古同声之证。《荀子·大略》篇："一佩易之。"注曰："'佩'或为'倍'。"是古通用之证。王注谓："圣人心合于道，故勤而行之；愚者性守于迷，故佩服而已。"此不得其解，而曲为之说。古人之文，恒多假借，不求诸声音，而索之字画，宜其诘鞫为病矣。

俞樾： 王注非也，"佩"当为"倍"。《释名·释衣服》曰："佩，倍也。"《荀子·大略》篇："一佩易之。"杨倞注曰："'佩'，或为

'倍'。"是"佩"与"倍"声近义通。倍，犹背也。《昭二十六年左传》："倍奸齐盟。"《孟子·滕文公》篇："师死而遂倍之。""倍"并与"背"同。"圣人行之，愚者倍之"，谓圣人行道而愚民倍道也。下文云："从阴阳则生，逆之则死；从之则治，逆之则乱。"曰"从"曰"逆"，正分承"圣人""愚者"而言，"行之"故"从"，"倍之"故"逆"也。王注泥本字为说，未达假借之旨。

【平按】

"圣人行之，愚者佩之"为对文，"行"与"佩"义相反。朴学家胡澍、俞樾以通假训"佩"为"背"，纠王冰等注释家们不明通假、望文生义之错。

生气通天论篇第三

苍天之气，清净则志意治，顺之则阳气固，虽有贼邪，弗能害也，此因时之序。故圣人传精神，服天气，而通神明。失之则内闭九窍，外壅肌肉，卫气散解，此谓自伤，气之削也。

【各家校注】

王冰：夫精神可传，惟圣人得道者乃能尔，久服天真之气，则妙用自通于神明也。

吴昆：传，受也。精神，二五之粹也。服，佩服也。天气，四时之气也。通，达也。神明，灵而昭昭者也。传精神，得天地。服天气，体天也。通神明，则与天为一矣。圣人之生气通天如此。

张志聪：故圣人传运其精神，餐服苍天之清气，以通吾之神明。

高士宗：所谓"传精神"者，乃服天清净之气，而通吾身之神明。

丹波元简："传"当作"抟"，附也。张云："受也。"《淮南子》："人受精于天。"云云。

南京注译本：尤怡《医学读书记》："按'传'当作'专'。"言精神专一，则清净勿扰，犹苍天之气。

王洪图："传"，同"抟"，聚也。谓专一精神，而无邪思妄想。

郭霭春：由于人的生气与天相关，所以苍天之气清净，那么人的意志就平和。顺应了这个道理，能使阳气固护，即便有贼风虚邪，也不能侵害人体。所以圣人抟聚精神，运行阳气，而通阴阳的变化。如果不是这样，在内就会九窍闭塞，在外就会发生肌肉壅肿的病变，阳气就消散了，这是自己招致的伤害，而使生气受到削弱。

胡澍："传"字义不可通。王注谓："精神可传，惟圣人得道者乃能尔。"亦不解所谓。"传"当为"抟"字之误也。（"抟"与"传""搏""博"相似，故或误为"传"，或误为"搏"，或误为"博"，并见下。）"抟"与"专"同，言圣人精神专一，不旁骛也。（《征四失论》曰："精神不专。"）《宝命全形论》曰："神无营于众物。"义与此相近。古书"专"一字多作"抟"。《系辞传》："其静也专。"《释文》曰："'专'，陆作'抟'。"《昭二十五年左传》："若琴瑟之专壹。"《释文》曰："'专'，本作'抟'。"《史记·秦始皇纪》："抟心揖志。"《索隐》曰："'抟'，古'专'字。"《管子·立政》篇曰："一道路，抟出入。"《幼管》篇："抟一纯固。"（今本"抟"并讹作"博"。）《内业》篇曰："能抟乎？能一乎？"（今本"抟"讹作"博"。）《荀子·儒效》篇曰："亿万之众，而抟若一人。"（今本"抟"讹作"博"。）《讲兵》篇曰："和抟而一。"（今本"抟"亦讹作"博"。）《吕氏春秋·适音》篇："耳不收则不抟。"高注曰："不抟，入不专一也。"皆其证。

俞樾：王注非也。"传"读为"抟"，聚也。抟聚其精神，即《上古天真论》所谓"精神不散"也。《管子·内业》篇："抟气如神，万物备存。"尹知章注："抟，谓结聚也"。与此文语意相近，作"传"者，古字通用。

【平按】

胡澍训"传"当为"抟"字之误；俞樾训"传"读为"抟"。抟，为抟聚、专一之义。"传精神"承上文"清净则志意治"，"净"通"静"，"治"即正常。故言圣人知晓抟聚精神以保持精神专一的状态，顺从天气，通达神明。故胡澍强调"言圣人精神专一，不旁骛也"，并引《征四失论》《宝命全形论》的医理以旁证之。王冰等望文生义理解"传"为传运之义。

此文大意是：地球被苍天之气所围护。天气清净光明，自然界阴阳位顺故而蕴涵光明之德。若顺应正常天地阴阳之道而养生，则能固秘阳气（维护生命能量），虽有邪气（贼邪），也不易受伤害。这是受惠于自然规律的力量。因此，圣人懂得团聚精神，吐纳自然之气（与天地同步），而能通神明。不懂得顺应天地阴阳之道者则易使九窍不通、肌肉壅滞，卫之营运功能涣散。

是故阳因而上，卫外者也，因于寒，欲如运枢，起居如惊，神气乃浮。因于暑，汗，烦则喘喝，静则多言，体若燔炭，汗出而散。

【各家校注】

王冰：此则不能静慎，伤于寒毒，至夏而变暑病也。烦，谓烦躁；静，谓安静；喝，谓大呵出声也。言病因于暑，则当汗泄，不为发表，邪热内攻，中外俱热，故烦躁、喘、数大呵而出其声也。若不烦躁，内热外凉，瘀热攻中，故多言而不次也。喝，一为鸣。……此重明可汗之理也。为"体若燔炭"之炎热者，何以救之？必以汗出，乃热气施散。燔，一为燥，非也。

郭霭春：若由于夏季暑气所伤，就会多汗、烦躁，甚至喘促，喝喝有声。

【平按】

李今庸认为，此段原文中"因于寒"句当从《格致余论·生气通天论病因章句辩》改在"体若燔炭"句前。当从。

喝，饮用。（李今庸，黄帝内经考义，中国中医药出版社 2015 年版，第 35 页）许慎《说文》："喝，㵼也，从口曷声。""㵼，欲歠也，从欠渴声。"段玉裁《说文解字注》："渴者，水尽也，音同'竭'。水渴则欲水，人㵼则欲饮，其意一也。今则用竭为水渴字，用渴为饥㵼字，而㵼字废矣。"可见"㵼"就是"渴"的本字。"喘喝"即呼吸气粗而口渴。这也符合暑热特征。

因于湿，首如裹，湿热不攘，大筋緛短，小筋弛长，緛短为拘，弛长为痿。

【各家校注】

王冰：表热为病，当汗泄之，反湿其首，若湿物裹之，望除其热。热气不释，兼湿内攻，大筋受热则缩而短，小筋得湿则引而长，缩短故拘挛而不伸，引长故痿弱而无力。攘，除也。緛，缩也。弛，引也。

吴昆："緛"，音"软"。首如裹，湿邪在首，如有物蒙裹之也。湿热，湿郁而热也。攘，除也。湿热不除，大筋受热则缩而短，小筋得湿则引而长，缩短故拘挛而不伸，引长故痿弱而无力。

王洪图：湿性重浊，困遏阳气，清阳不得上升，其病以"首如裹"为特征。而湿邪郁久有随机体阳气偏胜而"从化"之变，以致筋脉失养而见为拘、为痿之症。

胡澍：此言病因于湿，头如蒙物不瞭了耳。注蒙上文为说，谓"表热为病，当汗泄之，反湿其首，若湿物裹之"，则是谓病不因于湿邪之侵，而成于医工之误矣。且表热而湿其首，从古无此治法。王氏盖见下文有"因而饱食"云云、"因而大饮"云云、"因而强力"云云，相因为病，遂于此处之"因于寒""因于暑""因于气"（"气"为热气说），亦相因作解，故有此谬说。不思彼文言"因"，而自是相因之病，此言"因于"，则"寒""暑""湿""热"，各有所因，本不相蒙，何可比而同之乎？前后注相承为说，皆误。而此注尤甚，故特辨之。

沈祖绵：胡澍误以为一句，当作"因于湿"句，"首如裹"句。首如裹者，言病状，其首若有物裹之也。胡澍谓："王冰注蒙上文为说，谓'表热为病，当汗泄之，反湿其首，若湿物裹之'，则是谓病不因于湿邪之侵，而成于医工之误矣。"王冰引此，必有所据。今泰西医家，有此治术。疑唐时突厥、吐谷浑、吐蕃，地邻欧洲、大食、罗马医术，辗转流入中土尔。胡澍以为从古无此治法，似失言也。且鼻衄，亦反湿其首，亦止血，为众所惯术。王冰注有所本也。惟此句实言病状，非方法也。以治法释此，王注之误也。

【平按】

"因于湿"与上文的"因于寒""因于暑"等是同文例，寒、暑、湿皆为六淫之邪气，原文描述上"各有所因，本不相蒙"，但王冰注解却将"因于湿"看作是上文暑病误治的结果，破坏了文例，且曲解了"湿"在文中的具体意义。其他诸家之解都可参考。

因于气，为肿，四维相代，阳气乃竭。

【各家校注】

王冰：素常气疾，湿热加之，气湿热争，故为肿也。然邪气渐盛，正气浸微，筋骨血肉，互相代负，故云"四维相代"也。致邪代正，气不宣通，卫无所从，使至衰竭，故言"阳气乃竭"也。卫者，阳气也。

吴昆：气，蒸腾之气，湿热所化也。病"因于气"，则血脉壅滞而为肿。四维，血肉筋骨也。以是四者维持人身，故云"四维"。相代，更代而坏也。湿为土，土贯四旁，故四维皆病。竭，尽也。阳气乃竭，谓正气衰尽也。

马莳：因于气证所致者，凡怒则伤肝，肝气有余，来侮脾土，脾土不能制水，水气泛溢于四肢，而为肿胀之疾。其手足先后而肿，此"四维"之所以"相代"也。"四维"者，四肢也。

张志聪：此总结上文而言，因外淫之邪，有伤于气，则为肿矣。《阴阳别论》曰："结阳者，肿四肢。"

高士宗：气，犹风也。《阴阳应象大论》云："阳之气，以天地之疾风名之，故不言风而言气。""因于气为肿"者，风淫末疾，四肢肿也。"四维相代"者，四肢行动不能，彼此借力而相代也。

丹波元简：张云："气，藏府之气也。一有不调，均能致病。四维，四肢也。"丹溪，此以下三句为衍文。《格致余论》可考，吴本据之。一说"气"当作"风"。《庄子》，大块之噫气，风。"气"，即"风"，亦不必改作"风"。

南京注语本：如果由于气虚而为肿病的，四肢交替浮肿，行动互相更代，这是阳气衰竭的现象。

郭霭春：《圣济总录》卷一百三十六："肿毒之作，盖有因于气者，以诸气属于肺，肺主皮毛，为风邪所搏，则郁而不通，肿虽见于皮毛，然气虚无形，故状如痛，无头虚肿，而色不变，皮上虽急，动之乃痛。附治气肿十一方。"柯逢时说："'气'即'风'，此明风、寒、暑、湿之因。"

王洪图：前人注释有二，一谓气虚；一谓"气"即是"风"……从此节后文例分析，前言寒、暑、湿诸气，则此作"风"较顺。但临床所见，无论阳气内虚还是外受风邪，皆可"为肿"。故当两参之。

胡澍：此"气"指"热气"而言，上云"寒""暑""湿"，此若泛言"气"，则与上下文不类，故知"气"谓"热气"也。《阴阳应象大论》曰："热胜则肿。"本篇下注引《正理论》曰："热之所过，则为痈肿。"故曰："因于气，为肿。"

李今庸：然"风"亦可训为"气"，如《广雅·释言》说"风，气也。"《论衡·感虚篇》说"夫风者，气也"是其例。杨上善注《太素·诸风数类》说："风，气，一也。徐缓为气，急疾为风。"故"风"可训"气"，"气"亦可训"风"。《管子·度地》说："大寒、大暑、大风、大雨，其至不时者，此谓四刑，或遇以死，或遇以生（读'眚'）。"《灵枢·口问》说："夫百病之始生也，皆生于风雨寒暑。"《灵枢·五变》说："余闻百病之始期也，必生于风雨寒暑。"《灵枢·百病始生》说："风雨寒热，不得虚，邪不能独伤人。"这就充分说明，古人认为，风雨寒暑是使人发生疾病的四种外邪。雨，乃"湿邪"。风雨寒暑者，即风、寒、湿、热也。根据文例，上文"因于暑""因于寒""因于湿"，此"因于气"即为"因于风"，也是合乎道理的……本节"四维相代，阳气乃竭"，是遥承前"阳因而上，卫外者也，欲如运枢，起居如惊，神气乃浮"之文，而为本节全文所作的结语。因而，只把它属于"因于气，为肿"读，是不对的。（李今庸，黄帝内经考义，中国中医药出版社，2015 年 1 月，第 35 页。）

【平按】

"因于气"与上文"因于寒""因于暑""因于湿"是同文例。但中医病因六淫邪气包括"寒""暑""湿"，却不包括"气"，因此，对"气"的注释历代众说纷纭。如王冰释"素常气疾"；吴昆释"湿热所化"之气；马莳释"气证"；张志聪释"外淫之邪"伤于气；高士宗释为"风"；南京本释"气虚"；郭霭春释"气肿"；胡澍释"热气"等。

释医学文献中字词的具体义，要做到两点：一是要看上下文例，二是要结合上下文所述的医理。从文例推，"气"这一字词的性质应与"寒""暑""湿"一致，故小学家胡氏训"气"为"热"，临床上，热邪可致肿；注释家高士宗训"气"为"风"，并引《阴阳应象大论》证之，临床上，风邪也可致肿。故二说可并存。至于注释派们的诸多解说发挥，若脱离了语境，似皆欠严谨。

《黄帝内经》往往外感与内伤并述。"气"可通"既""饩"，皆读 xì，指粮食。这里"因于气，为肿"，也可理解为伤于饮食，而生肿痛病变，与后面"高粱之变，足生大丁"相呼应。"肿"可指胀痛；也可指痈肿。故这里也存一说。

阳气者，烦劳则张，精绝，辟积于夏，使人煎厥。目盲不可以视，耳闭不可以听，溃溃乎若坏都，汩汩乎不可止。

【各家校注】

王冰：此又诫起居暴卒，烦扰阳和也。然烦扰阳和，劳疲筋骨，动伤神气，耗竭天真，则筋脉膜胀，精气竭绝，既伤肾气，又损膀胱，故当于夏时，使人煎厥。以煎迫而气逆，因以煎厥为名。厥，谓气逆也。煎厥之状，当如下说。

新校正：按《脉解》云："所谓少气善怒者，阳气不治，阳气不治，则阳气不得出，肝气当治而未得，故善怒，善怒者，名曰煎厥。"

丹波元简：张，亢极也。精，阴精也，对上阳气而言。

俞樾："张"字之上夺"筋"字。"筋张"与"精绝"两文相对，今夺"筋"字则义不明。王注曰："筋脉膜胀，精气竭绝。"是其所据本未夺也。

沈祖绵：俞樾云："'张'字之上，夺'筋'字。王注曰：'筋脉膜张，精气竭绝。'是其所据本尚未夺也。"俞说允。膜，《说文》"起也"。

【平按】

俞氏据王冰注从文理上训"张"上夺"筋"字。

此文大意是，当人处于烦劳状态时，初时会引起阳气兴奋（筋张），进而会耗损有形之精微（精绝）。若屡次发生疲劳，或以疲劳状态延续至夏天，自然界之阳亢加上体内之阳气兴奋，双重煎迫，会使一系列卫外之功能异常（厥证），可以表现目盲、耳聋。且一旦发生病变，往往呈兵败城倒，或大水流注之势而一发不可收拾（病来如山倒）。

本句的中心观点是，强调烦劳过度会损阳气而折寿。

阳气者，烦劳则张，精绝，辟积于夏，使人煎厥。

【各家校注】

王冰：此又诫起居暴卒，烦扰阳和也。然烦扰阳和，劳疲筋骨，动伤神气，耗竭天真，则筋脉膜胀，精气竭绝，既伤肾气，又损膀胱，故当于夏时，使人煎厥。以煎迫而气逆，因以煎厥为名。厥，谓气逆也。煎厥之状，当如下说。

新校正云：按《脉解》云："所谓少气善怒者，阳气不治，阳气不治，则阳气不得出，肝气当治而未得，故善怒，善怒者，名曰煎厥。"

郝恩恩："辟"，现在的注释本多认为通"襞"，为衣裙褶，引申为重复之义。其实，"辟"同"癖"，在此作"病邪"解。《类经》："辟，病也。"积，即累积的意思。辟积，即疾病累积的意思。夏，古今都解作夏天之义。笔者认为，夏，在此作"大""甚"解。病邪积累之甚，即阳张发展到了一定程度，就会使阴液日耗而形成"煎厥"证，并非只有到了夏时才会出现煎厥证……《国语·周语》韦昭注："夏，大也。"《说文解字注》："夏，引申之义为大也。"此"夏"有"大"义之佐证。（郝恩恩，内经词句考释，中国中医基础医学杂志，2007 年 13 卷第 4 期第 252 页）

【平按】

"辟积"应是同义复词。"辟"，聚集。《史记·扁鹊仓公列传》："夫悍药入中，则邪气辟矣，而宛气愈深。"司马贞《史记索隐》："辟音必亦反，犹聚也。"

训"夏"为"大"似有据。《方言》第一："自关而西，秦晋之间，凡物之壮大者而爱伟之，谓之夏。"清·李渔《闲情偶寄·种植·槐榆》："人谓'夏'者，大也，非时之所谓夏也。予曰古人以'厦'为'大'者，非无取义。夏日之屋，非大不凉，与三时有别，故名'厦'为'屋'。训'夏'以'大'，予特未之详耳。"

有伤于筋，纵，其若不容，汗出偏沮，使人偏枯。

【各家校注】

王冰：怒而过用，气或迫筋，筋络内伤，机关纵缓，形容痿废，若不维持。

范登脉："其若"用同"其或"。王引之云："'若'犹'或'也。"表示对所述事实的不敢肯定。如《左传·襄公二十七年》："赏而去之，其或难焉。"杨伯峻《春秋左传注》："其或，不肯定副词，语较婉转。""不容"的"容"通"用"。《释名·释姿容》："容，用也，合事宜之用也。"《韩非子·备内第十七》："杀必当罪不赦，则奸邪无所容其私矣。"《韩非子·解老第二十》："故曰'兕无所投其角，虎无所错其爪，兵无所容其刃'。"王先慎《集解》引《释名·释姿容》训"容"为"用"。这一句是说，有的人伤损成为筋肉纵缓，有可能筋肉不听使唤。

【平按】

"容"可通"庸"。用，使用。《老子》："陆行不遇兕虎，入军不被甲兵，兕无所投其角，虎无所错其爪，兵无所容其刃。"高亨正诂引俞樾曰："《释名·释姿容》曰：'容，用也，合事宜之用也。'无所容其刃，言兵无所用刃。《庄子·胠箧篇》'容成氏'，《六韬·大明篇》作'庸成氏'。是'容'与'庸'通，'庸'为用，故'容'亦'用'也。"

本句大意是：大怒会伤筋，而见肢体废痿不能运动，或半身出汗，甚或半身不遂。

有伤于筋，纵，其若不容，汗出偏沮，使人偏枯。

【各家校注】

王冰： 夫人之身，常偏汗出而湿润者，久久偏枯，半身不随。

新校正： 按，"沮"，《千金》作"祖"，全元起本作"恒"。

吴昆： 沮，慈吕切。沮，止也。身常汗出而偏止者，久久偏枯，半身不遂。此由中于风邪使然。

马莳： 人当汗出之时，或左或右，一偏阻塞而无汗，则无汗之半体，他日必有偏枯之患，所谓半身不遂者是也。

张志聪： 沮，湿也……如汗出而止半身沮湿者，是阳气虚而不能充身遍泽。

丹波元简："汗出偏沮""沮"为"祖"。考《千金》作"祖"。偏谓或左或右也。

王洪图：沮，音"举"，阻止。"汗出偏沮"，意为应汗出而半身无汗。

胡澍："汗出偏沮，使人偏枯。"王注曰："夫人之身，常偏汗出而润湿者（宋本作'湿润'，此从熊本、藏本），久之偏枯，半身不随。"林校曰："按，'沮'，《千金》作'祖'，全元起本作'恒'。"澍按：王本并注是也。《一切经音义》卷十引《仓颉篇》曰："沮，渐也。"《广雅》曰："沮，润渐洳湿也。"《魏风》："彼汾沮洳。"《毛诗故训传》曰："沮洳其渐，洳者王制，山川沮泽。"何氏《隐义》曰："沮，泽下湿地也。"是"沮"为润湿之象。曩澍在西安县署见侯官林某，每动作饮食，左体汗泄，濡润透衣，虽冬月犹尔。正如经注所云，则经文本作"沮"字无疑，且"沮"与"枯"为韵也。孙本作"祖"，乃偏旁之讹。（《说文》古文"示"作"𧘇"，与篆书"𛰈"字相似，故"沮"误为"祖"。）全本作"恒"则全体俱误矣。（"沮"之左畔讹从"心"。《小雅·采薇正义》引郑氏《易》注："所谓古书篆作立'心'与'水'相近者也。"其右畔讹作"亘"。"亘"与"且"今字亦相近，故合讹而为"恒"。）

【平按】

沮，本有败坏、毁坏之义。晋·葛洪《抱朴子·讥惑》："丧乱日久，风颓教沮。"也有漏泄之意，如"沮泄"。《礼记·月令》："〔仲冬之月〕命有司曰：土事毋作，慎毋发盖，毋发室屋，及起大众，以固而闭，地气沮泄，是谓发天地之房。"孔颖达疏："令地沮泄，谓泄漏地之阳气。"这里的"汗出偏沮"即半身漏汗不止。

胡澍在训诂、音韵考证的基础上，分析《千金》本和全元起本因形近而字讹，甚是。下面是《钦定四库全书·说文解字》中的篆体字形。

古文示　水　祖　祖　怚

关于"沮"有三种解释：王冰、胡澍、张志聪训"沮"为湿润之象；丹波元简训"沮"为"祖"，半侧有汗、半侧无汗之意；马莳、吴昆及现代学者王洪图训"沮"为"阻""止"。从医理上，三说皆通，但"沮""枯"上古音同为鱼部相押，"恒"为蒸部，"祖"为元部，故作"恒""祖"有误。"祖"也为鱼部，或为同音之误。

高粱之变，足生大丁。受如持虚，劳汗当风，寒薄为皶，郁乃痤。

【各家校注】

王冰：高，膏也。粱，粱也。膏粱之人，内多滞热，皮厚肉密，故内变为丁矣。外湿既侵，中热相感，如持虚器，受此邪毒，故曰"受如持虚"。所以丁生于足者，四支为诸阳之本也。

新校正：按丁生之处，不常于足，盖谓膏粱之变，饶生大丁，非偏着足也。

吴昆：高粱，即"膏粱"，美食也。足，能也。

张志聪：高粱，厚味也。味厚伤形，气伤于味，形气伤则肌腠虚矣。高粱所变之热毒，逆于肉理而多生大疔。

高士宗：高粱，即"膏粱"……若膏粱厚味，伤其中土，因膏粱而变病，则足生大疔。

丹波元简：按：《春秋繁露》云："阴阳之变，使人足病喉痹。"与此"足"字同义。《医灯续焰》："足，必也。"

郭霭春：足，有"能"意。

胡澍：林氏驳注"丁生之处，不常于足"，是矣。其云"足生大

丁"为"饶生大丁"，辞意鄙俗，殊觉未安。"足"当作"是"字之
误也。(《荀子·礼论》篇："不法礼，不是礼，谓之无方之民；法
礼，是礼，谓之有方之士。"今本"是"并讹作"足"。) 是，犹则
也。(《尔雅》："是，则也。""是"为"法则"之"则"，故又为语
辞之"则"。《大戴礼·王言》篇："教定是正矣。"《家语·王言解》
作"政教定则本正矣"。《郑语》："若更君而周训之，是易取也。"韦
昭曰："更以君道导之则易取。") 言"膏粱之变，则生大丁"也。

俞樾：王注非也。如其说，则手亦可生，何必足乎？《新校正》
云："丁生之处，不常于足，盖谓膏粱之变，饶生大丁，非偏著足
也。"是以"足"为"饶足"之"足"，义亦迂曲。"足"疑"是"
字之误。上云"乃生痤痱"，此云"是生大丁"，语意一律，"是"误
为"足"，于是语词而释以实义，遂滋曲说矣。

沈祖绵：胡澍谓"足"作"是"，"疔"作"丁"。俞樾云"足"
系"是"字。二说是也。"是"与"乃"对文。

【平按】

王冰、高士宗训"丁生于足"；林亿训"饶生大丁"；胡澍、俞
樾、沈祖绵训"是生大丁"；吴昆、郭霭春训"足"，能也；沈祖绵
训"足"，是也，且认为"是"与"乃"对文；张志聪、陆宗达训
"多生大丁"。

膏粱厚味所致之疔，绝不仅限于足。结合医理，可见除王冰所训
有悖于医理外，其余所训于文理医理皆通，可并存。然就字形而言，
以胡、俞说为是。"足"为"是"之讹，是语辞。其实"足"本义就
有够得上某种程度和数量的意思。《国语·吴语》："大夫种乃献谋曰：
'王不如设戎，约辞行成，以喜其民，以广侈吴王之心。吾以卜之于
天，天若弃吴，必许吾成而不吾足也。'"韦昭注："言越不足畏。"

训"足"为"多"也有例证。北周庾信《周大将军司马神道碑
铭》："谷寒无日，山空足云。"

阳气者，精则养神，柔则养筋。开阖不得，寒气从之，乃生大偻。陷脉为瘘，留连肉腠，俞气化薄，传为善畏，及为惊骇。营气不从，逆于肉理，乃生痈肿。魄汗未尽，形弱而气烁、穴俞以闭，发为风疟。

【各家校注】

于鬯：偻，即下文"陷脉为瘘"之"瘘"字。瘘，正字；偻，借字也。此用"偻"字，下文用"瘘"字，文异义同之例，古书多有之。王注不知"偻"之即"瘘"，而云"形容偻俯"，则"生"字何义？玩一"生"字，即知"偻"之即"瘘"矣。此言"大偻"，下文止言"瘘"，不言"大"，则陷脉者，乃生小瘘也，于义初不复。

金窪七朗：偻，俯而不能仰者。

丹波元简：伏而不仰者曰"偻"。大，非大小之义，上"大丁"同。

郭霭春：大偻，即曲背，由于阳气开阖失时，寒气内袭，筋络拘急，故屈伸不能，行则偻俯。《医垒元戎》卷十有"大偻方"一则。

【平按】

古"娄""偻""瘘"通假。《说文通训定声》："娄，假借为偻。"《庄子·徐无鬼》："有暖姝者，有濡需者，有卷娄者。"疏："卷娄者，谓背项伛曲，向前挛卷而伛偻也。"

瘘，也有伛偻、驼背之义。唐·柳宗元《种树郭橐驼传》："病瘘，隆然伏行，有类橐驼者，故乡人号之'驼'。"集注引韩醇曰："《释文》：'瘘，伛疾也。'"

此文大意是，保养阳气的要点在于兼顾形与神。注重养神则精神十足；注重养筋（形体）则皮脉筋肉柔韧有余。如果卫外功能失调，最易乘虚而入的是寒气。寒邪袭人致人拘急偻俯（大偻），（《灵枢经》曰："寒则筋急，此其类也。"）即寒陷经脉而曲缩。病情进一步发展则导致经血瘀结，肌肉壅滞，经气迫急而损伤精神及形体。伤精神则胆小善惊，伤形体则致痈肿之类。阳气虚者还易因形弱气虚不固，腠理疏，而致汗出不畅。而且阳虚体质之人更易受风寒之邪侵袭而致经气闭阻，逼汗内郁，发为风疟病。(《金匮真言论》曰："夏暑汗不出者，秋成风疟。")

魄汗未尽，形弱而气烁，穴俞以闭，发为风疟。故风者，百病之始也。清静则肉腠闭拒，虽有大风苛毒，弗之能害。此因时之序也。故病久则传化，上下不并，良医弗为。故阳畜积病死，而阳气当隔，隔者当写。

【各家校注】

王冰：言三阳畜积，怫结不通，不急写之，亦病而死。何者？畜积不已，亦上下不并矣。何以验之？隔塞不便，则其证也。若不急写，粗工轻侮，必见败亡也。《阴阳别论》曰：三阳结，谓之隔。又曰：刚与刚，阳气破散，阴气乃消亡。淖则刚柔不和，经气乃绝。

范登脉："当隔"义近连用，就是"不顺畅"，所以下面一句说"隔者当写"。"写"是除去，这里是疏通的意思。"而阳气当隔"的"而"当训"乃"。"而阳气当隔"是对"阳畜积"原因的分析，"隔者当写"是对"阳畜积"（亦即"当隔"）的处理方法。前后文意相贯。

【平按】

此段的大意是，如果身体先前大量出汗不止，形弱气消而腠疏，再受风寒（风性见缝就钻，夹带寒气），全身穴俞凝闭，郁化热藏，可发为风疟病，所以说风为百病之始。总之，若天地阴阳位顺（清静），人体阳气卫外秘固，虽有大风也不能为害，因为这顺阴阳四时之道。而风邪侵袭，久郁体内，可以四时传化，上下没有屏挡之势["并"（píng），古通"屏"]，就连好医生也很难处治。因此，邪郁久化热者（阳畜积）预后多不良（病死）。应当阻断邪气的传化

（隔，阻断）。怎么阻断？宜泻（一切排除方法：宣泄，表散，峻下等）。

所以，这里"阳畜积病死"之"阳"应代指邪气（风邪），句接上文。

阴者，藏精而起亟也；阳者，卫外而为固也。

【各家校注】

王冰：言在人之用也。亟，数也。

范登脉：王冰注："言在人之用也。亟，数也。"日本宫内厅书陵部所藏古钞本"起亟"作"亟起"，仁和寺本《太素》作"极起"，杨上善注云："五藏藏精，阴极而阳起也；六府卫外，阳极而阴固也。故阴阳相得，不可偏胜也（之）［云］。"郭霭春《校注》："吴注本'起亟'作'为守'。《太素》卷三《调阴阳》作'极起'。"并引杨注，然未作详注。《黄帝内经素问校注语译》即改从吴本，译作"阴是蓄藏精气而守于内部的，阳是保卫人体外部而坚固腠理的。"脉按，"起亟"，当依日本宫内厅书陵部所藏古钞本乙正。"阴者，藏精而亟起也；阳者，卫外而为固也"实乃互文见义，即"阴阳者，藏精而亟起也；阴阳者，卫外而为固也。"这种修辞方法在《素问》一书中经常使用。如《通评虚实论第二十八》："实而滑则生，实而逆则死。"《新校正》云："详王氏以逆为涩，大非。古文简略，辞多互文，上言滑而下言逆，举滑则从可知，言逆则涩可见，非谓逆为涩也。"凌耀星云："《新校正》互文之说甚是，本文应理解为'实而滑、实而从则生；实而濇、实而逆则死。'"（凌耀星，《黄帝内经》中的互文见义，天津中医学院学报，1986 年 2、3 合期第 29 页）又《生气通天论篇第三》："湿热不攘，大筋緛短，小筋弛长。"凌耀星谓"大筋緛短，小筋弛长"应是互文，文义是大筋小筋或为緛短，或为弛长。《举痛论篇第三十九》："客于脉外则血少，客于脉中则气不通，故卒然而痛。"凌耀星云："细读下文，其中'客于脉外则血少，客于脉中则气不通'两句，似应属互文见义。上句言血少而包括气少，下句言气不通而包括血不通。"例多不备举。其中，"藏精"与"为固"是阴的功能，"亟起"与"卫外"是阳的功能，所谓阴在内（藏精），阳之守（为固）也；阳在外（卫外）者，阴之使（亟起）也。《校注》之说乃不明修辞而误改经文，又误校、失校之例。

【平按】

范氏认为"起亟"当依日本宫内厅书陵部所藏古钞本乙正为"亟起"，似有理。为固，是指发挥固护作用。亟，屡次，不断。起，扶持。《国语·晋语四》："晋郑兄弟也。吾先君武公与晋文侯戮力一心，股肱周室，夹辅平王，平王劳而德之，而赐之盟质，曰：'世相起也。'"韦昭注："起，扶持也。""亟起"的意思是不断供给。

"阴者，藏精而亟起也；阳者，卫外而为固也。"意思是：阴者藏精于内以源源供养于外；阳者卫护于外以牢牢坚固于内。

阴不胜其阳，则脉流薄疾，并乃狂。

【各家校注】

王冰：薄疾，谓极虚而急数也。并，谓盛实也。狂，谓狂走或妄攀登也。阳并于四支则狂。《阳明脉解》曰：四支者诸阳之本也，阳盛则四支实，实则能登高而歌也。热盛于身，故弃衣欲走也。夫如是者，皆为阴不胜其阳也。

金滏七朗：薄，气相迫也。疾，急数也。并者，阳邪入于阴分，谓重阳也。

【平按】

王冰训"并"为盛实，有理。《黄帝内经》多用此字，多含有"盛"义。如此文的"并乃狂"，还有《素问·调经论》："气之所并为血虚，血之所并为气虚。"《素问·阴阳应象大论》："阳者，其精并于上，并于上则上明而下虚……阴者其精并于下，并于下则下盛而上虚。"《素问·疟论》："夫疟气者，并于阳则阳胜，并于阴则阴胜。"《灵枢·五癃津液别》："心悲气并则心系急。"

另，"薄疾"之"薄"应是急迫、迅速之义。如《诗·周南·芣苢》："采采芣苢，薄言采之。"高亨注："薄，急急忙忙。言，读为'焉'或'然'。"《汉书·严助传》："王居远，事薄遽，不与王同其计。"颜师古注："如淳曰：'薄，迫也。言事迫，不暇得先与王共议之……'薄，迫，是也。遽，速也。"王冰注"急虚"，失之也。

凡阴阳之要，阳密乃固……故阳强不能密，阴气乃绝；阴平阳秘，精神乃治。

【各家校注】

王冰："凡阴阳之要，阳密乃固。"阴阳交会之要者，正在于阳气闭密而不妄泄尔。密不妄泄，乃生气强固而能久长，此圣人之道也。"阴平阳秘，精神乃治。"阴气和平，阳气闭密，则精神之用，日益治也。

金滏七朗：平，即静也。秘，即固也。

李今庸："密""秘""平"都是静的意思，先秦书籍上有大量例句证实这一点。所谓"阳密乃固"，是说人身的阳气安静而不躁动，生命才能长久。"乃固"的"固"与《阴阳应象大论》"生乃不固"的"固"同义，王冰皆注为"长久"，是正确的。而"阴平阳秘"当是"阴阳平秘"之误，方与下句"阴阳离决"为对文。"阴阳平秘"是谓阴阳之气都要相对安静。人体才能保持健康，即所谓"精神乃治"。《内经》对阴阳之气相对安静的重要性是反复强调的，例如本篇就有"苍天之气清净（"净"通"静"）则志意治，顺之则阳气固""清静则肉腠闭拒，虽有大风苛毒，弗之能害"等语，还说"阳气者，精则养神，柔则养筋"，这里的"精"和"柔"也释为静，不过，一作用于内脏，一作用于形体。《素问·痹论》说："阴气者，静则神藏，躁则消亡"，则进一步说明阴气也必须安静。《素问·至真要大论》更明确地指出"夫阴阳之气，清静则生化治，动则苛疾起"，可以看作是"阴阳平秘"的简明注解。（李今庸，关于《内经》教材注释的几个问题，湖北中医杂志，1982 年第 6 期第 1 页）

郝恩恩："秘"非指"秘固"，而为"谧"音之假，它的含义同"平"，即"静"义。（郝恩恩，内经词句考释，中国中医基础医学杂志，2007 年 13 卷第 4 期第 252 页）

【平按】

"密"通"谧"，有寂静、静默、宁静、安定之义。《说文·山部》朱骏声《说文通训定声》："密，假借又为谧。"《书·舜典》："二十有八载，帝乃殂落，百姓如丧考妣；三载，四海遏密八音。"孔传："密，静也。"《庄子·达生》："颜阖遇之，入见曰：'稷之马将败。'公密而不应。"《诗·周颂·昊天有成命》："成王不敢康，夙夜基命宥密。"《毛诗故训传》："密，宁也。"又《大雅·公刘》："夹其皇涧，遡其过涧。止旅乃密，芮鞫之即。"《毛诗故训传》："密，安也。"一说稠密、繁密，见《朱熹集传》及马瑞辰《毛诗传笺通释》。亦谓确定，《管子·大匡》："夫诈密而后动者胜。"

《集韵·至韵》："秘，密也。"

"阳强"与"阳秘"相对，强调阳气不能过于亢奋。

冬伤于寒，春必温病。

【各家校注】

王冰：冬寒且凝，春阳气发，寒不为释，阳怫于中，寒怫相持，故为温病。

胡澍："春必温病"于文不顺。写者误倒也。当从《阴阳应象大论》作"春必病温"（宋本亦误作"温病"，今从熊本、《藏》本乙正。《金匮真言论》曰："故藏于精者，春不病温。"《玉版论要》曰：

"病温虚甚，死。"《平人气象论》曰："尺热曰病温。"《热论》曰："先夏至日者，为病温。"《评热病论》曰："有病温者，汗出辄复热。"皆作"病温"。)

郭霭春："温病"，明抄本作"病温"。

【平按】

胡训点到为止。从语法分析，副词与名词或形容词或数词结合成活用句式。而这里"春必温病"于文不顺，故胡澍推测写者误倒也。明代吴昆注本作"病温"。熊本、藏本亦作"病温"。郭霭春所校明代绿格抄本亦作"病温"。"病"因受副词"必"修饰，故名词当活用为动词"患"也。意思即：春天必患温性病。《黄帝内经》里"病"字活用为动词的例子很多。《热论》曰："先夏至日者，为病温；后夏至日为病暑。"《金匮真言论》曰："故藏于精者，春不病温。"《玉版论要》曰："病温虚甚，死。"《评热病论》曰："有病温者，汗出辄复热。"

"温病"作为一病证名，在《黄帝内经》里出现的频率很高，故"病温"多涉此而误倒。如《素问·六元正纪大论》："初之气，地气迁，气乃大温，草乃早荣，民乃厉，温病乃作。"《阴阳应象大论》："伤寒不即病者，寒毒藏于肌肤，至春变为温病，至夏变为暑病。"金·成无己《注解伤寒论》亦有"太阳病，发热而渴，不恶寒者，为温病""以此冬伤寒，发为温病""至春变为温病"的描述。

是故味过于酸，肝气以津，脾气乃绝。味过于咸，大骨气劳，短肌，心气抑。味过于甘，心气喘满，色黑，肾气不衡。味过于苦，脾气不濡，胃气乃厚。味过于辛，筋脉沮弛，精神乃央。

【各家校注】

王冰：沮，润也。弛，缓也。央，久也。辛性润泽，散养于筋，故令筋缓脉润，精神长久。何者？辛补肝也。《藏气法时论》曰："肝欲散，急食辛以散之，用辛补之。"

新校正：按此论，味过所伤，难作精神长久之解。央，乃殃也，古文通用，如"膏粱"之作"高粱"，"草滋"之作"草兹"之类。盖古文简略，字多假借用者也。

吴昆：沮，润也。弛，缓也。"央""殃"同。辛从金化，生水以养筋，故令筋脉润而弛长。辛主发散，久散则神气不收，是为精神殃也。

马莳：辛所以生肺也，味过于辛，金邪克木，筋脉沮弛，精神至半而废矣。央者，中央也，半之谓也。《四气调神大论》有"未央绝灭"侧至半而绝。此云精神乃央，言精神仅可至半也。《诗·小雅》云"夜未央"。

张志聪：沮，音咀。沮，遏抑也。弛，懈弛也。金气偏盛，则肝气受伤，故筋脉弛懈也。"央""殃"同。辛甚则燥，则津液不能相成，而精神乃受其殃也。

高士宗："沮"作"阻"。"央"作"殃"。

南京注译本："沮"为"败坏"也。语译：过于多食辛味的东西，则筋脉败坏而松弛，精神也同时受到损伤。

郭霭春：沮弛，慧林《音义》卷九引《三苍》："沮，渐也，败坏也。"语译：这是说过食辛味，就令人筋脉渐渐弛缓而败坏了。

胡澍：注说非也。"沮弛"之"沮"与"汗出偏沮"之"沮"异义。彼读平声，此读上声。沮弛，谓坏废也。《一切经音义》卷一引《三苍》曰："沮，败坏也。"《小雅·小旻》篇："何日斯沮？"《楚辞·九叹》："颜霉熏以沮败兮。"《毛传》、王注并曰："沮，坏也。"《汉书·司马迁传》注曰："沮，毁坏也。"《李陵传》注曰："沮，谓毁坏之。""弛"本作"弛"。《襄二十四年谷梁传》："弛侯。"《荀子·王制》篇："大事殆乎弛？"范宁、杨倞并曰："弛，废也。或作弛"。《汉书·文帝纪》："辄弛以利民。"颜注曰："弛，废弛。"《文选·西京赋》："城尉不弛柝。"薛综曰："弛，废也。"本篇上文曰：

"大筋緛短，小筋弛长。緛短为拘，弛长为痿。""痿"与"废"相近。《刺要论》："肝动则春病，热而筋弛。"注曰："弛，犹纵缓也。"《皮部论》："热多则筋弛骨消。"注曰："弛，缓也。""纵""缓"亦与"废"相近。《尔雅》："弛，纵置也。"置，即废也。是"沮弛"为坏废也。又按：林校曰："央，乃殃也，古文通用，如'膏粱'之作'高粱'，'草滋'之作'草兹'之类。"按：林读"央"为"殃"，得之。《汉无极山碑》"为民来福除央"、《吴仲山碑》"而遭祸央""央"并作"殃"，即其证，惟未解"殃"字之义。澍谓："殃，亦败坏之意。"《广雅》曰："殃，败也。"《月令》曰："冬藏殃败。"《晋语》："吾主以不贿闻于诸侯，今以梗阳之贿殃之，不可。"是"殃"为败坏也。"沮""弛""央"三字义相近，故《经》类举之，经意：辛味太过，木受金刑，则筋脉为之坏废，精神因而败坏，故曰"味过于辛，筋脉沮弛，精神乃央"。"筋脉沮弛"与"形体毁沮""精气弛坏"同意（"形体毁沮"《疏五过论》文，"精气弛坏"《汤液醪醴论》文），"精神乃央"与"高骨乃坏"同意（"高骨乃坏"见上文）。王注所说，大与经旨相背，且此论味过所伤，而注牵涉于辛润、辛散、辛补之义，斯为谬证矣。

俞樾：王注固非，《校正》谓是"殃"字，义亦未安。央者，尽也。《楚辞·离骚》："时亦犹其未央兮。"王逸注曰："央，尽也。"《九歌》："烂昭昭兮未央。"注曰："央，已也。""已"与"尽"同义。"精神乃央"言精神乃尽也。

【平按】

关于"沮弛"。王冰注"沮"为"湿润"，是拘于《生气通天论》"汗出偏沮，使人偏枯"之解。其认为"筋脉沮弛"即"筋缓脉润"，是正常的生理状态。吴昆从王冰。林亿无注。张志聪、高士宗训"沮"为"阻""遏抑"。若从"辛散"的功能讲，这里训"阻"似不妥。胡澍训"沮弛"为"坏废"，为近义复合词，较为贴切，并引《疏五过论》"形体毁沮"、《汤液醪醴论》"精气弛坏"以证之。

"沮"本身就有败坏、毁坏之义。如晋代葛洪《抱朴子·讥惑》："丧乱日久，风颓教沮。""弛"也有毁坏、败坏之义。《国语·鲁语上》："文公欲弛孟文子之宅。"韦昭注："弛，毁也。"南京本将"沮弛"作为两个并列意义的词而分译作"筋脉败坏而松弛"，义也可通。但古汉语近义复合词，虽是由两个词组合，但组合之后，却只代表一个单纯意义。如果拆开，则各有本义。

关于"央"。王冰注："央，久也。""精神乃央"译为"精神长久"，也是不明通假，将病理状态错译成正常生理状态。林亿纠王注："央乃殃也，古文通用，如膏粱之作高粱，草滋之作草兹之类。"胡澍在林亿的基础上作了进一步考证。吴昆、张志聪、高士宗皆与胡澍一致。俞樾训"央"为"尽"，在医理上也通，故与训为"殃"二说可并存。郭霭春注："尽，有颓靡的意思。"马莳："央者，中央也，半之谓也。"此训拘于《四气调神大论》"未央绝灭"文。

本段大意是：若饮食味过酸，肝气过亢（酸入肝），则脾气易受损（木克土）；饮食味过于咸，肾气过亢（咸入肾），则大骨受损，难负重，肌肉无所附，心气易受损（水克火）；饮食味过于甘，脾气过亢（甘入脾），则肾气易受损（土克水），水火不济，心肾不交而喘、色黑等；味过于苦，心气过亢（苦入心），易致脾阴不足，胃火上炎；饮食味过于辛，肺气过亢（辛入肺），则肝气易受损（金克木）而筋脉沮弛（失弹性），殃及精神。因此，五味适宜，才能使骨正筋柔、气血流畅、腠理密固，才能保证精气化生，长有天命。

金匮真言论篇第四

长夏善病洞泄寒中。

【各家校注】

范登脉：《内经词典》读"长夏"之"长"为"长短"之"长"。脉按，《六节藏象论篇第九》"春胜长夏"王注云："所谓长夏者，六月也。土生于火，长在夏中，既长而王，故云长夏也。"又《藏气法时论篇第二十二》"脾主长夏"下注云："长夏，谓六月也。夏为土母，土长于中，以长而治，故云长夏。"《五常政大论篇第七十》"其应长夏"下注云："长夏，谓长养之夏。"是"长夏"之"长"当读"生长"之"长"。

【平按】

所言是。但《汉语大辞典》《故训汇纂》等皆注为"长（cháng）夏"。长夏本为夏秋之交，是夏季的延续，故读长（cháng）夏，也通。

阴阳应象大论篇第五

风胜则动，热胜则肿，燥胜则干，寒胜则浮，湿胜则濡写。

【各家校注】

王冰：寒胜则阴气结于玄府，玄府闭密，阳气内攻，故为浮。

喜多村直宽：《太素》"浮"作"胕"，浮、胕、府三字古字通。

金滘七朗：浮，肿也。

范登脉："寒胜则浮"的"浮"是"沍"的误字。而"沍"是"沍"的俗字，音 hù，也作沍。脉按，古书之"互"与"孚"形近易讹。《四声篇海·水部》："沍，音护，寒凝也。"《字汇》卷五："沍，胡故切，音护，寒闭也，谓坚固之阴闭塞不通也。沍，同上。"《礼记·月令》"沍寒"注疏："沍，闭也，谓坚固之阴闭塞，不通阳处。"《离合真邪论》："夫邪之入于脉也，寒则气收，炅则气泄……寒则腠理闭，气不行，故气收矣。炅则腠理开，荣卫通，汗大泄，故气泄。"《调经论》："血气者，喜温而恶寒，寒则泣（沍）不能流，温则消而去之。"

【平按】

一家之言，可参。详参《五藏生成论》"是故多食咸，则脉凝泣而变色"条。

另，"浮"可通"剽"，二字幽宵旁转。古孚声字多与标声字通，《尚书·武成》"血流漂杵"，《论衡·恢国》引作"血流浮杵"。剽，有坚实之义。《管子·地员》："剽怸橐土，虫易全处。"尹知章注：

"剽，坚也；悆，密也。""寒胜则浮"意为寒胜则坚硬（收缩、结冰等）。

风胜则动，热胜则肿，燥胜则干，寒胜则浮，湿胜则濡写。

【各家校注】

新校正：按，《左传》曰"雨淫腹疾"，则其义也。"风胜则动"至此五句，与《天元纪大论》文重，彼注颇详矣。

喜多村直宽：考上文例，《太素》无"写"字，似是。

范登脉：《太素》无"写"字。有注云"濡""写"古通。《礼记·祭义》："雨露既泻。"《释文》："泻，亦作濡。"脉按：濡古音在日母侯部，写古音在心母鱼部，说"濡""写"古通是错误的。《释文》的意思仅是说，"泻"有一个本子是作"濡"字。濡、泻（写）二字写本手书形体或相近，往往互误，但与通假无关。

【平按】

依上下文例，"写"字当为衍文，或为后人注解文窜入正文。濡：浸渍，沾湿。《易·夬》："独行，遇雨若濡，有愠，无咎。"《礼记·少仪》："羞濡鱼者进尾，冬右腴，夏右鳍，祭膴。"陆德明《经典释文》："濡，音儒。"孔颖达疏："濡，湿也。"

余闻上古圣人，论理人形，列别藏府，端络经脉，会通六合，各从其经。

【各家校注】

金滹七朗：端，言经脉发端。络，言支脉之横络。

丹波元简：《运气论》并《原病式》作"揣"，音次，量也。张云："端，正也。络，联络之义。会，融会贯通也。"

郭霭春："端"作"审"解。"络"作"联系"解。"端络经脉"

即审察经脉的相互联系。

范登脉："端"作"审"解，当读若"揣"。《说文·手部》："揣，量也。从手，耑声。度高曰揣。"字亦作"剬"。段注："按，《国语》：'剬本肇末。'剬即《孟子》'揣其本'之'揣'。其义同也。""络"当作"格"，盖涉下"经"字类化。《玉篇·木部》："格，量也。"《广韵·陌韵》："格，度也。""端格"同义复用，义为审度。

【平按】

范氏所言是。端，有审视、细看之义。如《战国策·赵策一》："韩魏之君视疵端而趋疾。"唐·薛媛《写真寄夫南楚材》："欲下丹青笔，先拈宝镜端。"常用词就有"端详"。格，也有量度、衡量之义。如《逸周书·五权》："政有三机五权，汝敬格之哉！"朱右曾校释"格，量度也。""端格"同义复用。

南方生热，热生火，火生苦，苦生心，心生血，血生脾，心主舌。其在天为热，在地为火，在体为脉，在藏为心，在色为赤，在音为征，在声为笑，在变动为忧，在窍为舌，在味为苦，在志为喜。喜伤心，恐胜喜；热伤气，寒胜热；苦伤气，咸胜苦。

【各家校注】

王冰：忧可以成务。

新校正：按：杨上善云："心之忧在心变动，肺之忧在肺之志，是则肺主于秋，忧为正也；心主于夏，变而生忧也。"

吴昆：心有余则笑，不足则忧。

张介宾：心藏神，神有余则笑，不足故忧。

马莳：（心）在五变为忧。

张志聪：心独无俞，故变动在志。心气并于肺则忧。

高士宗：在变动为忧。

丹波元简： 夫忧喜即人之常也，岂得为变动乎。恐字之讹。吴云："舌惟有窍，故辨百味。"

南京注译本： 心在病变表现为忧，在情志的变动为喜；肺在病变表现为咳，在情志的变动为忧。

于鬯： 此"忧"字盖当读为"嚘"，心之变动为嚘，与下文言肺之志为忧者不同。忧既为肺之志，自不应复为心之变动也。五志为怒、喜、思、忧、恐。五变动为握、忧、哕、咳、慄。一"忧"字既列志科，又列变动科，杂乱甚矣。林校正引杨上善云："心之忧在心变动，肺之忧在肺之志。是则肺主于秋，忧为正也；心主于夏，变而生忧也。"此说实曲。如其说，则肝之变动，何以言握而不言思？亦岂不得曰脾主中央，思为正；肝主于春，变而生思邪？而脾之变动当言"恐"，不当言"哕"；肺之变动当言"怒"，不当言"咳"；肾之变动当言"喜"，不当言"慄"矣。至王注谓"忧可以成务"，尤为望文生义。《玉篇·口部》引《老子》曰："终日号而不嚘。"嚘，气逆也。今《老子·五十五章》作"嗄"。陆释云："嗄，气逆也。"《庄子·庚桑楚篇》云："儿子终日嗥，而嗌不嗄。"陆释云："嗄，又作'嚘'，徐音忧。"是"嚘""嗄"古通用，恐'嗄'即'嚘'之别体。嚘，训气逆，则与脾之变动为哕，肺之变动为咳，义正相类。（肝之变动为握，或云当读如"呃喔"之"喔"，则义也近。）是知此"忧"字必"嚘"字之借，与志科之忧文同而实异也。

【平按】

忧，可通嚘。如《东方朔传》曰："伊忧亚者，辞未定也。"《集韵》云："忧，或作'嚘'。"马王堆汉墓帛书乙本《老子·德经》："冬（终）日号而不嚘。"按：今本《老子》作"嗄"，指声音嘶哑。扬雄《太玄·夷》："婴儿于号，三日不嚘。"宋·司马光集注："二宋陆王本'嗄'作'嚘'……王涯注：'嚘，气逆也。'"

本篇所述的"五脏在变动"和"五脏在志"是从不同的侧面描述五脏的生理病理状态（见下表），"变动"主要是指形体方面的情况，"在志"主要是指情绪方面的情况。所以心"在变动为忧"与肺"在志为忧"不可能是一个层面的意义。于鬯训心"在变动为忧"的"忧"字当读为"嚘"，这样，"嚘训气逆，则与脾之变动为哕，肺之变动为咳，义正相类"，既合俪偶文理规律，又不背医理。文理与医理相统一。

表1　《阴阳应象大论》"五藏变动""五藏在志"列表

五脏	肝	心	脾	肺	肾
五藏变动	握	忧	哕	咳	慄
五藏在志	怒	喜	思	忧	恐

天地者，万物之上下也；阴阳者，血气之男女也；左右者，阴阳之道路也；水火者，阴阳之征兆也；阴阳者，万物之能始也。

【各家校注】

王冰："谓能为变化生成之元始也。"

胡澍："阴阳之征兆也"本作"阴阳之兆征也"。上三句"下""女""路"为韵。（下，古读若户。《召南·采蘋》"宗室牖下"，与"女"韵。《殷其雷》"在南山之下"，与"处"韵。《邶风·击鼓》"于林之下"，与"处""马"韵。《凯风》"在浚之下"，与"苦"韵。《唐风·采苓》"首阳之下"，与"苦""与"韵。《陈风·宛痛》"宛日之下"，与"鼓""夏""羽"韵。《东门之枌》"婆娑其下"，与"栩"韵。《豳风·七月》"入我床下"，与"股""羽""野""宇""户""鼠""户""处"韵。《小雅·四牡》"载飞载下"，与"栩""盬""父"韵。《北山》"溥天之下"，与"土"韵。《采菽》"邪幅在下"，与"殿""纾""予"韵。《大雅·绵》"至于岐下"，与"父""马""浒""女""宇"韵。《皇矣》"以对于天下"，与"怒""旅""祜"韵。《凫鹥》"福禄来下"，与"渚""处""湑""脯"韵。《烝民》"昭假于下"，与"甫"韵。《鲁颂·有駜》"鹭于下"，与"鹭""无"韵。其余群经诸子，有韵之文，不烦枚举也。）下二句"征""始"为韵。"征"读如"宫商角徵羽"之"徵"（《文十年左传》："秦伯伐晋，到北征。"《释文》："征，如字。《三苍》云：'县属冯翊，音惩。'"一音张里反。）《洪范》"念用庶征"，与"疑"为韵。《逸周·月》篇"灾咎之征"（从《太平御览·时序部十三》所引。）与"负""妇"为韵。（负，古读若丕。《小雅·小宛》"果嬴负之"，与"采""似"韵。《大雅·生民》"是任是负"与"秠""芑""秠""亩""芑""祀"韵。《大戴礼·曾子制言》上篇"行则为人负"，与"趾""否"韵。妇，古读若"否泰"之"否"。《大雅·思齐》"京室之妇"，与"母"韵。《周颂·载芟》"思媚其妇"，与"以""土""耜""亩"韵。《楚辞·天问》"滕有莘之妇"，与"子"韵。）是其证。（"蒸""之"二部古或相通。《郑风·女曰鸡鸣》"杂佩以赠之"，与"来"韵。宋玉《神女赋》"复见所梦"，与"喜""意""记""异""识""志"韵。《贾子·连语》篇"其离之若崩"，与"期"韵。又《说文》："傰，从人，朋声，读若陪位。""鄌，从邑，崩声，读若倍。""凝，为冰之或体，而从疑声。""絑，为缯之籀文，而从宰省声。"《周官》："司几筵凶事仍几。"注："故书'仍'作'乃'。"《尔雅》："晜孙之子为仍孙。"《汉书·惠帝纪》"仍"作"耳"。《楚策》："仰承甘露而饮之。"《新序杂事》篇"承"作"时"。《墨子·尚贤》篇："守城则倍畔。"《非命》篇"倍"作"崩"。《史记·贾生传》："品物冯生。"《汉书》"冯"作"每"。《司马相如传》："葳橙若苏。"《汉书》"橙"作"持"。）今作"征兆"者，后人狃于习见，蔽所希闻而臆改，而不知其与韵不合也。凡古书之倒文、协韵者多，经后人改易而失其读。如《卫风·行苇》篇"远兄弟父母"，与"右"为韵，而今本作"父母兄弟"。（右，古读若以；母，古读若每。其字皆在之部，若"弟"字则在脂部，"之"与"脂"古音不相通。）《大雅·皇矣》篇"同尔弟兄"，与"王""方"为韵，而今本作"兄弟"。《月令》"度有短长"，与"裳""量""常"为韵，而今本作"长短"。《逸周书·周祝》篇

"恶姑柔刚"，与"明""阳""长"为韵（明，古读若芒），而今本作"刚柔"。《管子·内业》篇"能无卜筮而知凶吉乎"，与"一"为韵，而今本作"吉凶"。（《庄子·庚桑楚》篇误同。）《庄子·秋水》篇"无西无东"，与"通"为韵，而今本作"无东无西"。《荀子·解蔽》篇"有皇有凤"，与"心"为韵（《说文》："凤，从凡声。"古音在侵部，故与"心"韵。犹风从凡声，而与"心"韵也。见《邶风·绿衣》《谷风》《小雅·何人斯》《大雅·桑柔》《蒸民》），而今本作"有凤有皇"。《淮南·原道》篇"鹜，忽恍"，与"往""景""上"为韵（景，古读若样），而今本作"恍忽"。"与万物终始"，与"右"为韵，而今本作"始终"。《天文》篇"决罚刑"，与"城"为韵，而今本作"刑罚"。《兵略》篇"不可量度也"，与"迫"为韵（"度"同"不可度思"之"度"；迫，古读若博），而今本作"度量"。《人间》篇"故蠹啄剖柱梁"，与"羊"为韵，而今本作"梁柱"。《文选·鹏鸟赋》"或趋西东"，与"同"为韵，而今本作"东西"。《答客难》"外有廪仓"，与"享"为韵，而今本作"仓廪"。皆其类也。澍按："阴阳者，万物之能始也"，当从《天元纪大论》作"金木者，生成之终始也"。"金木"与上"天地""阴阳""左右""水火"文同一例；"终始"与上"上下""男女""道路""兆征"皆两字平列，文亦同例。若如今本，则"阴阳者"三字与上相复，"能始"二字义复难通。注："谓能为变化生成之元始。"（宋本、吴本"化"下有"之"字，此从熊、藏本。）乃曲为之说。即如注义，仍与上四句文例不符，盖传写之讹也。

孙诒让：《阴阳应象大论篇第五》："故曰：天地者，万物之上下也；阴阳者，血气之男女也；左右者，阴阳之道路也；水火者，阴阳之征兆也；阴阳者，万物之能使也。"注云："谓能为变化之生成之元始。"（元熊宗立本，明道藏本，"化"下并无"之"字，此衍。）林亿《新校正》云："详'天地者'至'万物之能始'与《天元纪大论》同，注颇异。彼无'阴阳者，血气之男女'一句，又以'金木者，生成之终始'代'阴阳者，万物之能始'。"（宋本）按："阴阳者，血气之男女也"，疑当作"血气者，阴阳之男女也"。盖此章中三句通论阴阳分血气、左右、水火，而总结之云"阴阳者，万物之能始也"。"能"者，"胎"之借字。《尔雅·释诂》云："胎，始也。"《释文》云："胎，本或作'台'。"《史记·天官书》"三能"即"三台"，是"胎""台""能"古字并通用。《天元纪大论》专论五运，故无此句，而别增"金木者，生成之终始也"句。二篇文虽相出入，而大恉则异。俞氏据《天元纪大论》改此篇，非也。（注：俞氏当为胡氏。）

沈祖绵：胡澍以"能始"二字义复难通，当作"终始"，始与上"上下""男女""兆征"皆两字并列。胡说非是。孙诒让以"能"为"胎"之借字，亦非。张志聪以《易·系辞上》"乾知大始，坤以简能"解之，其义较胜。"能始"亦两字并列。

【平按】

这是一段韵文。古文中为了押韵的需要，有时会把一个双音词或词组的习惯顺序调换一下。胡澍论说甚是透彻，从中也可见朴学家的严谨学风。这里"征""始"均为上古之部，若作"征兆"则不能相押。江有诰韵读作："天地者，万物之上下也；阴阳者，血气之男女也；左右者，阴阳之道路（上声）也；（鱼部）水火者，阴阳之兆征（音止）也；阴阳者，万物之能始也。（之部）故曰：阴在内，阳之守也；阳在外，阴之使（叶音溲）也。（之幽通韵）"（黄帝内经研究大成·近代校释珍本辑录·素问灵枢韵读，北京出版社，1999 年，第2305 页）

至于"阴阳者，万物之能始也"当为"金木者，生成之终始"，沈祖绵驳之。

此阴阳更胜之变，病之形能也。

【各家校注】

胡澍：能，读为态。"病之形能也"者，病之形态也。《荀子·天论》篇："耳目鼻口形能，各有接而不相能也。""形能"亦"形态"。（杨倞注，误以"形"字绝句，"能"属下读。高邮王先生《荀子·杂志》已正之。）《楚辞·九章》："固庸态也。"《论衡·累害》篇"态"作"能"。《汉书·司马相如传》："君子之态。"《史记》徐广本"态"作"能"（今本误作"态"）。皆古人以"能"为"态"之证。（态，从心能，而以"能"为"态"。意从"心"音，而《管子·内业》篇以"音"为"意"。志，从心之，而《墨子·天志》篇以"之"为"志"。其例同也。此三字，盖皆以会意包谐声。）下文曰："是以圣人为无为之事，乐恬憺之能。""能"亦读为"态"，与"事"为韵，"恬憺之能"即恬憺之态也。《五藏别论》曰："观其志意与其病能。"（今本误作"与其病也"，依《太素》订正，辨见本条）能，亦读为态，与"意"为韵。"病能"即病态也。《风论》曰"愿闻其诊及其病能"，即"及其病态"也。《厥论》曰"愿闻六经脉之厥状病能也"，"厥状"与"病能"并举，即厥状病态也。第四十八篇名《病能论》，即"病态论"也。《方盛衰论》曰："循尺滑涩寒温之意，视其大小，合之病能。""能"亦与"意"为韵，即"合之病态"也。王于诸"能"字或无注，或皮传其说，均由不得其读，《释音》发音于本篇上文"能冬不能夏"曰"奴代切。下形能同"，则又强不知以为知矣。

【平按】

"能"与"态"，是会意包谐声的关系。"能"在《黄帝内经》中多次出现，如"乐恬憺之能""与其病能""及其病能""愿闻六经脉之厥状病能也""病能论""合之病能"等，皆通"态"。

"能"通"态"，形态。《荀子·天论》："耳目鼻口形能，各有接而不相能也，夫是之谓天官。"王念孙《读书杂志·荀子五》："形能当连读，能读为态……言耳目鼻口形态，各与物接，而不能互相为用也。古字'能'与'耐'通，故亦与'态'通。"

是以圣人为无为之事，乐恬憺之能，从欲快志于虚无之守，故寿命无穷，与天地终，此圣人之治身也。

【各家校注】

王冰：圣人不为无益以害有益，不为害性而顺性，故寿命长远，与天地终。《庚桑楚》曰："圣人之于声色滋味也。利于性则取之，害于性则损之。此全性之道也。"《书》曰："不作无益害有益也。"

胡澍："守"字义不相属。"守"当为"宇"。《广雅》："宇，尻也。"（经典通作"居"。）《大雅·绵》篇："聿来胥宇。"《鲁颂·閟宫》篇序颂僖公"能复周公之宇"。《周语》："使各有宁宇。"《楚辞·离骚》："尔何怀乎故宇。"《毛传》《郑笺》、韦、王注并曰"宇，居也"。"虚无之宇"，谓"虚无之居"也。"从欲快志于虚无之宇"与《淮南·俶真》篇"而徙倚乎汗漫之宇"句意相似，高诱注亦曰"宇，居也"。"宇"与"守"形相似，因误而为"守"。（《荀子·礼论》篇："是君子之坛宇宫廷也。"《史记》《礼》《书》"坛宇"误作"性守"。《墨子·经上》篇："宇弥异所也。"今本"宇"误作"守"）。

【平按】

胡澍理校"守"为"宇"之讹。钱超尘教授有一段评析："虽无他本可据，但改'守'为'宇'是完全正确的。因而使我们联想到《脉要精微论篇》'五脏者，中之守也'之'守'，也当是'宇'字之讹。王冰注'身形之中，五神安守之所也'属于增字解经，就'守'字本身来说，没有处所之意……'守'在上下文中，它的词性应该是个名词，因而才能接受'虚无'的修饰，而'守'是动词，不能接受'虚无'的修饰，可见'守'字在这里出了毛病。又考虑到古书往往把'守'错成'宇'字，于是提出此处的'守'是因形近而讹的误字，当改为'宇'。"（钱超尘，内经语言研究，人民卫生出版社，1990 年，第 158 页）

其实，"守"也可训为居地。《史记·天官书》："其入守犯太微。"裴骃《史记集解》引韦昭曰："居其宿曰守。"《荀子·王制》："虽守者益。"杨倞注："守者，谓地也，守国以地为本，故曰守者。"

阴阳离合论篇第六

天覆地载，万物方生，未出地者，命曰阴处，名曰阴中之阴；则出地者，命曰阴中之阳。

【各家校注】

王冰： 形动出者，是则为阳，以阳居阴，故曰阴中之阳。

俞樾： 则，当为财。《荀子·劝学》篇："口耳之间，则四寸耳。"杨倞注曰："则，当为财，与'才'同，是其例也。""财出地者"犹"才出地者"，言始出地也，与上文"未出地者"相对。盖既出地则纯乎阳矣，惟财出地者，乃命之曰"阴中之阳"也。

沈祖绵： 俞樾曰："'则'当作'财'。"俞说非。"则"当"如"字。《周礼·春宫大宗伯》："五命赐则。"注："则，地未成国之名"，是"则"字确义。上文言"未出地者"，此言"虽出地者"，虽出地而未成者也。

钱超尘： 古音"则""财""才"均在段玉裁《六书音韵表》第一部平声，今称"之部"，三字不但叠韵，而且古音双声，属同音字，故可以"则"代"才"。"才"与"始""初"义近，杨上善以"初"释"则"，寓训词于串讲中，得之。

【平按】

"则"可通"乍（作）"，双声字，职铎旁转。殷墟甲骨文《前》7381条："我其祀宾，乍帝降若；我勿祀宾，乍帝降不若。"此条又见于《粹》1113条。郭沫若读"乍"为"则"，引《尚书·多方》

"唯圣罔念作狂，唯狂克念作圣。"胡小石《甲骨文例》亦云"乍"假"则"，承上之辞。《吕氏春秋·孟冬纪》"孟冬行春令则冻闭不密……行夏令则国多暴风……行秋令作霜雪不时"，前作"则"，后作"作"，《礼记·月令》三句都用"则"字，可见"作"与"则"通用。作，始、初。《诗经·鲁颂·駉》："思马斯作。"毛传："作，始也。"

"则出地者"，即初出地者，与上文"未出地者"相对。大意是：天穹在上覆盖万物（阳），地球在下载承万物（阴），万物初生，未露出地面时，居于阴处，称作阴中之阴；刚露出地面时称作阴中之阳。

阳予之正，阴为之主。故生因春，长因夏，收因秋，藏因冬，失常则天地四塞。阴阳之变，其在人者，亦数之可数。

【各家校注】

王冰： 阳施正气，万物方生；阴为主持，群形方立。

丹波元简：《集注》云："向明处曰正。"予，我也。言在地之气，乃阴中之阴，故为之主。以我所主之气，而向明处欲出者，故曰"阳予之正"也。按：《易》云："乾知大始，坤作成物。"予，上声。《集注》为我之义，恐非是。

范登脉："阳予之正，阴为之主"互文。"予"读若"与"。《经传释词》卷一："与，犹为也。"脉按：正，亦主也。

【平按】

"阳予之正，阴为之主"是互文，指阴阳为主宰。"予"可训"为"。《韩非子·奸劫弑臣》："俱与有术之士，有谈说之名，而实相去千万也。"王先慎《韩非子集解》："此言世之愚学与法术之士，皆名为有术之士，而其实不同也。"正，主也。《老子》："清静为天下正。"《吕氏春秋·君守》："天之大静，既静而又宁，可以为天下正。"高诱注:"正,主。"

此段大意是:有阳气布施,万物才能生长,有阴气静守,万物才能成形。天地阴阳交感,所以才有春天升发、夏天盛长、秋天结果、冬天闭藏四季之象。如果四时失序,气候无常,天地间生、长、收、藏的变化就会失常。这种阴阳的变化规律,在人体也可以推演而知(全息现象)。

外者为阳,内者为阴,然则中为阴,其冲在下,名曰太阴。

【各家校注】

王冰:冲脉在脾之下,故言其冲在下也。《灵枢经》曰:冲脉者,与足少阴之络皆起于肾下,上行者过于胞中。由此则其冲之上,太阴位也。

高世宗:冲,太冲也。其冲在下者,太冲属少阴,在太阴之下,而其中则名曰太阴。

郭霭春:在外的属阳,在内的属阴,但是在内阴中,冲脉又在脾的下位,叫作太阴。

【平按】

这里"冲"释为经脉有些生硬。《淮南子·诠言训》:"聪明虽用,必反诸神,谓之太冲。"高诱注:"冲,调也。"《老子》云:"万物负阴而抱阳,冲气以为和。"可见"冲"应指阴阳相和的动力。

太阴根起于隐白,名曰阴中之阴。太阴之后,名曰少阴,少阴根起于涌泉,名曰阴中之少阴。少阴之前,名曰厥阴,厥阴根起于大敦,阴之绝阳,名曰阴之绝阴。是故三阴之离合也,太阴为开,厥阴为阖,少阴为枢。

【各家校注】

王冰:两阴相合,故曰阴之绝阳,厥,尽也。阴气至此而尽,故名曰阴之绝阴。

吴昆：大敦，穴名，在足大指三毛中，厥阴肝经根于此。绝，尽也。三阴三阳至此经为尽处，故为绝阳，又名绝阴。

张介宾：肾前之上，肝之位也，故曰"少阴之前，名曰厥阴"。厥阴起于足大指，故根于大敦。厥，尽也。绝，亦尽也。此阴极之经，故曰阴之绝阳，又曰阴之绝阴。

南京注译本：绝，作"尽"字讲。语译：厥阴脉根起于足大趾之端的大敦穴，由于两阴相合而无阳，同时厥阴位于最里，所以称为阴之绝阴。

俞樾：既曰"阴之绝阳"，又曰"阴之绝阴"，义不可通。据上文"太阳""阳明"并曰"阴中之阳"，则"太阴""厥阴"应并曰"阴中之阴"。疑此文本作"厥阴根起于大敦，阴之绝阳，名曰阴中之阴"。盖以其两阴相合，有阴无阳，故为"阴之绝阳"，而名之曰"阴中之阴"也。两文相涉，因而致误。

【平按】

根据俪偶句规律，若干句法相似的句子排列在一起，处于相同位置的词往往同义或近义，再结合"六经离合根结表"，可见，俞氏所言可从。

表2　六经离合根结表

足六经	根（四肢）	结（头面胸腹）	阴阳属性	开阖枢
太阳	至阴	命门（面）	阴中之阳	开
阳明	厉兑	［颡大（面）］	阴中之阳	阖
少阳	窍阴	［窗笼（耳）］	阴中之少阳	枢
太阴	隐白	［太仓（胃）］	阴中之阴	开
少阴	涌泉	［廉泉（喉）］	阴中之少阴	枢
厥阴	大敦	［玉英、膻中］	阴中之阴	阖

（注：［　］括号内为据《灵枢·根结》补）

此段大意是：太阴经下端起于隐白穴，因位于夏至后阴气渐长之位，故为阴中之阴。太阴的后一个阴位为少阴经，少阴经的下端起于涌泉穴，因位于冬至阴极而阳生之位，为阴之枢，称为阴中之少阴。少阴的前位为厥阴，厥阴经的下端起于大敦穴，因厥阴位于阴气渐消，并合于阳之位，故称为阴之绝阴。因此概括地说三阴经的离合即：太阴为三阴之表为开，厥阴为三阴之里为阖，少阴位于太阴、厥阴之间为枢。

阴阳𧧼𧧼，积传为一周，气里形表而为相成也。

【各家校注】

王冰：𧧼𧧼，言气之往来也；积，谓积脉之动也；传，谓阴阳之气流传也。夫脉气往来，动而不止，积其所动，气血循环，应水下二刻而一周于身，故曰积传为一周也。然荣卫之气，因息游布，周流形表，拒捍虚邪，中外主司，互相成立，故言气里形表而为相成也。

新校正云：按别本，"𧧼𧧼"作"冲冲"。

金滪七朗：《篇海》："𧧼音中，出《素问》。"《通雅》："忡忡，犹冲冲也。古《素问》作'𧧼'。"《博雅》："冲冲，行也。"

张文虎：阴阳𧧼𧧼，言气之往来也。按：字书、韵书绝无"𧧼"字。据王注则即《易·咸九四》"憧憧往来"之"憧"字。故林引别本作"冲冲"，"憧"亦本作"冲"。

沈祖绵：𧧼，隶俗，即"憧"字也。《易·系辞》云："憧憧往来。"《说文》："憧，意不定也。"《广雅》："憧，往来也。"与刘表释《易》同。注云："一本作'衝衝'。"熊宗立《内经音释》："𧧼音中，别本作'衝衝'。"作"衝"涉上文"后曰太衝"而讹。此篇三阴三阳之离合，有离有合，即意不定之象。

【平按】

憧，可通"冲"，意思是直向某一方向而去。如汉·王充《论衡

·死伪》:"发棺时，臭憧于天。"憧憧（chōngchōng），指往来不绝貌。如《易·咸》:"憧憧往来，朋从尔思。"陆德明《经典释文》引王肃曰:"憧憧，往来不绝貌。"冲冲，也指往来不绝貌。如汉·扬雄《法言·问明》:"如庸行翳路，冲冲而活，君子不贵也。"汪荣宝《法言义疏》:"冲冲而活，谓行无趋向，随众往来，罔知生也。"

　　"阴阳𩅥𩅥，积传为一周，气里形表而为相成也"的意思是：阴阳离合不绝，顺序交态循环，气运于里，形立于表，相辅相成。

阴阳别论篇第七

三阳在头，三阴在手，所谓一也。

【各家校注】

王冰： 头，谓人迎。手，谓气口。两者相应，俱往俱来，若引绳小大齐等者，名曰平人，故言所谓一也。气口在手鱼际之后一寸，人迎在结喉两傍一寸五分，皆可以候脏腑之气。

丹波元简： 或说：头当作颈。

范登脉：《校注》引《仪礼·士相见礼》郑注"今文'头'为'脰'"、《公羊传》庄公二十年何注"脰，颈也，齐人语"，谓"头"训"颈"。脉按：《仪礼·士相见礼》郑注"今文头为脰"，是说今文本子的这个地方的"头"字是写作"脰"的，非谓"头"即是"脰"。古人概念不如今人严密，相邻的地方往往可以连及称之。《素问》称"头"往往包括颈部。如《刺腰病篇第四十一》言项强而言"至头几几然"，《评热病论篇第三十三》言项强而称"强上"。

【平按】

《黄帝内经》号脉部位主要在人迎和寸口。如《素问·六节藏象论》："故人迎一盛病在少阳，二盛病在太阳，三盛病在阳明，四盛已上为格阳。寸口一盛病在厥阴，二盛病在少阴，三盛病在太阴，四盛已上为关阴。人迎与寸口俱盛四倍已上为关格，关格之脉赢，不能极于天地之精气，则死矣。"显然这里"三阳在头"应指颈部的人迎。范氏所言似有理。脰，颈项。《左传·襄公十八年》："射殖绰，中肩，两矢夹脰。"杨伯峻注："脰音豆，颈项。"

此句大意是：号脉的部位也有讲究，三阳经号脉在颈部人迎，三阴经号脉在手部寸口，但二者原理统一。

二阳之病，发心脾，有不得隐曲，女子不月。

【各家校注】

王冰：隐曲，谓隐蔽委曲之事也。

吴昆：二阳，谓足阳明胃、手阳明大肠也。二阳之病，发于他者多矣，此则自其发于心脾者言之。俯首谓之隐，鞠躬谓之曲。言心病则上焦不利，故不得隐；脾病则中焦胀满，故不得曲。然心为生血之源，脾为运化之脏，若在女子，必不月矣。不月，谓经事不下也。

俞樾："便写"，谓之"隐曲"，盖古语如此。《襄十五年左传》："师慧过宋朝私焉。"杜注曰："私，小便。便写谓之隐曲，犹小便谓之私矣。"

金㴑七朗：隐曲，谓二便及房室也。"有"字，恐"男"之讹。（"有"字与下"女"字对应，故有此说）

【平按】

吴注牵强。讳饰，为古汉语常见修饰手法，指因不便直说，而用委婉语句来修饰美化本意，俞氏说"隐曲"，正是一例。这里"隐曲"泛指二阴病变，包括房事。

其实"隐曲"一词古常用，指鲜为人知的苦衷。如明·唐顺之《与王龙溪郎中书》："而亦若不免以世俗之疑相疑者何也？无乃故为迁其问以剔抉圣贤之隐曲，而白之于世也乎？"章炳麟《中华民国解》："而于吏治得失，民生隐曲，曾不一语及之。"隐曲，也指房事。章炳麟《五无论》："人若不恶淫者，纳采问名，既公布婚姻之礼，何以夫妇隐曲当在屏蔽之中，不如犬豕之遵大路？"隐曲，还指阴部。《素问·至真要大论》："湿客下焦，发而濡泻，及为肿隐曲之疾。"

有学者认为：隐曲为使曲为直之意。在《素问》相应的语境中，隐曲即为使下垂的阴茎勃起之意，有关隐曲的疾病即为男子性功能障碍（阳痿）。（沈成等，隐典当作勃起解，中华中医药学刊，2013 年第 1 期第 30 页）

三阳三阴发病，为偏枯痿易，四支不举。

【各家校注】

王冰：三阴不足，则发偏枯；三阳有余，则为痿易。易，谓变易常用，而痿弱无力也。

张志聪：痿易者，委弃而不能如常之动作也。

丹波元简：偏枯，半身不遂也。痿易，痿弱亦常也。《汉书》有"狂易"，与此"易"同义。

孙诒让：《阴阳别论篇第七》："三阴三阳发病，为偏枯痿易，四支不举"。注云："易，谓变易常用，而痿弱无力也。"又《大奇论》篇："跛易偏枯。"注云："若血气变易为偏枯也。"按：易，并当读为施。《汤液醪醴论》篇云："是气拒于内而形施于外。""施"亦作"弛"。《生气通天论》篇云："大筋緛短，小筋弛长。软緛为拘，弛长为痿。"又云："筋脉沮弛。"注云："弛，缓也。"《痿论》篇云："宗筋弛纵。"《刺要论》篇云："肝动则春病热而筋弛。"《皮部论》篇云："热多则筋弛骨消。"盖痿跛之病，皆由筋骨解弛，故云"痿易""跛易"。"易"即"弛"也。王如字释之，非经旨也。《毛诗·何人斯篇》"我心易也"，《释文》："易，《韩诗》作'施'。"《尔雅·释诂》："弛，易也。"《释文》："'弛'本作'施'。"是"易""施""弛"古通之证。

于鬯：易，当读为痬。《说文·疒部》云："痬，脉痬也。"《广韵·释诂》云："痬，病也。"又云："痴也。"易与痿是二病。王注云："易，谓变易常用，而痿弱无力也。"则似误二病为一，要其言变易常用，与痴义亦可合也。《汉书·王子侯表》云"乐平侯诉病狂易"，亦以易为之。

范登脉：《素问》于肢体不用，或称"痿"，或称"痿痹"。《气交变大论篇第六十九》："暴挛痿痹，足不任身。"《慧琳音义》卷四"疼痹"注："痹，不能行也。"谨按，《急就篇》："痈疽瘾疥痿痹痕。"颜师古注："痿，不能行也。一曰：痿，偏枯也。"《吕氏春秋》卷一《孟春纪第一·重己》："多阴则蹷，多阳则痿。"高诱注："痿，蹷不能行也。"《说文·走部》："趒，蹶也。从走，厥声。"《足部》："蹶，楚人谓跳跃曰蹶。"《玉篇·走部》："趒，跳起也。"《慧琳音义》卷九十七"蹷然"注引《考声》："趒，谓跳起貌也。"《荀子·非相》："禹跳汤偏。"杨倞注："《尸子》曰：'禹之劳，十年不窥其家，手不爪，胫不生毛，偏枯之病，步不相过，人曰禹步。'郑注《尚书大传》：'汤半体枯'。《吕氏春秋》曰：'禹通水浚川，颜色黎黑，步不相过也。'"字亦作"踔"。王筠《句读》："趒，与足部'踔'同字。"《说文·足部》："踔，一曰跳也。"《广雅·释诂二》："踔，跳也。"《吕氏春秋·不广》："北方有兽名曰蹶，鼠前而兔后。"此文亦见《淮南子·道应》，高诱注曰："鼠前足短，兔后足长，故谓之蹶。"跳、跃皆谓行走时身体上下起伏，为跛行之特征。《史记》卷七十六《平原君虞卿列传第十六》："民家有躄者，盘散行汲。"张守节《正义》："躄，跛也。""痿厥""痿躄""痿痹"，皆为并列复合词，此"痿易""跛易"似亦当是并列结构。窃疑"痿易""跛易"之"易"当读若犭也。"易""狄"古声通用。《白虎通义·礼乐》："狄者，易也，辟易无别也。"《左传·僖公十七年》："易牙入，与寺人貂因内宠以杀群吏。"李富孙《春秋经传异文释》："易牙，《大戴·保傅》《贾子·胎教》《法言·问神》《论衡·谴告》并作'狄牙'。《文选·琴赋》《北齐·颜之推传》《琴赋注》引《淮南》同。'易''狄'声近，古通。"所以，"惕"又作"愁"。《说文·心部》："惕，敬也。从心，易声。愁，或从狄。""逖"又作"逷"。《说文·辵部》："逖，远也。从辵，狄声。逷，古文'逖'。"狄，亦通趯、跃。《荀子·非十二子》："狄狄然。"杨倞注："狄，读为趯，跳跃之貌。"《广雅·释训》:"趯趯,跳也。"王念孙《疏证》:"《召南·草虫篇》:'趯趯阜螽。'《传》云:'趯趯,跃也。'跃与趯,古同声而通用。"《左传·僖公二十八年》:"距跃三百,曲踊三百。"孔颖达疏:"跃是举身向上之名。"行走时身体上下起伏称"跃",正是跛行的特征。《说文》作"𥁕"。《儿部》:"𥁕,行不正也。……读若耀。"张舜徽云:"钱坫(《说文解字·斠诠》)曰:'今吴人语云:"行耀耀然",此字也。'……𥁕之言跃也,跛者之行,有似跳跃也。"

【平按】

孙诒让所训简而切中。《尔雅·释诂》:"弛,易也。"范登脉释"跃"为跛行之义似牵强而迂繁。

死阴之属,不过三日而死;生阳之属,不过四日而死。所谓生阳死阴者,肝之心谓之生阳,心之肺谓之死阴。肺之肾谓之重阴。肾之脾谓之辟阴,死不治。

【各家校注】

王冰:"死阴之属,不过三日而死",火乘金也。"生阳之属,不过四日而死",木乘火也。"所谓生阳死阴者,肝之心谓之生阳",母来亲子故曰生阳,匪惟以木生火,亦自阳气主生尔。"心之肺谓之死阴",阴主刑杀,火复乘金,金得火亡,故云死。"肺之肾谓之重阴"亦母子也,以俱为阴气故曰重阴。"肾之脾谓之辟阴,死不治"上气辟并,水乃可升,土辟水升,故云辟阴。

新校正:按别本作"四日而生",全元起注本作"四日而已",俱通。详上下文义作"死"者非。

张介宾:"死阴之属,不过三日而死;生阳之属,不过四日而死。"此言脏气相传,死生有异也。死阴生阳,义如下文。四日而死,按全元起作"四日而已"者是,盖既属生阳,不当死矣,"死"字疑误。"所谓生阳死阴者,肝之心谓之生阳",肝之心,自肝传心也。以木生火，得其生气，是谓生阳，不过四日而愈已。"心之肺谓之死阴"，心之肺，自心传肺也。以火克金，阴气散亡，故曰死阴，不过三日而死。"肺之肾谓之重阴"，肺，金也；肾，水也。虽曰母子，而金水俱病，故曰重阴，无阳之候也。"肾之脾谓之辟阴，死不治"，辟，放辟也。土本制水，而水反侮脾，水无所畏，是谓辟阴，故死不治。辟，音劈。

张志聪：五藏相克而传，谓之死阴；相生而传，谓之生阳。

高士宗：阴中有阳，阳中有阴。是故刚与刚，则为独阳，必阳气破散。……若柔与柔，则为独阴。……夫柔与柔则为死阴，刚与刚则为生阳。死阴生阳，皆非正也。所谓生阳死阴者，肝移热于心，谓之生阳。肝木生火，藏热相移，故曰生阳，是既刚与刚也。心移寒于肺，谓之死阴。肺金如天，心火如日，火日衰微，若天无日，故曰死阴，是即柔与柔也。

南京注译本："生阳之属，不过四日而死"，病邪传变，以五行相生的次序而传的，称为"生阳"。根据林亿新校正的改正，"四日而死"应改为"四日而已"。张志聪："五藏相克而传，谓之死阴；相生而传，谓之生阳"。语译：属于生阳的病，不过四天就会痊愈。

郭霭春：属于死阴的病，不过三天就会死去；属于生阳的病，不过四天可以痊愈。那么什么叫作生阳、死阴？例如肝病传心，是木生火，就叫作生阳；心病传肺，是火克金，就叫作死阴；肺病传肾，同为阴气，二阴相关，叫作重阴；肾病传脾，是肾水反来侮土，叫作辟阴，是不可治的死证。

俞樾：下文云："肝之心谓之生阳，心之肺谓之死阴。"故王注于"死阴之属"曰"火乘金也"，于"生阳之属"曰"木乘火也"。是"死阴""生阳"名虽有死生之分，而实则皆死征也，故一曰"不过三日而死"，一曰"不过四日而死"。新校正云："别本作'四日而生'，全元起注本作'四日而已'，俱通。详上下文义，作'死'者非。"此《新校》之谬说。盖全本作"四日而已"者，"已"乃"亡"字之误；别本作"生"者，浅人不察文义，以为"死阴"言

"死"，"生阳"宜言"生"，故臆改之也。《新校》以"死"字为非，必以"生"字为是，大失厥旨矣。

【平按】

整段文是叙述脏腑间的病理传变过程的。俞氏所训的可贵之处在于其观点鲜明地指出了林氏等的校注混淆了生理状态与病理状态的描述。临床上，当疾病由此脏涉他脏时，已经说明病变发展的严重势态，"死阴""生阳"名虽有死生之分，但皆是指脏腑间的病理传变过程。

从语法上说，"生阳"与"死阴"句是互文，"生阳死阴"也是偏义复词，即阴阳之死。本段文义是指，由阳脏向阴脏发展称为"死阴"，由阴脏向阳脏发展称为"生阳"，病之传变，无论向阴发展还是向阳发展，皆为消极态势（虽有轻重缓急之势，但皆不利）。如肝病传心，阴病传阳为生阳；心病传肺，阳病传阴为死阴；肺病传肾，阴病传阴为重阴；肾病传脾，阴传至阴为叠阴，皆为死证或不治重证。

结阳者，肿四支；结阴者，便血一升，再结二升，三结三升；阴阳结斜，多阴少阳曰石水，少腹肿；二阳结谓之消；三阳结谓之隔；三阴结谓之水；一阴一阳结谓之喉痹。

【各家校注】

张文虎："斜"乃"钀"字之误。

于鬯："阴阳结，斜多阴少阳，曰石水。"斜，盖当读为除。"除""斜"并谐余声，例得假借。除者，除去之义。《广雅·释诂》云："除，去也。"据《说文·阜部》云："除，殿陛也。"则除去非除本义。其本字实为捨，捨谐舍声，余谐舍省声。然则即读斜为捨，亦例无不通矣。《说文·手部》云："捨，释也。"捨释之义，即除去之义也。斜多阴少阳者，谓除去多阴少阳也。盖阴阳结，或阴阳均等，或多阳少阴，皆曰石水，惟多阴少阳则不在其科，故曰阴阳结。

斜多阴少阳。曰石水也。谓除去多阴少阳。凡阴阳结者曰石水也，王注简略。张啸山《舒艺室续笔》谓斜乃纠之误，窃疑未然。从斜为纠之误，则必以结纠连读。观下文二阳结、三阳结、一阴一阳结，皆以结字读顿，结下更不著字，则此必当读阴阳结顿，结下不得有纠字明矣。且既言阴阳结纠，又言多阴少阳，则何不直曰多阴少阳结纠，而乃冗叠如是乎？（张志聪《内经素问集注》云"结斜者，偏结于阴阳之间"亦望文为义）《五藏生成》篇云："小溪三百五十四名，少十二俞。"此言除多阴少阳，犹彼言少十二俞，句意略有参证。

金滘七朗："邪""斜"通用。

郭霭春：斜，《太素》作"者针"，"针"字衍。"斜""者"叠韵声误。"阴阳结者"与上"结阳者""结阴者"句式一律。《医垒元戎》卷十引"斜"作"邪"，《舒艺室随笔》谓"斜应作纠"均误。

范登脉：仁和寺本《太素》作"阴阳结者针"。校注谓作"针"，乃据兰陵堂本误录之文。"针"盖"斜"之误。"阴阳结斜"，当据《太素》校作"阴阳结者斜"。"斜"疑读若馀。"斜""馀"俱从"余"声。《说文·斗部》"斜，杼（抒）也。从斗，余声。读若荼。"《山海经·南山经》："（招摇之山）有草焉，其状如韭而青花，其名曰祝馀，食之不饥。"郭璞注："（祝馀）或作桂荼。"又"斜"字经传通作"邪"。"邪""馀"古亦通用。《左传·文公元年》："履端于始，举正于中，归馀于终。"《史记·历书》"馀"作"邪"。《史记卷一百十七·司马相如列传第五十七》："留落胥馀。""胥馀"，《索隐》引司马彪云作"胥邪"。《汉书·司马相如传》《文选·上林赋》亦并作"胥邪"。《广雅·释诂三》："馀，久也。"王念孙《疏证》："《老子》云：'脩之于家，其德乃馀；脩之于乡，其德乃长。''长''馀'皆久也。""结"者，郁积不散。"阴阳结者斜（馀）"，即阴阳之气郁积不通的时间久了。

【平按】

当依从郭氏校言。"结阳者""结阴者"之"结"的本义为聚合、凝聚，这里指病变停留的部位。

　　本段大意是：总体说，向阳者，可见四肢肿胀之类的表证；向阴者，可见便血之类的里证，便血量随病之发展而增加；向阴阳表里发展者，有多阴少阳的石水证，临床可见少腹肿痛等；还有发展成阳明经证者，可见消证（损耗之类）；发展成太阳经证者，可见隔证（不通闭阻类）；发展成太阴经证者，可见水证；发展成厥阴和少阳证者，可见喉痹。

灵兰秘典论篇第八

至道在微，变化无穷，孰知其原？窘乎哉，消者瞿瞿，孰知其要？闵闵之当，孰者为良？恍惚之数，生于毫氂，毫氂之数，起于度量，千之万之，可以益大，推之大之，其形乃制。

【各家校注】

王冰：窘，要也。瞿瞿，勤勤也。人身之要者，道也。然以消息异同求诸物理，而欲以此知变化之原本者，虽瞿瞿勤勤以求明悟，然其要妙，谁得知乎？既未得知，转成深远，闵闵玄妙，复不知谁者为善。知要妙哉？玄妙深远，固不以理求而可得，近取诸身，则十二官粗可探寻，而为治身之道尔。闵闵，深远也。良，善也。新校正云："详此四句，与《气交变大论》文重，彼'消'字作'肖'。"

新校正："消者瞿瞿"《太素》作"肖者濯濯"。

丹波元简：《礼记·檀弓》："瞿瞿如有求而勿得。"注云："眼目速瞻之貌。"

俞樾：《太素》是也。"濯"与"要"为韵，今作"瞿"，失其韵矣。《气交变大论》亦有此文。"濯"亦误解作"瞿"，而"消"字正作"肖"，足证古本与《太素》同也。

郭霭春：李笠说："'消'当从《太素》作'肖'。《方言》'肖，小也'小有微义。'肖者'是言道之微者。'瞿瞿'，不审貌。《太素》作'濯濯'，瞿、濯一声之转。瞿瞿，是言不易审察，故下云'孰知其要'。"

沈祖绵：俞说非，作"濯濯"亦无义。王注"瞿瞿，勤勤也"，亦失其义。《说文》："瞿，鹰隼之视也，通矍。矍，视遽貌，义同。"《礼记·檀弓》："矍矍，如有求而弗得。"《玉藻》："视容瞿瞿梅梅。"《诗·齐风·东方未明》："狂夫瞿瞿。"《唐风·蟋蟀》："良士瞿瞿。"可证"瞿""矍"通。《气交变大论》作"肖者瞿瞿"，"消"作"肖"是，疑句当作"瞿瞿者肖"，下句"莫知其妙"，"肖""妙"韵可证。

范登脉：今传《太素》阙失本篇。《校注》所引《王藻》当作《玉藻》，"瞿瞿，梅梅不审貌"当读作"瞿瞿、梅梅，不审貌。""濯"在定纽药部，"瞿"在群纽鱼部，二字声远韵隔，无从相转。"濯、瞿一声之转"之说非也。写本手书"瞿""翟"二字时时相混，"消者瞿瞿"，当依俞樾说，从《太素》作"肖者濯濯"。《广雅·释诂四》："肖，象也。"《易·系辞》云："圣人有以见天下之赜而拟诸其形容，象其物宜，是故谓之象。"连绵词形无定体，"翟翟""濯濯"是一个词的不同书写形式。《尔雅·释诂上》："濯，大也。"《方言》卷一："濯，大也。荆吴扬瓯之郊曰濯。"《诗·商颂·殷武》："商邑翼翼，四方之极。赫赫厥声，濯濯厥灵。寿考且宁。以保我后生。""赫赫""濯濯"互文义同，都是大的意思。"肖者翟翟，孰知其要"的意思是，至道之象广大无边，没有人知晓它的精微。《宝命全形论》云："万物并至，不可胜量。""万物"即此"肖者"，"不可胜量"即此"濯濯"。

吉文辉："消者瞿瞿，孰知其要？闵闵之当，孰者为良？"可直译为"道理精微而明白，有谁能知道它的奥妙呢？道理确当而深远，哪一部分是它的精华呢？"这句充满赞叹色彩的话，采用了古文中常见的两种修辞手法，即：用两个句子表达同一个意思的互文见义和用疑问句式表达确定意思的正语反说。这句话的真实含义应是：这一道理高深完美，它的奥妙是无人知道的；它的每部分都是精华，无法区分哪一部分更好。（吉文辉，《素问》释义一则，南京中医药大学学报，1996年第12卷第4期第38页）

【平按】

《素问·气交变大论》重出此文，作"肖者瞿瞿，莫知其妙；闵闵之当，孰者为良"。

"孰知其原""孰知其要""孰者为良"是三个层次的反问句，分别紧扣"至道在微，变化无穷""窘乎哉，消者瞿瞿""闵闵之当"而问。大意是：大道细微，无处不在，变化无穷，谁能知其源头（孰知其原）？大道无形，广大无边，谁能掌握其要领（孰知其要）？大道深奥幽远，怎样做才能受惠于大道（孰者为良）？换句话说，似有似无的恍惚之数，可以衍生出千万之大数，且可无穷性增大，但再大也受制于形（度量万物）。

六节藏象论篇第九

心者，生之本，神之变也。

【各家校注】

王冰：心者，君主之官，神明出焉。然君主者，万物系之以兴亡。故曰心者生之本，神之变也。

新校正：全元起本并《太素》作"神之处"。

金滙七朗：《太素》、全本作"神之处"，是也。

俞樾："处"是也。下文有"魄之处""精之处"，又云"魂之居""营之居"，并以"居""处"言，故知"变"字误矣。

【平按】

结合上下文义，当从《新校正》及俞训。

帝曰：藏象何如？岐伯曰：心者，生之本，神之变也；其华在面，其充在血脉，为阳中之太阳，通于夏气。肺者，气之本，魄之处也；其华在毛，其充在皮，为阳中之太阴，通于秋气。肾者，主蛰，封藏之本，精之处也；其华在发，其充在骨，为阴中之少阴，通于冬气。肝者，罢极之本，魂之居也；其华在爪，其充在筋，以生血气，其味酸，其色苍，此为阳中之少阳，通于春气。脾、胃、大肠、小肠、三焦、膀胱者，仓廪之本，营之居也，名曰器，能化糟粕，转味而入出者也；其华在唇四白，其充在肌，其味甘，其色黄，此至阴之类，通于土气。凡十一藏取决于胆也。

【各家校注】

王冰：肺藏气，其神魄，其养皮毛，故曰肺者气之本，魄之处，华在毛，充在皮也。肺藏为太阴之气，主王于秋，昼日为阳气所行位，非阴处，以太阴居于阳分，故曰阳中之太阴，通于秋气也。《金匮真言论》曰："日中至黄昏，天之阳，阳中之阴也。"……地户封闭，蛰虫深藏，肾又主水，受五藏六府之精而藏之，故曰肾者主蛰，封藏之本，精之处也。脑者，髓之海，肾主骨髓，发者，脑之所养，故华在发，充在骨也。以盛阴居冬阴之分，故曰阴中之少阴，通于冬气也。《金匮真言论》曰："合夜至鸡鸣，天之阴，阴中之阴也。"……神在藏为肝，在色为苍。故其色苍也。以少阳居于阳位，而王于春，故曰阳中之少阳，通于春气也。《金匮真言论》曰："平旦至日中，天之阳，阳中之阳也。"

新校正："肺者……为阳中之太阴。"按："太阴"《甲乙经》并《太素》作"少阴"。当作"少阴"。肺在十二经虽为太阴，然在阳分之中当为少阴也。……"肾者……为阴中之少阴。"按：全元起本并《甲乙经》《太素》"少阴"作"太阴"。肾在十二经虽为少阴，然在阴分之中当为太阴。……"肝者……为阳中之少阳。"按：全元起本并《甲乙经》《太素》"阴中之少阳"。当作"阴中之少阳"。

吴昆：肺居阳部而王于秋，故为阳中太阴，通于秋气；肾属水而王于冬，又居阴分，故为阴中之少阴，通于冬气；木王于春，位列于东，又主生发，故为阳中之少阳，通于春气。

张介宾：肺金以太阴之气而居阳分，故为阳中之太阴，通于秋气。肾为阴藏，故为阴中之少阴，通于冬气。愚按：《新校正》言全元起本及《甲乙经》《太素》，俱以肺作阳中之少阴，肾作阴中之太阴。盖谓肺在十二经虽属太阴，然阴在阳中，当为少阴也；肾在十二经虽属少阴，然阴在阴中，当为太阴也。此说虽亦理也，然考之《刺禁论》云"膈肓之上，中有父母"，乃指心火肺金为父母也，父曰太阳，母曰太阴，自无不可；肾虽属水而阳生于子，即曰少阴，于义亦当。此当以本经为正。……木旺于春，阳犹未盛，故为阳中之少阳，通于春气。

张志聪：肺主气而藏魄。……藏真居高而属阴。故为阳中之太阴。肾主蛰封之本。……为阴中之少阴。肝者罢极之本。……为阳中之少阳。

俞樾：《新校正》云："全元起本并《甲乙经》《太素》作'阴中之少阳'。"樾谨按：此言肝藏也。据《金匮真言论》曰："阴中之阳，肝也。"则此文自宜作"阴中之少阳"，于义方合。王氏据误本作注，而以"少阳居阳位"说之，非是。

沈祖绵："肺者，气之本，魄之处也；其华在毛，其充在皮，为阳中之太阴，通于秋气。"秋为少阴，见《汉书·律历志》。此作"太阴"误，当作"阳中之少阴"。"肾者，主蛰，封藏之本，精之处也；其华在发，其充在骨，为阴中之少阴，通于冬气。"冬为太阴，见《汉书·律历志》。此作"少阴"误，当作"阴中之太阴"。

【平按】

林亿对此段原文中脏腑阴阳属性的描述作了多处校正。全本、孙本、杨本皆与王冰本有异，说明王冰本有讹误的可能性大。俞樾重视林亿所校内容，沈祖绵据《汉书·律历志》对校，与林校也吻合。笔者将其与《灵枢·九针十二原》《灵枢·阴阳系日月》进行了对校，也皆与林亿所校吻合。沈祖绵多次强调："全帙言阴阳，动多颠倒，而于秋太阴、冬少阴尤讹。""全书言阴阳，皆不合原理。"这说明《素问》中关于"阴阳"的理论是一个必须系统整理研究的问题，尤其是校勘方面。

这里涉及了"四时五脏阴阳"模型理论。也就是说，人体五脏功能活动系统与自然界的四时阴阳消长变化是相应的，是密切联系着的。从理论上说，隆盛之阳为太阳，初生之阳为少阳。隆盛之阴为太阴，初生之阴为少阴。《内经》诊断的基本原则，就是以"四时五脏阴阳"整体观为依据的，即"诊法所收集的材料，是以五脏为中心的五大功能活动系统各层次结构异常变化所反映出来的征象，所以诸凡五时变化，五方地宜，五志好恶，以及五色、五脉、五声、五味等，就成为诊法所必须收集的材料，进而用‘四时五脏阴阳’整体观来作为综合、分析、推理的依据，从而测知病位所在，病变的性质"。（王洪图，内经选读，中国中医药出版社，1999年，第44页。）可想而知，如果这里核心的"阴阳"概念发生混乱，将会从根本上影响中医学理论体系的科学建立。

阴阳本身的属性是绝对的，而阴阳所代表的事物和现象的属性是相对的。"同一层次，同一范畴的相对事物才能分析其相对属性，而不同范畴，不同层次的事物，不是一个事物或现象的两个方面，不能用阴阳的相对属性进行区分。"（王洪图，内经选读，中国中医药出版社，1999年，第26页。）林亿在校正的同时，强调了脏腑四时阴阳属性与脏腑十二经部位阴阳的命名是不相同的问题，不应将二者混为一谈。

表3　四时五脏阴阳模型

五脏系统	阴阳属性	通于四季之气
心	阳中之太阳	夏气
肺	阳中之少阴（原误作太阴）	秋气
肾	阴中之太阴（原误作少阴）	冬气
肝	阴（原误作阳）中之少阳	春气
脾	至阴之类	土气（长夏）

帝曰：藏象何如？岐伯曰：心者，生之本，神之变也；其华在面，其充在血脉，为阳中之太阳，通于夏气。肺者，气之本，魄之处也；其华在毛，其充在皮，为阳中之太阴，通于秋气。肾者，主蛰，封藏之本，精之处也；其华在发，其充在骨，为阴中之少阴，通于冬气。肝者，罢极之本，魂之居也；其华在爪，其充在筋，以生血气，其味酸，其色苍，此为阳中之少阳，通于春气。脾、胃、大肠、小肠、三焦、膀胱者，仓廪之本，营之居也，名曰器，能化糟粕，转味

而入出者也；其华在唇四白，其充在肌，其味甘，其色黄，此至阴之类，通于土气。凡十一藏取决于胆也。

【各家校注】

王冰：上从心藏，下至于胆，为十一也。然胆者，中正刚断无私偏，故十一藏取决于胆也。

金滉七朗：东垣曰："胆者，少阳，春升之气。"春气升，则万化安，故胆气春升，则余藏从之。所以十一藏皆取决于胆。

吴昆：五脏六腑共为十一脏，脏气所发不能自决，而皆取决于胆，由其中正刚断，故果敢而直行也。

马莳：此明十一藏象，而总取决于胆也。……《灵兰秘典论》云："胆者，中正之官，决断出焉。"故凡十一脏皆取决于胆耳。盖肝之志为怒，心之志为喜，脾之志为思，肺之志为忧，肾之志为恐，其余六脏，孰非由胆以决断之者乎？

高士宗：府能藏物，亦谓之藏。胆为中正之官，决断所出，胆气升，则脏腑之气皆升，故凡十一藏，取决于胆也。上文五藏五府，今云十一藏，包络与心相合也。

于鬯："一"字盖衍文。上文言心、肺、肾、肝、脾、胃、大肠、小肠、三焦、膀胱，凡十藏，无十一藏，并胆数之，始足十一。然云凡十一藏取决于胆，是承上而言，必不并胆数。王注云"上从心藏，下至于胆为十一"，此曲说十一也。十一藏去胆止有十，则"一"字之为衍甚明。此当因《灵兰秘典论》言十二藏，故其衍作十一藏者，正不并胆数也。不知彼尚有膻中一藏，此上文不及膻中也。《玉机真藏论》云："胃者，五藏之本也。"胃在五藏外，故为本；胆在十藏外，故取决，可比例矣。

郭霭春："凡十一藏取决于胆也"疑后人所增，已见前注。盖藏象功能，胆擅其首，于理似难通也。

王洪图：众说不一，而以"十一"乃"土"字之误的观点较妥。

崔伯瑛："取"之通"諏"，义当为"谋"。"凡十一藏，取决于胆"即"凡十一藏，谋决于胆。"《素问奇病论》"夫肝者，中之将也，取决于胆，咽为之使，此人者，数谋虑不决故胆虚"一段文，就确切地印证这一论点。经文既然能在"谋虑""决断"功能出现病理改变时责之于胆，则反证了胆具有"谋""决"之功能，也证明"取决"即"谋决"而远非复词"取决"云云。（崔伯瑛，《内经》解诂三则，山东中医学院学报，1989 年第 3 期第 68 页）

【平按】

《黄帝内经》有"十一脏腑"和"十二脏腑"之说。"十一脏腑"之说的基础是《黄帝内经》中多处提到的"五脏六腑"之说，即《金匮真言论》之"肝心脾肺肾五藏皆为阴，胆胃大肠小肠膀胱三焦六府皆为阳"。此说在《内经》中占主导地位。"十二脏腑"之说的基础是《灵兰秘典论》的"十二藏之相使""膻中者，臣使之官，喜乐出焉"，即在上述十一脏腑外，还有膻中。于说似有理。

王洪图所说"土藏取决于胆"也能成立。"凡十一藏取决于胆也"紧接"通于土气"一句，"木克土"，脾胃与胆的密切联系在医学上是有依据的。且古竖版书，"土"误为"十一"的可能性极大。

另，有学者认为"取"通"诹"，义当为"谋"；"凡十一藏，取决于胆"即"凡十一藏，谋决于胆。"此说与上说并存。

五藏生成论篇第十

"是故多食咸，则脉凝泣而变色"

"卧出而风吹之，血凝于肤者为痹，凝于脉者为泣，凝于足者为厥，此三者，血行而不得反其空，故为痹厥也。"

【各家校注】

王冰：泣，谓血行不利。

吴昆："泣"与"涩"同。

张介宾："泣""涩"同。

高士宗："泣"作"涩"，下同。

丹波元简：吴云"'泣'与'涩'同"，宜为去声发。

南京注译本：泣与涩字音义同。脉凝泣，就是血脉流行不畅通。

郭霭春：本书泣读如涩（音色）。《隶释》卷七《张寿碑》"涩"字作"晝"，"晝"字传抄烂去回旁，"主""立"形误，遂成"泣"字。据此，以"涩"为"泣"，是由隶书的误写。

俞樾：王注云："泣，为血行不利。"字书"泣"字并无此义，"泣"疑"沍"字之误。《玉篇·水部》："沍，胡故切，闭塞也。""沍"字右旁之"互"误而为"立"，因改为"立"而成"泣"字矣。上文云"是故多食盐，则脉凝泣而变色"，"泣"亦"沍"字之误。王氏不注于前，而注于后，或其作注时，此文"沍"字犹未误，故以"血行不利"说之，正"沍"字之义也。《汤液醪醴论》"荣泣卫除"，《八正神明论》"人血凝泣"，"泣"字并当作"沍"。

沈祖绵：下云："凝于脉者为泣。"注："泣，谓血行不利。"《调经论》云："寒则泣不能留。"注："谓如雪在水中，凝住不行去也。"张志聪云："凝于络脉，则泣涩而不能流行矣。"是据下文"滑涩浮沉"立说。俞樾以"泣"为"汩"，义亦不贯。疑"泣"为"渹"之脱写。《说文》"渹，幽湿也。"张参《五经文字》引《说文》："渹，肉汁也。音与泣同。"

　　钱超尘：训"泣"古音与"涩"相近，《素问》"荣泣卫除""人血凝泣""凝于脉者为泣"，诸"泣"皆"涩"之通假字，俞氏训诂大师，不当误训"泣"为"汩"，亦好为奇说之过也。（内经语言研究，人民卫生出版社，1990 年，第 166 页）

　　范登脉：考俗书"亘"形或作"玄"形。《龙龛手镜·口部》"咺"或作"呟"，《山部》"峘，通；峘，正。"《集韵·模韵》"洦，漫洦，水貌。"《篇海类编·地理类·水部》则作"泫，漫泫，水貌"。……"凝洦"之"洦"，在传抄中从俗写作"泫"，变作"泫"，讹为"泣"。"洦"有冻结、凝聚、闭塞义，与"凝"同义复用为"凝洦"，古籍常见。晋·葛洪《抱朴子·极言》："寒风摧条而宵骇，咳唾凝洦于唇吻。"《敦煌愿文集·亡文范本等》："痛切肝肠，轸冰鱼因陈于凝洦。"苏轼《墨竹赋》："凄风号乎隙穴，飞雪凝洦乎陂池。"或单言"洦"。《管子·内业》："凡食之道，大充，伤而形不藏；大摄，骨枯而血洦。"尹知章注："血洦，谓血销减而凝洦。"……《五藏生成论》："是故多食咸，则脉凝泣而变色。"王冰注："心合脉，其荣色，咸益肾，胜于心，心不胜，故脉凝泣而颜色变易也。"又："卧出而风吹之，血凝于肤者为痹，凝于脉者为泣，凝于足者为厥。"王注："泣，谓血行不利。"王冰不注"泣"音而径释为"血行不利"，盖彼所见本尚是"洦"字。诸"血行不利"之"泣"，今传本《灵枢》多改作"涩"，《甲乙经》或改作"濇"，并误。（范登脉，俗字研究在古医籍整理中的应用，中华医史杂志，2000 年 7 月第 30 卷第 3 期第 151 页）

　　【平按】

　　沈祖绵训"泣"为"渹"之脱写，与原文所描述的病理状态不吻合，义不相贯。[湆（qì）亦作"渍"；肉汁，羹汁。《仪礼·士昏礼》："大羹湆在爨。"郑玄注："大羹湆，煮肉汁也……今文'湆'皆作'汁'。"]郭霭春训为"涩"的烂字，证据也不充分，本篇下文"夫脉之小大滑涩浮沉"之"涩"字明顾从德本仍作"澁"，且《汤液醪醴论》中"荣泣卫除"、《八正神明论》中"人血凝泣"之"泣"字，难道也如郭氏所言皆是因传抄中一致烂去回旁所致？钱训"泣"为"涩"之通假，缺少旁证。

诸种解释，比较而言，俞樾所训似最为可信。古文有"凝冱"，亦作"凝沍"，结冰、冻结之义。如晋·潘岳《怀旧赋》"辙含冰以灭轨，水渐轫以凝冱"；宋·苏辙《墨竹赋》"凄风号怒乎隙穴，飞雪凝冱乎陂池"。范登脉从俗字形体变化角度疏证了俞氏之说，可从。

五藏之气，故色见青如草兹者死。黄如枳实者死，黑如炲者死，赤如衃血者死，白如枯骨者死。此五色之见死也。

【各家校注】

王冰：兹，滋也。言如草初生之青色也。

吴昆：草得滋养而色益深也。

张介宾："兹""滋"同。如草滋者，纯于青而色深也。此以土败木贼，全失红黄之气，故死。

马莳：青如草之滋汁，其青沉夭。

张志聪：兹，蓐席也。兹草者，死草之色，青而带白也。

高士宗：草兹，死草之色，青兼白也，故色见青如草兹者死，肝气败也。

丹波元简：张隐庵云："兹，蓐席也。兹草者，死草之色青而带白也。"按：《史记·仓公传》"望之杀然黄，察之如死青之兹"，隐庵说可取也。又按：《公羊传》"属负兹"，注云："蓐席也。"《史记》云："康叔封布兹。"兹者，藉席之名。《尔雅·释器》云："蓐谓之兹。"此可以确隐庵说也。

郭霭春：兹，《脉经》卷五第四、《千金》卷二十五第一并作"滋"。按："兹""滋"并误，应作"玆"。"玆""兹"形误，"兹""滋"声误。此是言死色，故云色如草青黑。《说文通训定声·坤部》"玆，黑也"。语译：五脏荣于面上的气色，表现出的青黑色像死草一样，那是死征。《千金翼方》"炲"下有"煤"字。

于鬯：兹之言荐也；草兹者，草荐也；草荐者，草席也。"荐""兹"一声之转，论双声假借之例，本无不可通。《说文·草部》云："兹，艹木多益；荐，荐席也。"是荐为正字，兹为借字。然鬯窃又有一说焉。兹从艹，丝省声，盖声当兼义，以丝编艹，是草席之义也。恐兹字本义正是草席，而草木多益乃是转义；故古人多谓席为兹。《周礼·囷师职》"春除蓐"，郑注云："蓐，马兹也。"《尔雅·释器》云"蓐谓之兹"，郭注云："兹者，蓐席也。"《史记·周纪》云"卫康叔封布兹"，裴《集解》引徐广曰："兹者，藉席之名。"《荀子·正论》篇杨注云："或曰，龙兹即今之龙须席。"凡此，实皆用本字也。盖"兹"与"荐"二字同义，或并同字。自为"荐"字专席义，而"兹"乃以转义为本义，遂莫解从丝省之说，则但谓之声矣。草既成席，青色必干槁，故色如之者死。草兹之即草席，《素问》家固有知者，特未发明兹字之说耳。至王注谓如草初生之青色，其说最谬。果如其说，是生色，非死色矣。

【平按】

结合上下文看，本段文所述五种死证之色，皆举以五种实物以形容之，即：草兹、枳实、炲煤、衃血、枯骨。故于鬯所训合理。王冰、吴昆、张介宾、马莳皆不明故训，乱用今字"滋"义而望文生训，生理病理状态不分。张志聪、高士宗所释与朴学家接近，但方法上不如朴学家之由字到词、再到义理精确。

兹（zī），黑色。《说文解字·玄部》："兹，黑也。从二玄。《春秋传》曰：'何故使吾水兹。'"今本《左传·哀公八年》作"何故使吾水滋"。按："兹"与"兹"音同义别，从艹者，训草木多益，后多混同。

是以头痛巅疾，下虚上实，过在足少阴、巨阳，甚则入肾。徇蒙招尤，目冥耳聋，下实上虚，过在足少阳、厥阴，甚则入肝。腹满䐜胀，支鬲胠胁，下厥上冒，过在足太阴、阳明。咳嗽上气，厥在胸中，过在手阳明、太阴。心烦头痛，病在鬲中，过在手巨阳、少阴。

【各家校注】

王冰：徇，疾也；蒙，不明也。言目暴疾而不明。招，谓掉也，摇掉不定也。尤，甚也。目疾不明，首掉尤甚，谓暴疾也。

吴昆：眴，目动也。目半合谓之蒙，全合谓之冥。"尤""斿"同。招尤，摇动不定也。

张介宾：徇，亦作"巡"，行视貌。蒙，茫昧也。招，掉摇也。尤，甚也。目无光则蒙昧不明，头眩动则招尤不定。

金㴑七朗：《类注》云："'狥'亦作'巡'，行视皃。蒙，茫昧也。招，掉摇也。尤，甚也。"《素问抄》"尤"作"摇"。吴云："眴，目动也。目半合谓之蒙，全合谓之冥。'尤''斿'同。招尤，摇动不定也。""眴"旧作"徇"，借改之。眴音眩。（徐春甫《素问要旨》曰："'尤'与'摇'音通。"）马云："循，疾也。蒙，茫昧也。招，谓掉也，摇掉不定也。尤，甚也。"

张志聪："狥""眴"同。蒙，昏冒也。招，摇也。尤，甚也。

高士宗："徇"作"眴"，"冥""瞑"同。眴，瞬视也；蒙，不明也；招，掉摇也；尤，甚也。

郭霭春："徇蒙招尤"即眼花摇头，发病急骤。

俞樾：王氏说"招尤"之义，甚为迂曲，殆失其旨，今亦未详。其说"徇蒙"之义，则固不然。《新校正》云："盖谓目睑瞑动疾数而暗蒙也。"此仍无以易乎王注之说。今按：徇者，眴之假字；蒙者，矇之假字。《说文·目部》："眴，目摇也。或体作'眴'。""矇，童蒙也。一曰不明也。"是"眴矇"并为目疾，于义甚显。注家泥

"徇"之本义，而训为"疾"，斯多曲说矣。

孙诒让：注云："徇，疾也。蒙，不明也。招，谓掉也，摇掉不定也。尤，甚也。目疾不明，首掉尤甚。"滑寿云："徇蒙招尤，当作'眴蒙（俞校徇字说同）招摇'。"（《素问钞》）丹波元简云："《本事方》作'招摇'。"按：滑说是也。后《气交变大论》篇云"筋骨繇复"，注云："繇，摇也。"又《至真要大论》云："筋骨繇并。""尤"与"繇""摇"字并通。

于鬯：徇，吴昆注本改为眴。俞荫甫太史《余录》亦云："徇者，眴之借字；蒙者，矇之借字。眴矇并为目疾"。说当得之。而"招尤"二字，俞虽讥王注迂曲，仍谓未详其说。鬯窃谓"招尤"即"招摇"也。"摇""尤"一声之转，此类连语字，本主声不主义。"招尤""招摇"，一也。《汉书·礼乐志》颜注云："招摇，申动之貌。"《文选·甘泉赋》李注云："招摇，犹彷徨也。"然则王注谓"招，谓掉也，摇掉不定也"，义实未失。特专解"招"字，致"尤"字不可解，而云"尤，甚也"，宜俞氏斥为迂矣。至顾观光校，谓目不明则易于招尤。张啸山先生校，亦谓视不审则多误，故云招尤，以"尤"作"过"字义，实较王义为更迂。此与韩愈《感二鸟赋》"只以招尤而速累"者，自不可同也。《说文·目部》云："眴，目摇也。或体作'眴'。"（《刺疟》篇云："目眴眴然。"）然则招摇即申眴矇之义，犹下文腹满䐜胀，䐜胀即申腹满之义也。

范登脉："招尤"之"尤"当读若"頄"。"徇蒙"即"眴蒙"，是视物旋转不定与视物不清；"招尤"即"掉頄"，是身体颤动不动。《说文·页部》"頄，颤也。从页，尤声。"

【平按】

"眴瞀"即眼睛昏花。明·唐顺之《告病疏》："不幸臣有狗马之疾，往年秋冬之交，触冒霜露……痰火怔忡眴瞀诸证，时时有之。""蒙瞀"也是目不明。唐·韩愈《南山诗》："初从蓝田入，顾眄劳颈脰。时天晦大雪，泪目苦蒙瞀。"

　　俞樾于"徇蒙"有得，于"招尤"则强调"今亦未详"，实事求是。按俞氏所训，"徇蒙"应是近义复合词，"并为目疾"，即视物晃动不清。孙诒让训"尤"通"摇"，"招摇"也是近义复合词，即头晕眼花，站立不稳的状态。于鬯在俞氏、孙氏的基础上进一步总结："招摇即申徇蒙之义，犹下文腹满䐜胀，䐜胀即申腹满之义也"；"招尤""招摇"为"连语字"（即联绵词），"主声不主义"。"徇蒙招尤，目冥耳聋"就是头晕目眩、耳聋眼花的"下实上虚"症状。

　　五藏之象，可以类推；五藏相音，可以意识。五色微诊，可以目察。能合脉色，可以万全。

　　【各家校注】

　　王冰：音，谓五音也。夫肝音角，心音征，脾音宫，肺音商，肾音羽，此其常应也。然其互相胜负，声见否藏，则耳聪心敏者，犹可以意识而知之。

　　吴昆：音，宫商角征羽也。相音，五音相为循环也。

　　马莳：人有相与音，虽见于外，而五脏主于其中，可以意会而识之。

　　金滩七朗：《类注》云："相，形相也。"相音，如《阴阳二十五人篇》所谓水形之人比于上角之类云云。《注证》云："相，去声，赤白青黄黑之下俱当读（音豆）。"按：谓五色之见于面者也。

　　高士宗：五脏合五行，五音五色亦可以微诊，可以目察。

　　郭霭春："五藏"《太素》作"上医"。"相"有"察"意。"相音"谓察病人音声之清浊长短疾徐。《阴阳应象大论》："视喘息，听声音，而知所苦。"

　　于鬯：音字疑本作"䚡"。"䚡""音"隶书止争一笔，故误䚡为音。䚡实倍字之借也。倍之言背也。五藏相音，实谓五藏相背也。上文云"五藏之象，可以类推"，谓其常象也。至于五藏相背，亦可以意识之。故又云"五藏相音，可以意识"。四句似平而实贯，与上言脉、下言五色分别一项者不同，故复言五藏也。音误为音，则义不可通。王注释为五音互相胜负，则当云五藏互音，不当云相音矣。或以相作"形相"解，益谬。《脉要精微论篇》云："五藏者，中之守也，得守者生，失守者死。"五藏相背，即失守之谓。《玉机真藏论》云："病之且死，必先传行，至其所不胜，病乃死。"此言气之逆行也，故死。五藏相背，亦即逆行之谓也。

范登脉："音"在这里是一个记音字，当读若暗，训深藏不露。从"音"之字以及与其同音之字多有深藏不显义，《说文·艹部》："荫，艹荫也。从艹，阴声。"段玉裁注："引申为凡覆庇之义也。"字亦作"荫"。沈谦士《右文说在训诂学上之沿革及其推阐》云："从音得声之字多有禁持蕴藏义。"如暗、闇、晻、黯、阴、黔、荫、窨、隐、谙等，声近义通，均有隐而不显的意思。"五藏相音"的意思是说，五藏的形质隐藏于内。

【平按】

于氏所训似更合理。"相音"即"相背"。藏象学说的内涵是宽广的，藏，指藏于体内的内脏；象，指表现于外的生理、病理现象。它是以五脏为中心，以阴阳五行理论为基础的中医学核心学说之一。"五藏之象，可以类推"的内容应包括"五藏之音"。但这里随文将"五脏相音"的"音"训为声音之义显然不是经旨本义。从下文"能合脉色，可以万全"看，于鬯考释的思路是正确的。"五藏之象，可以类推；五藏相音，可以意识"四句似平而实贯，体现了经文从生理到病理、诊断的层次性，符合上下文理及医理的逻辑关系。原文大意是：五藏间正常的生命规律现象可以类比推理，五藏间异常的病理病机可脉诊而觉察，五色之诊可以目察。高明的医生能脉诊与色诊合参，以确保万全。

"音"本有"耗"之义。《文选·王粲·赠士孙文始》"无密尔音"，李周翰注"音，耗"。

五藏别论篇第十一

凡治病必察其下，适其脉，观其志意与其病也。拘于鬼神者，不可与言至德。恶于针石者，不可与言至巧。病不许治者，病必不治，治之无功矣。

【各家校注】

王冰：下，谓目下所见可否也。调适其脉之盈虚，观量志意之邪正，及病深浅成败之宜，乃守法以治之也。

新校正：按：《太素》作"必察其上下，适其脉候，观其志意，与其病能"。

郭霭春："其下"之"下"谓二便。"适其脉"，《太素》"脉"下有"候"字。"适"有"察"的意思。《吕氏春秋·明理》高注："适，时也。"《广雅·释言》"时，伺也。""适"作"察"解，是由"伺"字引申的。语译：凡是在治疗疾病时，首先要问明病人的二便情况，辨清脉搏怎样，观察他的情志如何，以及病态如何。假如病人非常迷信，就无须向他说明医疗理论；假如病人非常厌恶针石，就无须向他说明针石技巧；假如病人不愿接受治疗，那么就不必勉强给他治疗了，像这样，就是给他治疗，也是难以收到预期效果的。

范登脉："适"与"视""观"义近，所以古籍中常见适观、观适、视适连用。

【平按】

"下"通"假（jiǎ）""瘕"，疾病。《诗·大雅·思齐》："肆戎疾不殄，烈假不退。"郑玄笺："厉、假，皆病也。"孔颖达疏："郑读'烈假'为'厉瘕'，故云皆病也。"马瑞辰通释："'烈'即'疠'之假借；'假'即'瘕'之假借。"《后汉书·独行传·李充》："大将军邓骘贵戚倾时，无所下借，以充高节，每卑敬之。"李贤注："下，音假，借音子夜反。"

适（dí），通"谛"，注意、仔细。《韩非子·解老》："治乡治邦莅天下者，各以此科适观息耗，则万不失一。"王先慎《韩非子集解》："用此程法，静观动止，自无不知者。"陈奇猷《韩非子集释》引孙蜀丞曰："'适'与'谛'同。"

"察其下，适其脉"为互文句。此段大意是：凡治病必须详察患者脉象，了解患者情志状态，以及临床表现。过于迷信鬼神之人，无法与其谈道德；排斥针石者，无法与其谈针术技巧；不相信医者，无法与其治疗，就是治，也难达到预期效果。

病不许治者，病必不治，治之无功矣。

【各家校注】

王冰： 心不许人治之，是其必死，强为治者，功亦不成，故曰治之无功矣。

李戎： 查"许"，本意为"听言"（《说文·言部》），段玉裁进一步说："听从之言也……引伸之凡顺从曰听"。又，许，"可也"（《广韵》）、"信也"（《孟子·梁惠王》"则王许之乎"）。就理而论，大凡病人都不会甘受痛苦而"不愿接受治疗"，再说，怀有"大慈恻隐之心"的"精诚大医"也不会不尽到医责。根据"许"字在秦汉时期的常用语例，以及经文上下文文理的逻辑的演绎，将其训作"听从""顺从"（医生的治疗意见）似较允当，或解释为"可"（犹言尚有救治希望）、"相信"（医生的治疗）也讲得过去。有一种意见是将"许"训为"如此""这样"，我们从语言发展的线索仔细推敲，则不难发觉其论据稍欠翔实（上古时鲜有作"如此"的语例）。不管怎样解释，总之把"不许"译成今意的"不准许""不愿意"一类，是难通情理的。（李戎，《内经选读》词义小训，成都中医学院学报，1984年第4期，第44页）

郭霭春：假如病人不愿接受治疗，那么就不必勉强给他治疗了。像这样，就是给他治疗，也是难以收到预期效果的。

【平按】

许，相信、期望。《孟子·梁惠王上》："有复于王者曰：'吾力足以举百钧，而不足以举一羽；明足以察秋毫之末，而不见舆薪。'则王许之乎？"焦循《孟子正义》引《说文·言部》："许，听也。"《孟子·公孙丑上》："公孙丑问曰：'夫子当路于齐，管仲、晏子之功，可复许乎？'"朱熹《孟子集注》："许，犹期也。"

"病不许治者"应是指：如果病家不相信医者。

异法方宜论篇第十二

异法方宜。

【各家校注】

金蓰七朗：吴云："异法者，治病不同其法。方宜者，五方各有所宜。"《注证》曰："治病各法，始于五方，而圣人则之，杂合以治，各得其宜，故名篇。"

【平按】

异法：不同方法。王冰："不同，谓针石、灸焫、毒药、道引、按跷也。"

方宜：随不同地方各有所宜。方：地方、地域。宜：合适、应当。王冰："法天地生长收藏及高下燥湿之势。"

本篇的内容是论不同的治疗方法随不同地区而各有所宜，所以篇名"异法方宜"，即因地制宜论。

移精变气论篇第十三

黄帝问曰：余闻古之治病，惟其移精变气，可祝由而已。今世治病，毒药治其内，针石治其外，或愈或不愈，何也？

【各家校注】

王冰："移精变气，无假毒药，祝说病由，不劳针石而已。"

张介宾："祝由者，即符咒禁禳之法，用符咒以治病，谓非鬼神而何？故《贼风篇》："帝曰：'其毋所遇邪气，又毋怵惕之所志，卒然而病者，其故何也？唯有因鬼神之事乎？'岐伯曰：'此亦有故邪留而未发，因而志有所恶，及有所慕，血气内乱，两气相搏。其所从来者微，视之不见，听而不闻，故似鬼神。'帝又问曰：'其祝而已者，其故何也？'岐伯曰：'先巫因知百病之胜，先知其病所从生者，可祝而已也。'只上数语，而祝由鬼神之道尽之矣。愚请竟其义焉。夫曰似鬼神者，言似是而实非也。曰所恶所慕者，言鬼生于心也。曰知其胜、知其所从生，可祝而已者，言求其致病之由，而释去其心中之鬼也。何也？凡人之七情生于好恶，好偏用则气有偏并，有偏并则有胜负而神志易乱，神志既有所偏而邪复居之，则鬼生于心，故有素恶之者则恶者见，素慕之者则慕者见，素疑之者则疑者见，素畏忌之者则畏忌者见，不惟疾病，梦寐亦然，是所谓志有所恶，及有外慕，血气内乱，故似鬼神也……心有所注，则神有所依，依而不正，则邪鬼生矣，是所谓知其病所从生也。既得其本，则治有其法，故察其恶，察其慕，察其胜，察其所从生，则祝无不效矣。"

金溪七朗：《类注》云："上古以全德之世，邪不能侵，故凡有疾病，惟用祝由而已。以其病不甚，而治亦易也。"又云："'祝''呪'同。由，病所从生也，故曰祝由。"《翼医通考》注云："即今符呪祷道教是也。"《注证》云："郑澹泉《吾学编》述我朝制云：'太医院，使掌医之法，院判为之贰。'凡医术十三科：曰大方脉，曰小方脉，曰妇人，曰疮疾，曰针灸，曰眼，曰口齿，曰接骨，曰伤寒，曰咽喉，曰金镞，曰按摩，曰祝由。凡圣济殿番直，择术业精通者供事。凡烹调御药，同内官监视，合二服为一，候熟，均二器，具一堂属官继尝之，内官又尝之，其一进御。按摩、祝由二科，今无传。今民间亦有之。"（张氏愚按同）《古今医统·三》古医十四科云云。《尚书》孔疏："以事告鬼神谓之祝。"按，《说苑》上古苗父者，祝而愈病。又隋唐医官中，有祝由之一科，（世世有此官）古者巫医连称，可以见。《新安文献考》中有元·陈栎《素问祝由辨》，引《尚书》孔传云："祝，断也。为断病由之义。"此说恐非。

俞樾：《说文·示部》："褕，祝褕也。"是字本作'褕'。《玉篇》曰："袖，耻雷切。古文，'褕'，是字又作'袖'。"此作"由"，即"袖"之省也。王注曰："无假毒药，祝说病由。"此固望文生训。《新校正》引全注云："祝由南方神。"则以"由"为"融"之假字，"由""融"双声，证以《昭五年·左传》"蹶由"，《韩子说林》作"蹶融"，则古字本通。然"祝融而已"文不成义，若然则以本草治病，即谓之"神农"乎？全说亦非。

【平按】

中医古老的"祝由"疗法实际上本是上古时期一种"移精变气"的自我导引疗法，它通过祷祝的形式来达到目的，"能养其精气神者，可祝由而愈病"。成语"移气养体"，指环境可以改变气质和身体。其语出《孟子·尽心上》："孟子自范之齐，望见齐王之子，喟然叹曰：'居移气，养移体。大哉居乎！'"孙奭（shì）疏："夫居足以移易人之气，所养足以移易人之体。"所以"移精变气"即移变精气，其字面意思应该是指改变体质。具体的改变方法也许是气功疗法、心理疗法，或改变生活方式。

祝由法后演变成以祝祷符咒治病的迷信方术，后世称用符咒禳病为"祝由科"。

汤液醪醴论篇第十四

当今之世，必齐毒药攻其中，镵石针艾治其外也。

【平按】
详见《玉版论要篇》第十五"必齐主治"条校诂。

嗜欲无穷，而忧患不止，精气弛坏，荣泣卫除，故神去之而病不愈也。

【各家校注】
王冰：精神者，生之源。荣卫者，气之主。气主不辅，生源复消，神不内居，病何能愈哉！

金潪七朗：《注证》云："泣"与"涩"同。即"除去"之"除"，与《伤寒论》"除中"之义同。

郭霭春：荣泣卫除，谓荣血枯涩，卫气消除。

【平按】
除，通涂（二者双声叠韵）。《尔雅·释天》："十二月为涂月。"郝懿行《尔雅·义疏》引马瑞辰曰："《广韵》'涂'与'除'同，音除，谓岁将除也。除月，夏历十二月的别称。涂，泥也，引申为堵塞。《荀子·正论》："譬之是犹以砖涂塞江海也。"马王堆汉墓帛书《经法·称》："若未可涂其门，毋见其端。"

所以这里"荣泣卫除"即荣卫滞堵之义。"荣卫"与"卫除"

互文。

今良工皆得其法，守其数，亲戚兄弟远近音声日闻于耳，五色日见于目，而病不愈者，亦何暇不早乎？

【各家校注】

王冰：言医与病不相得也。然工人或亲戚兄弟该明，情疑勿用，工先备识，不谓知方，针艾之妙靡容，药石之攻匪预，如是则道虽昭著，万举万全，病不许治，欲奚为疗？《五藏别论》曰："拘于鬼神者，不可与言至德。恶于针石者，不可与言至巧。病不许治者，病必不治，治之无功。"此皆谓工病不相得，邪气不宾服也。岂惟针艾之有恶哉，药石亦有之矣。

新校正：按别本，"暇"一作"谓"。

郭霭春：现在的医生都固执己见，自以为是。这样，虽然病人的亲友每天守候，不离寸步，病还是不会好的。这怎能说是没有抓紧治疗呢？

【平按】

何暇，哪里谈得上。《庄子·人间世》："古之至人，先存诸己而后存诸人。所存于己者未定，何暇至于暴人之所行！"

"何暇不早乎"之"不"，助词，无义，用以足句或加强语气。《诗·小雅·车攻》："徒御不惊，大庖不盈。"毛传："不惊，惊也；不盈，盈也。"《敦煌变文集·庐山远公话》："你若在寺舍伽蓝，要念即不可，今况是随逐于我，争合念经？"蒋礼鸿《敦煌变文字义通释》："'要念即不可'就是'要念即可'。"所以"亦何暇不早乎？"即哪里谈得上早预防啊！此段文的意思是：现在所谓的良工都掌握着诊疗技术（望闻问切），但对于近在身边的亲戚兄弟们，虽其能经常听到他们的声音，能经常察看到他们的面色（说明本应是最有条件观察身边至亲好友的神色至微变化的），却往往任由他们的病发展到难以治愈的地步。这哪里还谈得上早先预防啊？

其有不从毫毛而生，五脏阳以竭也，津液充郭，其魄独居，孤精于内，气耗于外，形不可与衣相保，此四极急而动中，是气拒于内而形施于外，治之奈何？

【各家校注】

王冰：不从毫毛，言生于内也。阴气内盛，阳气竭绝，可得入于腹中，故言五藏阳以竭也。津液者，水也。充，满也。郭，皮也。阴稽于皮，水气胀满，上攻于肺，肺气孤危。魄者肺神，肾为水害，子不救母，故云其魄独居也。夫阴精损削于内，阳气耗减于外，则三焦闭溢，水道不通，水满皮肤，身体痦肿，故云形不可与衣相保也。凡此之类，皆四支脉数急而内鼓动于肺中也。肺动者，谓气急而咳也。言如是者，皆水气格拒于腹膜之内，浮肿施张于身形之外，欲穷标本，其可得乎？四极言四末，则四支也。《左传》曰："风淫末疾。"《灵枢经》曰："阳受气于四末。"

李今庸：此文乃论述肿病发生的机制及证候。然其所谓"五藏阳以竭也"句，诸注均释为之为"阳气竭尽"，如马莳注说："帝言病有不从毫毛而生，非由于外而生于内，五藏阳气皆已竭尽，津液充溢皮肤发为肿胀。"张介宾注说："不从毫毛生，病生于内也。五藏阳已竭，有阴无阳也。"吴昆注说："五藏列于三焦，五藏阳已竭，是三焦无阳也。"等。如此文"五藏阳已竭"之义，果为"阳气竭尽"，则下文所论治法"开鬼门""洁净府"以汗之、泄之则不可理解矣，以汗、泄则阳更伤也。"以"在古代诚可与"已"通，然亦可读若"为"，《经传释词》卷一引《玉篇》说："以，为也。"此文"以"字正读若"为"。是"五藏阳以竭"者，乃"五藏阳为竭"也。而此文"竭"字，亦非"竭尽"之义，乃"阻塞"之义当读若"遏"。竭、遏二字俱谐"曷"声，例得通假。《墨子·修身》说："藏于心者无以竭爱"，于鬯《香草续校书》于此文注说："竭当读为遏，

《诗·文王》篇：'无遏尔躬'，陆释云：'遏或作竭'。明'遏''竭'二字通用。《书·汤誓》云：'率遏众力'，彼'遏'当读为'竭'，说见前校。'竭'之读为'遏'，犹'遏'读为'竭'矣……下文云'动于身者无以竭恭，出于口者无以竭驯'，两'竭'字并当一例读'遏'。"是"竭"字古可通"遏"无疑。这就表明此文"五藏阳以竭也"，可读为"五藏阳为遏也"。《春秋·左昭二十年传》说："式遏寇虐。"杜预注："遏，止也。"《说文·辵部》说："遏，微止也，从辵，曷声。"是"遏"之为义，乃"阻止闭塞"，其"竭"读"遏"，故"竭"亦为"止塞"之义。《素问·缪刺论篇第六十三》说："五络俱竭"，王冰注："阳气乱则五络闭结而不通"，即本此义。其实，在古典医学著作里，"竭"字读为"遏"而训"阻塞"之义并不是少见的，如《素问·举痛论篇第三十九》所谓"阴气竭，阳气未入"者，即是言"阴气遏，阳气未入"也；《金匮要略·五藏风寒积聚病脉证并治第十一》所谓"三焦竭部，上焦竭善噫……下焦竭即遗溺失便"者，即是言"三焦遏部，上焦遏善噫……下焦遏即遗溺失便"也。此文"五藏阳以竭"，其阳气阻遏于内而不用，水气泛滥于皮肤，"津液充郭"而为肿病也。（李今庸，《素问》析疑二则，浙江中医学院学报，1981 年第 8 期第 29 页）

【平按】

李训有理，古"竭""曷""遏"通。例证很多，如《诗·商颂·长发》："如火烈烈，则莫我敢曷。"朱熹《诗经集传》："曷，遏通。"《荀子·议兵》《汉书·刑法志》引《诗》皆作"遏"。

原文大意：病有不从毫毛而生，直生于五脏者，如五脏阳衰阴盛，津液泛溢的水肿病，形神离散，身材因水肿走样。虽说肢表肿胀急迫于外（标），但病机属气乱于内所致（本）。如何治疗？

是气拒于内，而形施于外，治之奈何？

【各家校注】

王冰：言如是者，皆水气格拒于腹膜之内，浮肿施张于身形之外，欲穷标本，其可得乎？四极言四末，则四支也。

金滢七朗：《玉篇》："施，张也，布也。"

于鬯："施"当为"改易"之义。《诗·皇矣》篇郑笺云："施，犹易也。"《集韵·纸韵》云："施，改易也。"《荀子·儒效》篇杨注："读施为移"，释为移易，移易亦即改易也，施与易亦通用。《诗·何人斯》篇"我心易也"，陆释引《韩诗》"易"作"施"；《史记·韩世家》"施三川"，《战国·韩策》"施"作"易"，是也。形施于外者，谓形改易于外也。上文云："形不可与衣相保"，则信乎其形改易矣。下文云"以复其形"，既改易其形，故复还其形。复与施，义正针对。林校正谓施字疑误，非也。而如王注云："浮肿施张于身形之外"，以施为弛张，则必增浮肿以成其义，乃真误矣。高世栻《直解》本改"施"为"弛"，犹可通，要弛亦改易之义。《尔雅·释诂》云："弛，易也"，字亦通"驰"。《水经·河水》郦道元注引《竹书纪年》云："及郑驰地"，谓以地相易也，皆改易之义也。

郭霭春：施，读易，改变的意思。水气格拒于内，形体因浮肿变易于外。

【平按】

施，音 yì，有移易、改变之义。《诗·周南·葛覃》："葛之覃兮，施于中谷。"马瑞辰《毛诗传笺通释》："《传》：施，移也；中谷，谷中也。瑞辰按……葛出于山，不水生，殆移易谷旁多石之地，非谷中出水地也。"《管子·国蓄》："黄金刀币，民之通施也。"马非百《管子轻重篇新诠》："通施，即通货……言得此则有无可以互相交通移易也。"

去宛陈莝。

【各家校注】

新校正：按《太素》，"莝"作"茎"。

吴昆：积者谓之宛，久者谓之陈，腐者谓之莝。

金𥆧七朗：《注证》云："宛，积也。陈，久也。莝，斩草也。谓去其水气之陈积，欲如斩草而渐除之也。"《说文》："莝，斩也。"马云："三字连读，非也。"或云："去苑陈如莝之意。"

俞樾：《新校正》云："《太素》'莝'作'茎'。"樾谨按：王注云"去宛陈莝，谓去积久之水物，犹如草茎之不可久留于身中也。全本作'草莝'"，然则王所据本亦是"茎"字，故以"草茎"释之。而又引全本之作"莝"者，以见异字也，今作"莝"，则与注不合矣，高保衡等失于校正。

沈祖绵：此句亦倒，当作"去菀莝陈"。《说文》："莝，斩刍也。""去""莝"相对为文，"宛""陈"亦相对为文。《针解》云："菀陈则除之者，出恶血也。""菀"即"宛"字，古通。亦"菀""陈"相对，是其明证。

范登脉：将"去宛陈莝"校作"去宛莝陈"的另外一个理由，是因为这段文字是押韵的。"去宛陈莝"句上的韵脚是"衡"，其下的韵脚是"形""门""生""盛""平"。"陈"为真部字，正好与诸字押韵。

【平按】

沈说是。"去宛"与"莝陈"对文。

玉版论要篇第十五

容色见上下左右，各在其要，其色见浅者，汤液主治，十日已。其见深者，必齐主治，二十一日已。其见大深者，醪酒主治，百日已。色夭面脱，不治。百日尽已。

【各家校注】

王冰：色深则病甚，故必终齐乃已。

吴昆：上文色浅者，治以汤液；下文色太深者，治以醪酒。此言病色见深，则非浅非太，故必汤液醪醴齐治之，而病已之期又倍于浅者。

张介宾：色深则病深，故当以齐主治而愈稍迟。齐，剂同，药剂也。《汤液醪醴论篇》曰："必齐毒药攻其中。""齐毒药"，以毒药为剂也。今世道德已衰，故非毒药不能攻其中，非针艾不能治其外。

马莳：其色见深者，病势深也，必用药剂以治之。

张志聪：色见深，其病亦深矣，故必齐毒药攻其中。

高士宗：色深则病亦深，故其见深者，必齐毒药主治。齐，合也。

丹波元简："齐"，读为"剂"。

南京注译本："齐"，作"剂"字讲，就是药剂。

孙诒让：窃谓此篇"必齐"对"汤液""醪酒"为文，《汤液醪醴论篇》"必齐毒药"对"镵石针艾"为文，"必"字皆当为"火"，篆文二字形近，因而致误。《史记·仓公传》云："饮以火齐汤。"

"火齐汤"即谓和煮汤药。此云"汤液主治"者，治以五谷之汤液（见《汤液醪醴论篇》）。"火齐主治"者，治以和煮之毒药也。《移精变气论篇》云："中古之治病，病至而治之汤液十日，以去八风五痹之病。十日不已，治以草苏草荄之枝。"此"火齐"即草苏之类。《韩非子·喻老》篇："扁鹊曰：疾在腠理，汤熨之所及也；在肌肤，针石之所及也；在肠胃，火齐之所及也。"亦可证。

俞樾："齐"当读为"资"。资，用也。言必用毒药及镵石针艾，以攻其内外也。《考工记》："或四通方之珍异，以资之。"注曰："故书'资'作'齐'。"是"资""齐"古字通。

【平按】

历代注释医家包括今天的注释本多将"必"理解为副词，"齐"为活用动词。从语法分析，此段文是三个排比性对文句，句中"必齐"与"汤液""醪酒"相对为文。《汤液醪醴论篇》"必齐毒药攻其中，镵石针艾治其外也"句中"必齐毒药"也是与"镵石针艾"相对为文。说明"必齐"在这里是与"汤液""醪酒"同等性质的一个复合名词。

孙氏所引《韩非子·喻老》篇中"火齐"一词相对"汤熨""针石"为文。《汤液醪醴论》中有"必以稻米，炊以稻薪。"这里"必"与"炊"相对为文，也可旁证"必"与"火"二字或义通，或形讹。孙诒让《名原》说，古文"必"与古文"火"形体接近，二字偶混，《仓公传》的"火齐"应是"必齐"之讹。

从医理上说，"汤液醪醴""必齐毒药""镵石针艾"代表了三种治病方法，即食疗法、药疗法、针灸法。其治病功力有大小，宜据病之深浅合理选用。《汤液醪醴论》以"上古""中古""今世"不同时期的人体素质为依据；此段文以望色之深浅，诊病的深浅为依据；《韩非子·喻老》篇文以病在"腠理""肌肤""肠胃"为病之深浅依据。所述视角不同，原理一也。

字形分析，孙氏谓"必"与"火"二字篆文形近易讹，其实二字形体最近似者，应是隶书，考居延等汉简二字形近误讹之可能性更大，从《素问》之传播看，其成书流传于东汉之际，由隶书之形误，可能性也更大。下图隶文前二形出自居延简，后一形为武威简。

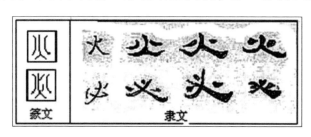

　　容色见上下左右，各在其要，其色见浅者，汤液主治，十日已。其见深者，必齐主治，二十一日已。其见大深者，醪酒主治，百日已。色夭面脱，不治。百日尽已。

【各家校注】

王冰：色见大深，兼之夭恶，面肉又脱，不可治也。

新校正：详色夭面脱虽不治，然期当百日乃已尽也。

丹波元简：夭，色无光泽也。

于鬯：色夭者，色白也。《灵枢·五禁》篇云："色夭然白"，是其明证。盖色白必兼润泽之气，无润泽之气而白，谓之色夭。《玉机真藏论》云："色夭不泽"，是其明证。王注止云夭恶。《玉机论》注云："夭，谓不明而恶。"意似得之，而不言何色，说转不晓。

高士宗：颜色夭而面容脱，其病不治。

郭霭春："夭"当从袁刻《太素》作"赤"。盖面瘦宜色黄，今色赤无胃气矣，故不治。《太素》"脱"作"兑"。按"脱""兑"义通。《说文·肉部》"脱，消肉臞也。"

范登脉："色夭"之"夭"当读若鋈（音悟）。《说文·金部》："鋈，白金也。从金，茨省声。"白金即银。《系传》作"从金，沃声。"《广韵·沃韵》音"乌酷切"。《诗·秦风·小戎》："游环胁驱，阴靷鋈续。"毛传："鋈，白金也。""色夭"之"夭"即"鋈"的省借（鎣得声于夭，夭、鎣影纽双声；夭在宵部，鎣在药部，二字阴入对转）。如《灵枢·五禁第六十一》："色夭然白"，即面色象银色一样白。"脱"，《太素》作"兑"，为"脱"的省借。

【平按】

《素问·玉机真藏论》"色夭不泽"，王冰注："夭，谓不明而恶。"《素问·三部九候论》"其色必夭"，王冰注："夭，谓死色，异常之候也。"

"色夭面脱"是互文，即面部色败而脱形。

此文大意是：望明堂（面部）之诊，上下左右，各有诊断要点。若病色显浅则病轻，可以汤液（食疗）调治，十日可愈；若病色显深则病重，火剂毒药调治，须二十一日方可愈；若病色尽显深重，则宜药酒慢调之，百日方显效。若色败面脱形者则病，多属不治之症，大多也拖不过百日而死。

阴阳反他，治在权衡相夺，奇恒事也。

【各家校注】

新校正：按《阴阳应象大论》云：阴阳反作。

金窪七朗：宋本并《类注》本作"反作"。《类注》云："作，旧本他，误也。"

沈祖绵："他"字费解，张志聪云："反他，言男女阴阳之色反逆也"，此说非也，疑"他"系"侧"之伪，作"侧"方与下句"治在权衡相夺"之"夺"叶。此与《平人气象论》"病无他"之"他"字义异。

范登脉："他"当读若"易"。他从"也"声，"也""易"音近，故从"也"、从"易"之字往往通用。……"反易"同义连用，谓相反也。

【平按】

范训是。

"也"通"他"。《史记·老子韩非列传》："彼显有所出事，乃自以为也故，说者与知焉，则身危。"王念孙《读书杂志·史记四》："也，读为他。他故，他事也……他字古或通作也。《墨子·备城门》篇：'城上皆毋得有室，若也可依匿者，尽除去之。'也与他同。《贾子·修政语》篇：'是以明主之于言也，必自也听之，必自也择之，必自也聚之，必自也藏之，必自也行之。'《说苑·君道》篇'自也'皆作'自他'。"

《墨子》"一小而易。"俞樾《诸子平议·墨子三》按："易，读为施。易与施古字通，施者，邪也。"

"反易"颠倒之义。《左传·哀公二年》："范氏、中行氏，反易天明，斩艾百姓，欲擅晋国而灭其君。"《荀子·成相》："是非反易，比周欺上，恶正直。"

搏脉痹躄，寒热之交。脉孤为消气，虚泄为夺血。孤为逆，虚为从。

【各家校注】

王冰："搏脉痹躄，寒热之交。"脉击搏于手，而病瘰痹及挛躄者，皆寒热之气交合所为，非邪气虚实之所生也。"脉孤为消气，虚泄为夺血。"夫脉有表无里，有里无表，皆曰孤亡之气也。若有表有里而气不足者，皆曰虚衰之气也。"孤为逆，虚为从。"孤无所依，故曰逆。虚衰可复，故曰从。

金滨七朗：旧注非也。言脉搏击于手，而来者为或痹、或躄、或寒热交作之病。痹躄，总言脚气痛风之类也。《痹论》可考。（马注可也）

郭霭春：脉搏击于指下，或为痹症，或为躄症，这是寒热之气交加所致。由脉见孤绝，说明是阳气损耗了；如脉见虚弱，那就是泄利和脱血之症。凡脉见孤绝，这叫逆，预后不良；脉见虚弱，这叫从，预后还好。

党思捷等：搏脉，形容摸脉的动作当作"索取"解，可作"索持"之"持"。此言医生索取（持、摸）到病人脉象痹涩不畅的情形。（党思捷等，《黄帝内经》中"搏"字不作"搏击"解的探讨，中医文献杂志，2013 年第 4 期第 10 页）

【平按】

党思捷等所训似有理。"搏"通"扶"，"搏桑"，扶桑。借指日本。

另，"痹躄"也或为"躄躄"bì bì，也作"躃躃"，前进不止。唐·李贺《感讽五首》诗之二："奇俊无少年，日车何躃躃。"王琦《李长吉歌诗汇解》："躃躃，去而不止之意。"本句大意是：人体脉搏不休，天地寒热交争（自然永恒，生命永恒）。若脉小欲绝则气消，脉虚欲泄则血夺，但脉孤小多为危急之证难救之（逆），脉虚多为虚损慢病而能调理（顺）。

诊要经终论篇第十六

十一月十二月，冰复，地气合，人气在肾。

【各家校注】

王冰：阳气深复，故气在肾也。

吴昆：冰复者，冰而复冰，凝寒之极也。合，闭而密也。

张介宾：复言其重，寒凝之甚也。斯时阳气深伏于下，故人气在肾。

张志聪：冰复者，一阳初复也。地气合者，地出之阳，复归于地，而与阴合也。肾主冬藏之气，故人气在肾。

高士宗：复，犹伏也。十一月十二月，水冰气伏，故冰伏。地气归藏，故地气合，肾水之气主于冬，故人气在肾，合于足少阴也。

郭霭春：冰复，周本作"水伏"，孙诒让说："复与腹通。《礼记·月令》郑注'腹，厚也'。"

孙诒让：按："复"与"腹"通。《礼记·月令》："冬季，冰方盛，水泽腹坚。"郑注云："腹，厚也。此月日在北陆，冰坚厚之时也。今《月令》无'坚'。"《释文》云："腹，又作复。"《诗·七月》毛传云："冰盛水腹，则命取冰于山林。"此云"冰复"，亦谓冰合而厚。明万历本作"水伏"，误。

【平按】

孙训是。"复"与"腹"通假，是"厚"之义，不是"重复"或"深伏"之义。《吕氏春秋·上农》："民农则其产复，其产复则重徙。"许维遹《吕氏春秋集释》："《月令》'复'作'腹'。郑注：'腹，厚也。'"

凡刺胸腹者，必避五藏。中心者环死，中脾者五日死，中肾者七日死，中肺者五日死，中鬲者，皆为伤中，其病虽愈，不过一岁必死。刺避五藏者，知逆从也。所谓从者，鬲与脾肾之处，不知者反之。刺胸腹者，必以布憿着之。乃从单布上刺，刺之不愈，复刺。刺针必肃，刺肿摇针，经刺勿摇，此刺之道也。

【名家校注】

王冰：气行如环之一周则死也。正谓周十二辰也。

新校正：按《刺禁论》云："一日死，其动为噫。"《四时刺逆从论》同。此经阙刺中肝死日，《刺禁论》云："中肝五日死，其动为语。"《四时刺逆从论》同也。

金漥七朗：《类注》云："环，周一日也。"（与王注同。）

吴昆：心为天君，不可伤损。刺者，误中其心，则经气环身一周，而人死矣。凡人一日一夜，营卫之气，五十度周于身，以百刻计之，约二刻，而经气循环一周也。

张介宾：环，周一日也。此节止言四藏，独不及肝，必脱简耳。

张志聪：环者，一周时也。盖日为阳，心为阳中之太阳，一昼一夜，日环转一周，故至周转而气终也。

高士宗：中伤心气者，周时环转而死。盖阳中之太阳，心也，如天之日，一日一周，今不能周，故环死。

孙诒让：《诊要经终论》"中心者环死"注云："气行如环之一周则死也。正谓周十二辰也。"《新校正》云："按《刺禁论》云：'一日死，其动为噫'。《四时刺逆从论》同。"按："环"与"还"通。《仪礼·士丧礼》："布巾环幅。"注云："古文环作还。"盖中心死最速，还死者，顷刻即死也。《史记·天官书》云："殃还至。"《索隐》云："还，旋疾也。"《汉书·董仲舒传》云："还至而立有效。"此篇说中脾肾肺藏死期与《刺禁论》并不同，则此"中心"亦不必周一日也（彼言一日死，亦言死在一日内耳，非必周匝一日也）。

于鬯："环"下似本有"正"字，故王注云"正，谓周十二辰也"。今脱"正"字，则注语无着矣。王训"正"为周十二辰者，以《刺禁论》云："刺中心，一日死"；《四时刺逆从论》云："刺五藏中心，一日死。"故以为环正死者，即一日死，一日则十二辰也。盖譬如今日正午辰刺者，则环至明日午辰正而死。今夜正子辰刺者，环至明夜子辰正而死，此正为周十二辰之说也。要古未以一日定十二辰，故正曰环正耳。自"正"字脱去，后人或谓经气环身一周而死。人一日夜营卫之气五十度周于身，以百刻计之，约二刻一周，则不顾与《刺禁》《刺从逆》两论所云"一日死"者不合乎？

【平按】

孙氏训"环"与"还"通，顷刻、旋疾之义，因刺中心最危急，是有临床医学根据的。

"环"字是多义字，本篇"环"字有四处，另三处如下。

（1）"故春刺散俞，及与分理，血出而止，甚者传气，间者环也。"（《太素》"也"作"已"），这里的"甚者传气，间者环也"是对文，意为：病重者宜多刺，病轻者一刺则止。"传"：延续、继承。《庄子·养生主》："指穷于为薪，火传也，不知其尽也。"陆德明《经典释文》："传者，相传继续也。""环"通"还"，罢歇、止息。《文选·鲍照〈舞鹤赋〉》："风去雨还，不可谈悉。"李善注："风雨既除，而色愈净，故难悉也。"（"甚者传气，间者环已"，郭霭春引周学海注仍训旋："病甚者，得刺即流通其气，可渐愈矣；若轻者，病旋已也。"）

（2）"夏刺络俞，见血而止，尽气闭环，痛病必下。"这里的"尽气闭环，痛病必下"互文句，意为病痛尽止。"闭"通"必"。"环"与"下"义近，止息。

（3）"春刺秋分，筋挛逆气，环为咳嗽，病不愈，令人时惊，又且哭。"这里的"环"通"还",表示转折,相当于"却""反而"。《汉书·刑法志》:"〔秦〕穷武极诈,士民不附,卒隶之徒,还为敌仇,羸起云合,果共轧之。"("环为咳嗽",郭霭春注:旋又咳嗽。《大戴礼记·保傅》卢注"环,旋也"。"为"有"又"义。旧注以"秋应肺,故气周及肺为咳嗽"说迂曲。)

刺胸腹者,必以布憿着之,乃从单布上刺。

【各家校注】

王冰:形定,则不误中于五藏也。

新校正:按别本,"憿"一作"幑",又作"撖"。

丹波元简:一作"憿",行滕也。吴云:"音叶,以布幑着之者,以胸腹近五藏,遮风寒也。"

于鬯:"憿"当读为缴。《广雅·释诂》云:"繁,缠也。""繁"即缴字。(《说文》亦作"繁")。《汉书·司马相如传》颜注云:"缴绕,犹缠绕也。"然则缴著之者,谓以布缠着于胸腹也。作"憿"者,借字。林校正引别本作"幑",又作"撖",俱借字也。张志聪《集注》训"憿"为"定",谬。按:王注云"形定则不误中于五藏也",说以布憿着之乃从单布上刺之义,非以"定"字诂"憿"字。"憿"为憿幸之义,从无"定"字之训。《素问》家鲜通训诂,率类是。

沈祖绵:《说文》:"憿,幸也。"非其义。"憿"为"窍"之假,《说文》:"窍,空也"。《广雅·释言》:"窍,孔也",古"空""孔"通用,《后汉书·冯衍传》注:"孔之为言空也",是其证。《周礼·疾医》:"两之以九窍之变",注:"阳窍七,阴窍二",今针刺谓之俞,俗谓之穴。此言刺胸腹者,先以布按其穴,而从布上刺之者也。

郭霭春:"憿"(音皎)。于鬯说:"'憿'当读为'缴',有'缠'义,'缴着'谓以布缠着于胸腹也。作'憿'者借字。林校引别本作'幑'又作'撖',俱借字也。"

马莳:"憿,当作幑,布巾也。"

【平按】

"着"，穿戴、依附、附着。"上"，施加、施用。《礼记·曲礼上》："礼不下庶人，刑不上大夫。"《论语·颜渊》："草上之风，必偃。"

古文敫、憿、激、傲、缴、擞相通。缴（jiǎo）：缠绕、扭转。

本句的意思应是：针刺胸腹部位时，多以布帛裹胸腹，再从布缝上刺之。（或许是古人设计的一种治疗衣，治胸腹时有便于针刺操作等功能。）

脉要精微论篇第十七

夫脉者，血之府也，长则气治，短则气病，数则烦心，大则病进，上盛则气高，下盛则气胀，代则气衰，细则气少，涩则心痛，浑浑革至如涌泉，病进而色弊；绵绵其去如弦绝，死。

【各家校注】

王冰： 浑浑，言脉气浊乱也。革至者，谓脉来弦而大、实而长也。如涌泉者，言脉汩汩但出而不返也。绵绵，言微微似有，而不甚应手也。如弦绝者，言脉卒断，如弦之绝去也。若病候日进而色弊恶，如此之脉，皆必死也。

新校正： 按《甲乙经》及《脉经》作"浑浑革革至如涌泉，病进而色；弊弊绰绰，其去如弦绝者，死"。

丹波元简： 《甲乙》《脉经》作"浑浑革革"。是也。浑浑，大波貌，见《文选·七发》。革革，急也。下文《甲乙》《脉经》颇异，不必改。

俞樾： 王本有夺误，当依《甲乙经》及《脉经》订正。惟"病进而色"义不可通，"色"乃"绝"之坏字，言待其"病进"而后"绝"也。"至如涌泉"者，一时未即死，病进而后绝去，"如弦绝"则即死矣。两者不同，故分别言之。

沈祖绵： 《新校正》云：《甲乙经》及《脉经》作"浑浑革革（革，急也），至如涌泉，病进而色；弊弊绰绰其去如弦绝者，死。"俞樾曰："王本有夺误，当依《甲乙经》及《脉经》订正。惟'病进而色'义不可通，'色'乃'绝'之坏字。"俞说允。惟《甲乙经》

作"绰绰"，亦"绵绵"之误。张志聪引《辨脉》篇曰："绵绵如泻漆之绝者，亡其血也。"是"绵绵"为正字之证。"革"字亦讹。"革"为"鞭"之脱写。"鞭""便"古一字。《诗·小雅·采菽》："平平左右"，《韩诗》作"便便左右"。《尔雅·释言》："便便，辨也。"如是，"鞭""泉""绵""弦"叶。

钱超尘：《脉要精微论》"浑浑革至如泉涌"有脱文，当依《脉经》《千金》作"浑浑革革"。"浑浑"形容脉来洪大，"革革"形容脉来疾急。由于脉象洪大而疾急，所以才"至如涌泉"，奔涌之泉的水势也是疾急而洪大的。"病进而色弊"一句亦有夺讹。"色"当据《脉经》卷一第十三改作"危"，指出现洪大疾急的脉象时，表示病情有了发展，并有危险。"弊"字下脱一"弊"字，"绵绵其去如弦绝"之"绵绵"两字与"弊弊"两字构成"弊弊绵绵"四字句，与"至如涌泉"押韵。《脉经》"弊弊绰绰"的"绰绰"是讹字，当作"绵绵"。《方盛衰论》王冰注："绵绵，谓动息微也。"经过这样的考证校勘，并结合古韵进行分析，《脉要精微论》的这段文字当作"浑浑革革，至如涌泉，病进而危；弊弊绵绵，其去如弦绝，死。"（黄帝内经研究大成·音韵研究，北京出版社，1999年，第256页）

郭霭春："革至"，《脉经》《千金》"革"下并重"革"字，"至"字属下读。按"浑浑革革"，言脉刚劲已极，有阳无阴，故病进而危。"病进而色弊"，《脉经》《千金》"色"并作"危"。按作"危"是。"色""危"形误。据《千金》"弊"下重"弊"字，"绵绵"应作"绰绰"。"弊弊绰绰"与上"浑浑革革"对文。孙鼎宜说："弊弊者，弓弦已坏之意，绰绰者，弦绝之声。"

【平按】

据林亿《新校正》及郭霭春等校勘，王本有脱文。但校勘后有几种结果。

林亿是"浑浑革革，至如涌泉，病进而色，弊弊绰绰，其去如弦绝，死"。

俞樾是"浑浑革革，至如涌泉，病进而绝，弊弊绰绰，其去如弦绝，死"。

沈祖绵是"浑浑鞭鞭，至如涌泉，病进而绝；弊弊绵绵，其去如弦绝，死"。

钱超尘是"浑浑革革，至如涌泉，病进而危，弊弊绵绵，其去如弦绝，死"。

郭霭春是"浑浑革革，至如涌泉，病进而危，弊弊绰绰，其去如弦绝，死"。

这里的关键字词有三：一是"病进而色""病进而绝""病进而危"，这里若作"色"在句中，既不押韵，与医理也不通。作"绝"和"危"在句中皆押韵，绝为上古月部，危为上古歌部，故可对转通押。从医理上说，脉象浑浑革革，如汹涌水势，呈危险之象，故作"危"较贴切，且有《脉经》《千金》本旁证。

二是"弊弊绰绰""弊弊绵绵"，当从王冰注："绵绵，言微微，似有而不甚应手也。"取"绵绵"为是。"绵绵"，微细、微弱。《淮南子·缪称训》："福之萌也绵绵，祸之生也分分，福祸之始萌微，故民嫚之。"王念孙《读书杂志·淮南子》："分分当为介介，字之误也。介介，微也；绵绵介介，皆微也，故曰福祸之始萌微。"

三是"浑浑革革""浑浑鞭鞭"，沈祖绵的"浑浑鞭鞭"文义不顺，"革"上古为职部，"急"上古为缉部，韵近声同可通。对此钱超尘教授的考证很精辟："先从训诂上说，革非皮革之革，此处当读为急，表急促之意。张介宾注：'革至，如皮革之坚硬也。'张志聪注：'革至者，迥异于平常也。'高士宗注：'革至如泉涌，应指杂沓之意。'汪机注：'愚谓此则溢脉类也。'按：诸注皆误。革字除有皮革、改革之意外，古代又读为急。《礼记·檀弓上》：'夫子之病革矣，不可以变。'郑玄注：'革，急也。'陆德明《经典释文》：'革，纪力反。并又音极。'《尔雅·释天》：'错革鸟旐'。宋·邢昺引汉·孙炎注：'孙炎云，错，置也；革，急也，画急疾之鸟于縿也。'《尔雅·释天》：'之革鸟之革，也读急的声音。'"（黄帝内经研究大成·音韵

研究，北京出版社，1999 年，第 256 页）

此段大意是：脉为血之府，所以通过号脉可以测知气血情况以断病情，脉长为气和，脉短为气不足，脉数烦心为有热，脉大为邪尚盛。寸脉盛为气高，尺脉盛为气胀。脉代为气衰，脉细为气少，脉涩会心痛。脉来汹涌则病进，脉去衰弱欲绝为死。

夫精明五色者，气之华也，赤欲如白裹朱，不欲如赭；白欲如鹅羽，不欲如盐；青欲如苍璧之泽，不欲如蓝；黄欲如罗裹雄黄，不欲如黄土；黑欲如重漆色，不欲如地苍。五色精微象见矣，其寿不久也。夫精明者，所以视万物，别白黑，审短长。以长为短，以白为黑，如是则精衰矣。

【各家校注】

王冰：五气之精华，上见为五色，变化于精明之间也。

吴昆：精明见于目，五色显于面，皆为气之光华，宜察视也。

张介宾：精明见于目，五色显于面，皆五气之精华也。

高士宗：所谓察五色者，面容之色，亦贵精明，故曰，夫精明五色者。

俞樾：王注殊误。“精明”“五色”本是二事，“精明”以目言，“五色”以颜色言，盖人之目与颜色，皆如以决人之生死。下文曰：“赤欲如白裹朱，不欲如赭；白欲如鹅羽，不欲如盐；青欲如苍璧之泽，不欲如蓝；黄欲如罗裹雄黄，不欲如黄土；黑欲如重漆色，不欲如地苍。五色精微象见矣，其寿不久也。”此承“五色”言之，以人之颜色决生死也。又曰：“夫精明者，所以视万物，别白黑，审短长，以长为短，以白为黑，如是则精衰矣。”此承“精明”言之，以人之目决生死也。王氏不解此节之义，故注下文“精明”一节云：“诚其误也”。不知此文是示人决生死之法，非诚庸工之误也，失经旨甚矣。

【平按】

王冰所言是，因本段论眼部之五色诊，"精明五色"即眼部之五色诊。上文有"切脉动静而视精明，察五色，观五藏有余不足"。下文又有"夫精明者，所以视万物，别白黑，审短长"。

按俞所训，认为王冰混淆了目诊与色诊，俞认为本段文上半部论五色之诊，下半部论精明目诊。

本段大意应是：眼睛之神色者，气之华表于外也。赤应如白绢裹朱色，不应如赭（红土色，赤褐色）；白应如鹅之羽，不应如盐（灰白色）；青应如青玉之泽，不应如蓝（深蓝色）；黄应如罗裹雄黄，不应如黄土色；黑应如重漆色，不应如地苍（炭色）。五色的有神无神细察之，无神之色显现则其寿不久。因为人有神（精明）才具有视万物，别黑白，审短长之功能。若以长为短，以白为黑，则说明精衰神去矣。

表4　《脉要精微论》"望目之五色"表

五色	有神之色	无神之色	望色部位
赤	白裹朱	赭（红土色，赤灰色）	眼睑内膜
白	鹅羽	盐	眼白
青	苍璧之泽（青玉）	蓝（草名，干后呈暗蓝色）	眼白之络
黄	罗裹雄黄	黄土	上下眼睑
黑	重漆色	地苍（炭色）	瞳仁

赤欲如白裹朱。

【各家校注】

张介宾：白裹朱，隐然红润而不露也。

金㴑七朗：马云："白当作帛。"《或问》作"帛"。按：宋板、《脉经》共作"帛"，是也。倭本《脉经》作"绵"，亦通。

丹波元简：宋本《脉经》"白"作"帛"，和本《脉经》作"绵"，亦通。

张志聪：赤如白裹朱，白如鹅羽。

孙诒让："白"与"帛"通，谓白色之帛也，亦谓之缟。《五藏生成论》篇云："生于心，如以缟裹朱；生于肺，如以缟裹红；生于肝，如以缟裹绀；生于脾，如以缟裹栝楼实；生于肾，如以缟裹紫。"注云："缟，白色。"此下文云："黄欲如罗裹雄黄。"凡言裹者，皆谓缯帛之属。《脉经》别本作"绵"者，非。

郭霭春：《脉经》卷五第四、《千金》卷二十六第十、《圣惠方》卷一引"白"并作"帛"。按"帛"丝织物，即白绸。

【平按】

孙训"白、帛、缟"通假，以正宋本之异，别本之讹。"白"通"帛"，丝织品的总称。《诗·小雅·六月》："织文鸟章，白旆央央。"孔颖达疏："言白旆者，谓绛帛。"陈奂《毛诗传疏》："白旆，《正义》本作'帛茷'。"《礼记·玉藻》："大帛不绥。"郑玄注："帛，当为白，声之误也。大帛，谓白布冠也。"《管子·轻重戊》："民被白布。"戴望《管子校正》："白，帛假字。"

言而微，终日乃复言者，此夺气也。

【各家校注】

王冰：若言音微细，声断不续，甚夺其气乃如是也。

丹波元简："复言者"，《伤寒论》云："虚者郑声"。是也。

郭霭春：于鬯说："日字衍，终者，一言一语之终，非终日。王注：'若言音微细，声断不续。'亦不及终日之义，是王本尚未衍。"柯逢时说："终乃复言。即重语郑声。"

朱广仁："复"若释为"重复"，与医理相逆，气已极虚，却终日复言，解释牵强。应为声微气短，语言难续为多见。所以这里的"复"为"再"之义，"乃"者，难也。（朱广仁，灵素校释偶得，山西中医，1991 年第 7 卷第 2 期第 53 页）

【平按】

王训"言音微细，声断不续"有理。朱广仁"乃"训"难"牵强。其实这里的关键词是"终日"。"终日"乃良久之义。《史记·扁鹊仓公列传》："终日扁鹊仰天叹。"王念孙《读书杂志·史记五》："此终日，非谓终一日也。终日犹良久也。言中庶子与扁鹊语良久，扁鹊乃仰天而叹也。《吕氏春秋·贵卒》篇曰：'所为贵镞矢者，为其应声而至；终日而至，则与无至同。'言良久乃至，则与不至同也……良久谓之终日，犹常久谓之终古矣。"

岐伯曰：反四时者，有余为精，不足为消。应太过，不足为精；应不足，有余为消。阴阳不相应，病名曰关格。

【各家校注】

王冰：广陈其脉应也。夫反四时者，诸不足皆为血气消损，诸有余皆为邪气胜精也。

吴昆：上二"应"字，平声。反四时，谓脉与四时相反也。诸有余，皆为邪气胜精；诸不足，皆为血气消损。

张介宾：此言四时阴阳，脉之相反者，亦为关格也。《禁服篇》曰："春夏人迎微大，秋冬寸口微大，如是者命曰平人。"以人迎为阳脉而主春夏，寸口为阴脉而主秋冬也。若其反者，春夏气口当不足而反有余，秋冬人迎当不足而反有余，此邪气之有余，有余者反为精也。春夏人迎当有余而反不足，秋冬寸口当有余而反不足，此血气之不足，不足者曰为消也。

张志聪：此总结上文而言。视精明，亮音声，强筋骨，健形体。皆由精之所资，而脏腑之精气，与四时之气相反者也。盖脏为阴，腑为阳，秋冬为阴，春夏为阳。肾主冬令闭藏之气，而反中盛藏满，是有余者为肾脏之精。膀胱主太阳夏盛之气，而反水泉下泄，是不足者为膀胱之消，是与四时相反者也。若应太过而反不足为精，是肾脏之精，反泄于外矣。应不足而反有余为消，是膀胱之水反畜于内矣。

高士宗：应，平声。精，精强也；消，消弱也。上文切脉动静五者，岐伯皆申明之，而参伍以决死生，未有申明，故岐伯复言以告帝。脉之大体，有余则为精，不足则为消。若反四时者，为精为消，失其常度。故春夏之时，脉应太过，太过当以有余为精，今应太过，而以不足为精；秋冬之时，脉应不足，不足当以不足为消，今应不足而以有余为消，此脉与四时之阴阳不相应，病名曰关格。关，不得小便也；格，吐逆也。脉反四时，得其病情，更当以此参伍，决其死生，故复言之。

俞樾：王注曰："诸有余皆为邪气胜精也。"樾谨按："邪气胜精"岂得但谓之"精"？王注非也。"精"之言，甚也。《吕氏春秋·勿躬》篇："自蔽之精者也。"《至忠》篇："乃自伐之精者。"高诱注并训"精"为"甚"。"有余为精"，言诸有余者，皆为过甚耳，王注未达古语。

郭霭春：李笠说："有余，谓五藏藏精恒有余也；不足，谓六府传化恒不足也。二'为'字皆犹'于'也。藏不足于精，府有余于消，此为阴阳不相应，病名关格。"

【平按】

"精"有甚、极之义。《吕氏春秋·至忠》："夫恶闻忠言，乃自伐之精者也。"高诱注："精，犹甚。"《诸子平议·吕氏春秋一》："三者皆私设精。"俞樾按："精之言甚。"

正常四时脉象应是：春应中规，夏应中矩，秋应中衡，冬应中权。如果违反四时规律的脉象，就会出现"有余为精，不足为消"的病理状况。这里的"有余为精，不足为消"是排比对文，其中"精"与"消"皆是病理状态的描述。因此俞樾从上下文义，结合医理，训"精"为"甚"。下句"不足为精"同。

请言其与天运转大也。

【各家校注】

王冰：指可见阴阳之运转，以明阴阳之不可见也。

郭霭春：《太素》无"大"字。

【平按】

"大"可通"代"。《敦煌变文集·李陵变文》："陵家历大为将军，世世从军为国征。""历大"同"历代"，原文是指万物、六合与天运同步转输更代。

溢饮者渴暴多饮，而易入肌皮肠胃之外也。

【各家校注】

王冰：面色浮泽，是为中湿，血虚中湿，水液不消，故言当病溢饮也。以水饮满溢，故渗溢易而入肌皮肠胃之外也。

新校正云：按《甲乙经》，"易"作"溢"。

俞樾：王本亦当作"溢"，其注云："以水饮满溢，故渗溢易而入肌皮肠胃之外也。"此"易"字无义，盖正文误"溢"为"易"，故后人于注中妄增"易"字耳，非王本之旧。

【平按】

俞训是。

平人气象论篇第十八

胃之大络名曰虚里，贯鬲络肺，出于左乳下，其动应衣，脉宗气也。盛喘数绝者，则病在中；结而横，有积矣；绝不至曰死。乳之下，其动应衣，宗气泄也。

【各家校注】

王冰：宗，尊也，主也，谓十二经脉之尊主也。贯鬲络肺出于左乳下者，自鬲而出于乳下，乃络肺也。……绝，谓暂断绝也。……皆左乳下脉动状也。中，谓腹中也。……泄，谓发泄。

新校正："乳之下，其动应衣，宗气泄也。"按全元起本无此十一字，《甲乙经》亦无，详上下文义，多此十一字，当去。

徐湘亭：杨上善释虚为墟，而谓虚里是城邑居处。余则谓墟里不仅是城邑居处，凡乡村农民聚居之处，皆得称为墟里。陶渊明《归园田居》诗："暧暧远人村，依依墟里烟。"可知墟里实为里巷的通称。《素问》注本的虚里，即取意于此。本文胃之大络，名曰虚里者，是言胃之大络，通于虚里也，这个虚里，实际上即指心脏而言。古人所以名心为虚里者，因心有左右房室，容积大量血液，为全身循环的孔道，如里巷一样，可以出入，故名曰虚里。胃脉贯鬲络肺，而肺之支别，从肺出络心，注胸中，肺与心之循环，有协同作用。左乳之下，适当心尖部，故其搏动与寸口相应，因此，虚里之动，乃心脏舒张收缩的关系。（徐湘亭，内经若干名词考证，上海中医药杂志，1983年第9期第37页）

【平按】

"虚里"即心脏搏动处，也为诊脉处之一。

"虚"为"墟"的古字，"虚里"即"墟里"。《说文·丘部》："虚，大丘也。昆仑丘谓之昆仑虚。"段玉裁注："虚者，今之墟字，犹'昆仑'今之'崐嵛'字也。虚本谓大丘。"因心位乳下，形如丘故名之。

夫平心脉来，累累如连珠，如循琅玕，曰心平。

【各家校注】

王冰：言脉满而盛，微似珠形之中手，琅玕，珠之类也。

于鬯："连珠"盖本作"珠连"。"连"字与下文"如循琅玕""玕"字为韵。《诗·伐檀》篇云："置之河之干兮，河水清且涟猗。"连与玕叶，犹涟与干叶也。《楚辞·招魂》云："高堂邃宇，槛层轩些；纲户朱缀，刻方连些。"连与玕叶，犹连与轩叶也。乙作连珠，则失韵矣。王注云："似珠形之中手。"但言珠而不言连珠，则未见王本之必作连珠矣。

【平按】

"连""玕"均为上古元部相押，而"珠"为上古侯部，不相押。于说是。因"连珠"为常用词，意为连成串的珠子。如《汉书·律历志上》："日月如合璧，五星如连珠。"唐·杜甫《江边星月》诗之一："映物连珠断，缘空一镜升。"

本篇介绍五脏正常脉象的经文皆为韵文："平心脉来，累累如珠连，如循琅玕，曰心平"；"平肺脉来，厌厌聂聂，如落榆荚，曰肺平"；"平肝脉来，软弱招招，如揭长竿末梢，曰肝平"；"平脾脉来，和柔相离，如鸡践地，曰脾平"；"平肾脉来，喘喘累累如钩，按之而坚，曰肾平"。"聂""荚"均属上古药部相押；"招""梢"均上古宵部相押；"离""地"均属上古歌部相押；"钩"为上古侯部，"坚"

为上古真部，"钩"与"坚"不相押。考《太素》本"钩"作"旬"（黄帝内经太素，人民卫生出版社，1965 年竖排本，第 295 页），旬为上古真部，与坚相押。说明王本"钩"字也有误。

夫平心脉来，累累如连珠，如循琅玕，曰心平。夏以胃气为本。病心脉来，喘喘连属，其中微曲，曰心病。死心脉来，前曲后居，如操带钩，曰心死。

【各家校注】

王冰：居，不动也；操，执持也；钩，谓革带之钩。

杨上善：心脉来时，按之指下觉初曲后直，如操捉带勾，前曲后直，曰心死脉。居，直也。（黄帝内经太素·五脏脉诊，人民卫生出版社，1965 年版，第 294 页）

吴昆："前曲后居"，言脉之前至者曲而不伸，后至者倨而不动。是洪大而不滑利，状如指下操持革带之钩，无复冲和胃气，是心死也。

张介宾：操，持也。前曲者，谓轻取则坚强而不柔。后居者，谓重取则牢实而不动。如持革带之钩，而全失充和之气，是但钩无胃也。故曰心死。

金滘七朗：吴本，"居"作"倨"。是也。（前曲，故不可详见也。后居者，现然应于手也。）

张志聪：居，不动也。曲而不动，如操带钩，无如珠生动之象矣。

高士宗：若死心脉来，前诊则脉曲如钩，后则居而不动，其曲也如操带钩，无柔合之胃气，故曰心死。

俞樾：居者，直也。言前曲而后直也。《释名·释衣服》曰："裾，倨也"。倨倨然直，"居"与"倨"通。王注曰："居，不动也。"失之。

沈祖绵：俞樾曰："居者，直也。言前曲而后直也。"以居训直，

不当。王冰注曰："居，不动也。"考《吕氏春秋·园道》篇"人之
窍九，一有所居，则八居"，高诱注："居犹壅塞也。"高注确。王注
不动，虽未得真谛，而意犹壅塞也。俞训直，直则脉脉尚未流行，乃
病脉，非死脉也。

钱超尘：俞说甚是。考《太素》卷十五《五脏脉诊》杨上善注：
"心脉来时，按之指下觉初曲后直，如操捉带勾，前曲后直，曰心死
脉。居，直也。"（294页）杨训得之。

郭霭春：明抄本"居"作"倨"。按《病源》卷十五《心病候》
《中藏经》卷上第二十四、《类说》引"居"并作"倨"，与明抄本
合。"倨"与"踞"同。"踞"，蹲也。有据守不动之意，是无和畅之
胃气，故为死脉。"前曲后居"，张介宾说："前曲者，谓轻取则坚强
而不柔；后居者，谓重取则牢实而不动。""如操带钩"，孙鼎宜说：
"操，执持也。钩，犹结也。带钩结，两手操持之，则带必紧直。此
乃喻其直，非喻其曲。"

【平按】

杨上善、俞樾以通假训"居"为"直"；注释派王冰等直训
"居"为"不动"义。现代注释本多从注释派之说。从诊脉的指下感
觉而言，二说似乎不矛盾，指下"直"的感觉，就犹如指下脉象"不
动"的感觉一样。正常的心脉是"累累如连珠，如循琅玕"，即如手
循琅玕，波浪起伏，滑润流利。严重的病理心脉，可出现"前曲后
居，如操带钩"，即指下觉初曲后直，如操捉带钩。但比较而言，这
里还是以朴学家所训似更贴切，因为从平心脉，到病心脉，再到死心
脉，扣住的是脉象的波浪曲线描述的："如循琅玕"——"微
曲"——"前曲后居"，前后呼应。

从本段上下原文描述五藏平脉与死脉关系的规律特点看，都是前
后照应的，如："平肺脉来，厌厌聂聂，如落榆荚"与"死肺脉来，
如物之浮，如风吹毛"，形容正常肺脉如吹榆叶一样轻浮，但如果像
风吹毛一样的漂浮无根，则为肺死脉。"平肝脉来，软弱招招，如揭

长竿末梢"与"死肝脉来，急益劲，如新张弓弦"，形容正常肝脉如竿子末梢弦而柔韧有弹性，如果弦紧如张弓则为肝死脉。"前曲后居"之"居"训"直"，与"如操带钩"也正相合。

平脾脉来，和柔相离，如鸡践地，曰脾平。

【各家校注】

王冰：言脉来动数相离，缓急和而调。

郭霭春："离"（音利）与"丽"古通，见《文选》潘安仁《为贾谧作赠陆机诗》善注。"丽"有"附着"之意。"和柔相离"谓按之和柔而附着有神，故为平脉。如作分离之"离"解，则与和柔义乖。

【平按】

离，通"丽"。附着，依附。《易·离》："象曰：离，丽也。日月丽乎天，百谷草木丽乎土。"《诗·小雅·渐渐之石》："月离于毕，俾滂沱矣。"朱熹《诗经集传》："离，月所宿也。"《文选·张衡〈思玄赋〉》："松乔高跱孰能离？结精远游使心携。"李善注："离，附也。"

玉机真藏论篇第十九

帝曰：善。冬脉如营，何如而营？岐伯曰：冬脉者，肾也，北方水也，万物之所以合藏也，故其气来沉以搏，故曰营，反此者病。帝曰：何如而反？岐伯曰：其气来如弹石者，此谓太过，病在外；其去如数者，此谓不及，病在中。帝曰：冬脉太过与不及，其病皆何如？岐伯曰：太过则令人解㑊，脊脉痛而少气不欲言；其不及则令人心悬如病饥，眇中清，脊中痛，少腹满，小便变赤黄。帝曰：善。

【各家校注】

王冰：脉沉而深，如营动也。新校正云："详'深'，一作'濡'，又作'搏'。"按本经下文云："其气来沉以搏"，则"深"字当为"搏"。又按《甲乙经》，"搏"字为"濡"，当从《甲乙经》为"濡"。何以言之？脉沉而濡，"濡"，古耎字，乃冬脉之平调脉。若沉而搏击于手，则冬脉之太过脉也。故言当从《甲乙经》"濡"字。

吴昆：脉来沉石。如营，兵之守也。

张介宾：如士卒之团聚不散，亦沉石之义。

高士宗：营，犹石也。

丹波元简：马云："营者，如将之守营，内而不出也。"张云："营者，营垒之谓，如士卒之团聚不散，亦沉石之义也。"《直解》云："营，犹石也。"

俞樾：王注曰："脉沉而深，如营动也。"樾谨按："深沉"与"营动"义不相应。据下文"其气来沉以搏"，王注以"沉而搏击于手"释之，"营动"之义或取于此。然《新校正》云："《甲乙经》

'搏'字为'濡','濡'古'软'字。乃冬脉之平调，若沈而搏于手，则冬脉之太过脉也，当从《甲乙经》'濡'字。"然则经文"搏"字本是误文，不得据以为说。今注："营"之言，回绕也。《诗·齐谱正义》曰："水所营绕，故曰营丘。"《汉书·吴王濞传》《刘向传》注并曰："营，谓回绕之也。"字亦通作"萦"。《诗·樛木》篇传曰："荣，旋也。"旋，亦回绕之义。冬脉深沉状若回绕，故如"营"。

【平按】

俞樾训："营之言回绕也"，认为冬脉深沉状若回绕。注释派们皆以"脉来沉石"解，如吴昆形容"脉来沉石。如营，兵之守也"，张介宾形容"如士卒之团聚不散，亦沉石之义"，高士宗形容"营，犹石也"。

本篇描述的四季正常平脉当为：春脉如弦，夏脉如钩，秋脉如浮，冬脉如营。这里"弦、钩、浮、营"都是对四季生理脉象特点的总结。对"营"字及相关系列字，安徽大学郝士宏博士有过较为系统的考证，从"焱"的字有两组同源系列。"焱"本为火烛燃烧之形，所以有火光、光之义。《广雅·释训》"荧荧，火也"。《文选·答宾戏》注引《字林》"荧，火光也"。《楚辞·哀岁》"鬼火兮荧荧"注："荧，小火也。"故"荧、荣、莹、莹、萤"等为同一系列源，皆与"光"义有关。又，此系列还指玉石发出的光。莹，《说文》"玉色，从玉荧省声，一曰石之次玉者"，《逸论语》曰："如玉之莹。"段注："谓玉光明之貌，引申为磨，莹亦作莹。""萦、营、茔、茔"等是另一组同源系列字，都有缠绕、回旋、圆曲之义。

郝博士从荧字的形体来分析，推理此系列字的意义可能与西周早中期金文"火烛形"的交叉状态有联系，从中产生"缠绕"之义。俞樾训营字似过于拘于其字本义。从上下文义，结合医理看，这里似乎与第一组同源系列字的意义有关，从"石之次玉者"引申为石。况且《难经·十五难》之"营"就作"石"。故以通假训之，该作"莹"为妥。

帝曰：冬脉太过与不及，其病皆何如？岐伯曰：太过则令人解㑊，脊脉痛而少气不欲言；其不及则令人心悬如病饥，眇中清，脊中痛，少腹满，小便变。

【各家校注】

王冰：肾少阴脉，自股内后廉贯脊属肾络膀胱，其直行者，从肾上贯肝鬲入肺中，循喉咙侠舌本；其支别者，从肺出络心，注胸中。故病如是也。

郭霭春：不及会使人的心像饥饿时一样感到虚悬。

【平按】

悬，空虚，匮乏。《三国志·魏志·王肃传》："粮悬而难继，实行军之大忌也。"《晋书·张轨传》："吾粮廪将悬，难以持久。"这里"心悬"应指心虚。

本文大意是：黄帝问："冬脉太过不及的临床表现如何？"岐伯答："太过则倦怠，背腰痛而少气不欲言；不及见心空虚，就像饿得心慌一样，腰清冷，脊中痛，少腹满，小便异常。"

帝曰：冬脉太过与不及，其病皆何如？岐伯曰：太过则令人解㑊，脊脉痛而少气不欲言；其不及则令人心悬如病饥，眇中清，脊中痛，少腹满，小便变。

【各家校注】

王冰：眇者，季胁之下，侠脊两傍空软处也。《脉经》"眇"作"胫"。

金窪七朗：《音释》："眇音蒸。"《甲乙》："音偎。"又《正字通》："音杪。"皆无正释，未知其义何如，姑从王注。《集注》云："眇中，胁骨之杪，当两肾之处。"

郭霭春：䏚为夹脊两旁腰间空软处，正当两肾之部，肾脉不及，故䏚中寒冷。

沈祖绵：《玉机真藏论》："䏚中清。"《刺腰痛论》："腰痛引少腹控䏚，不可以仰。"《骨空论》："䏚络季胁，引少腹而胀痛。""䏚"，奇字，仅见此书。又作"𦛗"，俗字。王冰注："䏚在季胁下，侠胁两虚软处，肾外当䏚。""䏚"，疑即"肖"字。《说文》："肖，骨肉相似也。"《玉篇》："肖，似也。"顾野王释"似"，言似骨非骨也。"䏚"者，移"肖"上至右旁，又增一撇尔。

【平按】

"䏚"字，惟见《内经》，应指身体的某一部位，综合各家所训，似指腰胁部。沈训"肖"牵强。

急虚身中卒至，五藏绝闭，脉道不通，气不往来，譬于堕溺，不可为期。其脉绝不来，若人一息五六至，其形肉不脱，真藏虽不见，犹死也。

【各家校注】

王冰：是则急虚卒至之脉。

新校正：按人一息脉五六至，何得为死？必息字误，息当作呼，乃是。

张介宾：急虚者，言元气暴伤而忽甚也。故其邪中于身，必猝然而至，譬之堕者溺者，且时莫测，有不可以常期论也。若脉绝不至，或一呼五六至者，皆脏气竭而命当尽也，故不必其形肉脱而真藏见。

于鬯：上"不"字疑因下"不"字而衍。其形肉脱，故云真藏虽不见，犹死也。若作形肉不脱，则句中亦当着"虽"字。云"形肉虽不脱，真藏虽不见"，二句为偶文，然恐非也。或云，"不字当作已"。《三部九候论》云："形肉已脱，九候虽调，犹死。""九候虽调"，即"真藏虽不见"，此文正可例。"形肉已脱"，即"形肉脱"，有"已"字，无"已"字，其义一也。《玉版论要》篇云"色夭面脱不治"。则脱者不治，不脱当不至死矣。（上文"其脉绝不来，若人一息五六至"，或疑"不"字亦衍。按：吴昆注引一说云："脉绝不来，忽然一息五六至，必死也。"则彼文有"不"字，亦可解，犹不必衍。）

【平按】

于说非。本段上文描述真藏脉。真藏脉是指五脏真气败露的脉象。即无胃、神、根的脉，可见于疾病的危重阶段，所以"大骨枯槁，大肉陷下"是其临床特征。本段文紧承上文描述若卒遭意外而致身急虚、昏不知人，五脏绝闭，脉道不通，气不往来者（五脏之间彻底失去自我平衡调节功能），多见于诸如堕坠、溺水等人身意外情况，无法预测后果。诊其脉往往或脉绝不来，或瞬息五六至，其身体形肉虽不脱，真藏脉虽不见，仍为死证。

真肝脉至，中外急如循刀刃，责责然如按琴瑟弦，色青白不泽，毛折，乃死。真心脉至，坚而搏，如循薏苡子累累然，色赤黑不泽，毛折，乃死。真肺脉至，大而虚，如以毛羽中人肤，色白赤不泽，毛折，乃死。真肾脉至，搏而绝，如指弹石辟辟然，色黑黄不泽，毛折，乃死。真脾脉至，弱而乍数乍疏，色黄青不泽，毛折，乃死。诸真藏脉见者，皆死不治也。

【各家校注】

王冰：新校正云：按杨上善云："无馀物和杂，故名真也。五藏之气，皆胃气和之，不得独用。如至刚不得独用，独用则折，和柔用之即固也。五藏之气，和于胃气，即得长生；若真独见，必死。欲知五藏真见为死，和胃为生者，于寸口诊，即可知见者，如弦是肝脉也，微弦为平和。微弦，谓二分胃气一分弦气俱动，为微弦。三分并是弦而无胃气，为见真藏。"余四藏准此。

金滢七朗：毛属肺。而五藏皆言毛折者，毛者，精气之发荣也。马云："毛已折，元气败也。"

郭霭春："毛折"，"折"有损意，见《荀子·修身》杨注。"毛折"谓阴液消亡，故毛发枯损。

【平按】

原文对五脏真藏脉患者皆以"毛折，乃死"句式表述。当今的大多传世注本及教材等多从郭注，将"毛折"理解为字面上的"毛发枯折"。问题是，对于危重濒死患者，毛发枯折似乎不应是临床的典型表现和最佳诊断标准。

其实，"毛折"应是一个方言。"毛"，无也。清·钱大昕《十驾斋养新录·古无轻唇音》："古读'无'如'模'……'无'又转如'毛'。《后汉书·冯衍传》'饥者毛食'注云：按《衍集》'毛'字作'无'。《汉书·功臣侯表序》'靡有孑遗耗矣'注，孟康曰：'耗，音毛。'师古曰：今俗语犹谓'无'为'耗'。大昕按：今江西、湖南方音读'无'如'冒'，即'毛'之去声。"如"毛食"，即无食。《后汉书·冯衍传上》："然而诸将掳掠，逆伦绝理，杀人父子，妻人妇女，燔其室屋，略其财产，饥者毛食，寒者裸跣。"清·赵翼《陔馀丛考·毛作无字》："天津、河间等处，土音凡'无'字皆作'毛'字。《佩觽集》所谓河朔人谓'无'曰'毛'。"

"毛折"即"无析"。扴通折。《玉篇》："扴，俗析字。"杨雄《太玄经·玄摛》："常变错，则百事扴。"注："四时离乱，故曰百事分扴。"扴，心母，锡部；折，章母，月部。心、章邻纽双声，锡、月通转叠韵，属音近通假。"无析"，谓完善，没有损耗，没大事。汉·班固《弈旨》："若唐虞之朝，考功黜陟，器用有常，施设无析。"

这里"毛折，乃死"引申义是指虽未有明显临床症状表现，仍属死证。就是说，原文大意是：真藏肝脉现者，循脉如刀刃之急，或如按琴弦之急，面色青白不泽，即使无明显临床症状者，仍为死征。真藏心脉现者，循按搏动坚硬，如循薏苡子之连串，面色赤黑不泽，即使无明显临床症状者，仍为死征。真藏肺脉现者，循按浮大而虚，如用羽毛触人肤，面色白赤不泽，即使无明显临床症状者，仍为死征。真藏肾脉现者，循按搏动时绝（止），如以手弹石，面色黑黄不泽，即使无明显临床症状者，仍为死征。真藏脾脉现者，循按无力且忽快忽慢不定，面色黄青不泽，即使无明显临床症状者，仍为死征。总之只要诸真藏脉现皆为死脉。如此语译，上下文意贯通，也与临床相符。

真藏脉是在疾病危重期出现的无胃、无神、无根的脉象。是病邪深重，元气衰竭，胃气已败的征象，一定见于"大骨枯槁、大肉陷下"之人，所以贯通上下文义，本篇讨论真藏脉时，首先介绍了真藏脉患者典型的临床危象表现。紧接着介绍了如果突遭意外重创，虽无真藏脉现，也是死证的特殊情况。随后分别详述了五脏真藏死脉的典型脉象、色诊，并强调即使无临床典型症状者，只要真藏脉现，皆属死证。最后还总结了为何真藏脉一现则属死证的原理。

三部九候论篇第二十

上应天光星辰历纪，下副四时五行。

【各家校注】

王冰：天光，谓日月星也。历纪，谓日月行历于天二十八宿三百六十五度之分纪也。言以人形血气荣卫周流，合时候之迁移，应日月之行道。

郭霭春："副"，有"合"意。见《汉书·礼乐志》颜注。

【平按】

这里的"下副"与"上应"对文。副，相称、符合。如《后汉书·黄琼传》："盛名之下，其实难副。"

必先度其形之肥瘦，以调其气之虚实，实则写之，虚则补之。必先去其血脉，而后调之，无问其病，以平为期。

【各家校注】

王冰：血脉满坚，谓邪留止，故先刺去血，而后乃调之。不当询问病者盈虚，要以脉气平调为之期准尔。

郭霭春："必先去其血脉"，吴昆说："谓去其瘀血之在脉者，盖瘀血壅塞脉道，必先去之，而后能调其气之虚实也。"

范登脉：此"去"为"盍""盖"之古字。《尔雅·释诂上》："盍，合也。"郭注："谓对合也"，在此训诊。《水热穴论篇第六十一》：“冬者水始治，肾方闭，阳气衰少，阴气坚盛，巨阳伏沈，阳脉乃去。”《调经论篇第六十二》：“寒湿之中人也，皮肤不收，肌肉坚紧，荣血泣，卫气去。”比较《四时刺逆从论篇第六十四》：“冬者盖藏。”上两“去”字都应训藏，都是“盍”“盖”的古字。字亦通合。《玉机真藏论篇》：“冬脉者肾也，北方水也，万物之所以合藏也。”“合藏”即“盖藏”。

【平按】

范训“去”为“诊”有理，“必先去其血脉”之“去”与上文“必先度其形之肥瘦”之“度”字对文。

“去”字是多义字。“去”还是“弆”的古字，收藏、内藏、密藏。《周礼·春官·大司乐》：“凡日月食，四镇五岳崩、大傀异灾、诸侯薨，令去乐。”孙诒让《周礼正义》：“去、弆古今字。”所以《素问·水热穴论》：“冬者水始治，肾方闭，阳气衰少，阴气坚盛，巨阳伏沉，阳脉乃去。”“去”乃藏义。

“去”还有失去、损失之义。《史记·李斯列传》：“胥人者，去其几也。”司马贞《史记索隐》：“去犹失也。”《素问·八正神明论》：“月郭空，则肌肉减，经络虚，卫气去，形独居。”此“去”乃受损之义。

以左手足上，上去踝五寸按之，庶右手足当踝而弹之，其应过五寸以上，蠕蠕然者，不病；其应疾，中手浑浑然者，病；中手徐徐然者，病；其应上不能至五寸，弹之不应者，死。是以脱肉身不去者，死。

【各家校注】

王冰：“以左手足上，上去踝五寸按之，庶右手足当踝而弹之，”手足皆取之，然手踝之上，手太阴脉；足踝之上，足太阴脉。足太阴脉主肉，应于下部。手太阴脉主气，应于中部。是以下文云“脱肉身不去者死，中部乍疏乍数者死"。臣亿等按《甲乙经》及全元起注本并云："以左手足上去踝五寸而按之，右手当踝而弹之"。全元起注云："内踝之上，阴交之出，通于膀胱，系于肾，肾为命门，是以取之，以明吉凶"。今文少一"而"字，多一"庶"字及"足"字。王注以手足皆取为解，殊为穿凿。当从全元起注旧本及《甲乙经》为正。浑浑，乱也。徐徐，缓也。"是以脱肉身不去者死"，谷气外衰，则肉如脱尽。天真内竭，故身不能行。真谷并衰，故死之至矣。去，犹行去也。

　　范登脉：这段文字，亦见于《甲乙经》《太素》、敦煌卷子及《张家山汉墓竹简·脉书》。《甲乙经》卷四《三部九候第三》作："以左手于左足上去踝五寸而按之，以右手当踝而弹之，其应过五寸已上蠕蠕然者，不病；其应疾中手浑浑然者，病；中手徐徐然者，病；其应上不能至五寸，弹之不应者，死；脱肉身不去者死。"《太素》卷十四《诊候之一》作："以左手上去踝五寸而按之，右手当踝而弹之，其应过五寸已上需〔需〕（注：原文盖夺一重文符，此据杨注补）然者，不病；其应疾中手浑浑然者病；中手徐徐者，病；其应上不能至五寸者，弹之不应者，死；脱肉身去者，死。"敦煌文献伯三二八七作："以左手去足内踝上五寸，指微案之，以右手指当踝上微而弹之，其脉中气动应过五寸已上需需然者，不病也（原注：需需者，来有力）；其气来疾，中手惮惮然者，病也（原注：惮惮者，来无力也）；其气来徐徐，上不能至五寸，弹之不应手者，死也（原注：徐徐者，似有似无也）；其肌肉身充，气不去来者，亦死（原注：不去来者，弹之全无）。"《张家山墓竹汉简·脉书》作："相脉之道，左□□□□□案之，右手直踝而篁之。它脉盈，此独虚，则主病；它脉滑，此独涩，则主病；它脉静，此独动，则主病。"其中，"蠕蠕"，《太素》作"需〔需〕"。杨上善注云："需需，动不盛也。需，而免反。"伯三二八七夹注云："需需者，来有力。"又，诸本之"浑浑"，伯三二八七作"惮惮"，夹注云："惮惮者，来无力也。"按，作"惮惮"者，与夹注"来无力也"相合。"惮"与"瘅"声同义通，从"单"

之字多有疲病无力义。与"疼"亦声转义同。段玉裁《说文解字注》"瘅"篆下云："从单得声之字，如瘅、啴、幝、单并有疲敝义。"《广雅·释诂》："疼疼，疲也。"王念孙《疏证》云："《小雅·大东》篇：'哀我惮人'，毛传云：'惮，劳也。'惮与疼亦同义。""惮"的这一意义在唐宋文献仍然广泛运用。《广韵》上平声二十五寒韵："疼，力极。"桂馥《札朴》卷九《乡里旧闻·杂言》"力极曰疼"注云："音摊。"《太平广记》册五卷二一二"资圣寺"条："棱伽效之力所疼。"力所疼即力尽之意。《敦煌变文集·破魔变文》："鬼神类，万千般，变化如来气力滩。"气力滩即气力尽。皮日休《上真观》诗："褵褷风声疣，钯䂺地方疼。"则是用本字。字书又有勯字，训为气力尽，当是疼的或体。白居易《琵琶行》："间关莺语花底滑，幽咽泉流冰下滩。"滩字跟敦煌变文中的那个滩字是一样的意思，都是指的气力尽。泉流冰下，鸣声幽咽，仿佛有气无力的样子。脉按，此处的"惮惮然"下注"惮惮者，来无力也"，正与《琵琶行》中的"滩"字意思一样，也是无力的样子。今无力称"瘫"，正是"瘅"的俗字，亦犹沙潬之"潬"俗作"滩"。综合以上材料，《三部九候论》的这段文字当校作："以左手去足内踝上五寸按之，以右手指当踝上而簟之。其应过五寸以上蠕蠕然者，不病；其应疾，中手惮惮然者，病；中手徐徐然者，病；其应上不能至五寸，簟之不应者，死。其肌肉充身，气不去来者，亦死。"其中，"簟"当若读"撢"。大概是因为时代或方音的关系，"簟"（撢）字在传抄的过程中被改成了"弹"。《玄应音义》卷十四"罪户"注："罪，《仓颉篇》作撢，音簟，持也。"《说文·手部》："撢，探也。"《集韵·感韵》："撢，揞也。"《广雅·释诂四》"揞，藏也"下王念孙《疏证》云："今俗语犹谓手覆物为揞。"原来这是一种通过用手按诊足内踝上之脉以决死的诊脉法。这一段文字的重新校定，补充了后人关于《内经》脉诊学说叙述的不足，丰富了中医诊脉法的内容。

【平按】

综合以上材料，《三部九候论》的这段文字当校作："以左手于左足上，去足内踝五寸而按之，右手当踝而弹之，其应过五寸以上，蠕蠕（rúrú）然者，不病；其应疾，中手浑浑然者，病；中手徐徐然者，病；其应上不能至五寸，弹之不应者，死。是以脱肉身不去者死。"

此段大意是：足内踝诊脉法：医生以左手在病人左足上，上去内踝约五寸处按压，以右手指弹于内踝，医者之左手即有相应的感觉，如感应过手下者（超过五寸以上），且和缓有力多为正常脉象；如感应过强，脉气纷乱者为病态；若感应迟缓似有似无者，也为病态（不及五寸），若弹之左手毫无反应的是为死候。尤其身体极度消瘦，弹之脉全无反应者，是死亡之候。

黄龙祥认为：踝上五寸处医者所感觉到的是大隐静脉被轻叩后血流的波动感，古人不明此理，而误认为是"脉中动气"。由于此诊脉法早已不传，对其诊断学意义，有待进一步研究。（黄龙祥，中国针灸学术史大纲，华夏出版社，2001年，第769页）

经脉别论篇第二十一

食气入胃，散精于肝，淫气于筋。食气入胃，浊气归心，淫精于脉。

【各家校注】
王冰：肝养筋，故胃散谷精之气入于肝，则浸淫滋养于筋络矣……浊气，谷气也。心居胃上，故谷气归心，淫溢精微入于脉也。何者？心主脉故。

郭霭春：此"淫气"有浸淫滋养之意。

【平按】
淫，游也。《韩非子·解老》："上德不德，言其神不淫于外也。"陈奇猷《韩非子集释》："淫，游也。"《文选·司马相如〈长门赋〉》："登兰台而遥望兮，神怳怳而外淫。"李善注引《广雅》："淫，游也。"

食气入胃，浊气归心，淫精于脉。

【各家校注】
王冰：浊气，谷气也。心居胃上，故谷气归心，淫溢精微入于脉也。何者？心主脉故。

郭霭春：沈思敏说："心字误，应作脾。《灵枢·阴阳清浊篇》'足太阴独受其浊'，既曰独受，则浊气归脾之外，更无一藏再受其浊

可知。"（见《吴医汇讲》卷四）

【平按】

"归"通"馈"。馈，本义是赠送。《诗·邶风·静女》："自牧归荑，洵美且异。"《仪礼·聘礼》："君使卿韦弁归饔饩五牢。"郑玄注："今文'归'或为'馈'。"也指进食于人。《周礼·天官·膳夫》："凡王之馈，食用六谷，膳用六牲。"郑玄注："进物于尊者曰馈。"孙诒让《周礼正义》："此谓膳夫亲进馈于王也。"因心为君主之官，所以用"归（馈）"以示尊。

食气入胃，浊气归心，淫精于脉。脉气流经，经气归于肺，肺朝百脉，输精于皮毛。

【各家校注】

王冰：言脉气流运，乃为大经，经气归宗，上朝于肺，肺为华盖，位复居高，治节由之，故受百脉之朝会也。《平人气象论》曰："藏真高于肺，以行荣卫阴阳。"由此故肺朝百脉，然乃布化精气，输于皮毛矣。

郭霭春：姚止庵说："血之精华，既化而为脉，而脉已有气，流行于十二经络之中，总上归于肺。肺为华盖，贯通诸藏，为百脉之大要会，故云朝百脉。"

邸若虹等：①"朝"王注等"朝会"之义。②"朝"通"潮"，潮动之义。"朝"与"潮"二字音义相通，古代两字可同音假借。如《汉书·枚乘传》有："游曲台，临上路，不如朝夕之池也。"苏林注曰："吴以海水潮流汐为池也。"《内经》中有多处这样的用法……在《经脉别论》篇原文中所用的动词多是用来比喻水形态的，如归、淫、输、合、行、溜，故将"朝"作"潮"解更合乎逻辑。即"肺潮动百脉"，指肺具有使全身经脉如同海水潮汐运动、起落有常的功能。③"朝"通"调"，调节、调理、调得之义。有学者认为，该句中的

"朝"乃"调"之假借字,"肺朝百脉"即"肺调百脉"。认为两字在读音和含义上存在假借的基础。读音方面,在中古时期,"调"为定母萧韵,"朝"为澄母宵韵。根据清代钱大昕"古无舌上音"的理论,中古澄母是由上古定母分化而来,即为同母。而幽、宵二韵又是旁转,故"调"与"朝"在上古时读音极近,具通假之条件。此外,两字通假在古文中可见,如"未见君子,怒如调饥"(《诗经·周南·汝坟》)。《毛传》曰:"调,朝也。"郑玄《笺》曰:"未见君子之时,如朝饥之思食。"在词义方面,"调"在《素问》中凡五十余见,均为调节、调理、调和之义。……可见"调"字在上古并非生僻字。将"肺朝百脉"作"肺调百脉"训解,意即经气归于肺,肺得以其气而调百脉也。以上三种对"朝"字的解释,在本质上并不矛盾,只是各有侧重,且又相互补充,可谓仁者见仁,智者见智。

【平按】

心为君主之官,肺为相傅之官,所以荣养首先惠顾于心肺,再布散兼统全身。"肺朝百脉"之"朝"应指调理之义,即指肺通调于百脉。"朝"可通"调",《荀子·哀公》:"今东野毕之驭,上车执辔,衔体正矣,步骤驰骋,朝礼毕矣。"王先谦《荀子集解》引郝懿行曰:"上句言驭之习,下句言马之习也。朝,与'调'古字通……此言马之驰骤皆调习也。"

气口成寸,以决死生。

【各家校注】

王冰:三世脉法,皆以三寸为寸关尺之分,故中外高下,气绪均平,则气口之脉而成寸也。夫气口者,脉之大要会也,百脉尽朝,故以其分决死生也。

范登脉:这几句中,精、明、衡、平、成、生诸字是韵脚字。根据韵例,这一句当读作:"权衡以平,气口成;寸,以决死生。"全句的意思是说，肺的功能如果正常，气口脉动就正常，切度（寸口脉），据（此）来判断死生。"寸"之宾语"气口"承上省略。

【平按】

"成"同"究"。《广雅·释诂四》"备，究也"。王念孙《广雅疏证》："书大传云：备者，成也。成与究同义。""寸"应读为 cǔn，忖之义。揣度、思量。《汉书·律历志上》："分者，自三微而成著，可分别也。寸者，忖也。"《诗·小雅·巧言》："他人有心，予忖度之。"唐陆德明《经典释文》："忖，本又作寸，同。"

"成忖"，同义复词。这里引申"诊脉"之义。"气口成寸，以决死生"，即诊气口之脉，判病之轻重。

藏气法时论篇第二十二

心病者，胸中痛，胁支满，胁下痛，膺背肩胛间痛，两臂内痛。

【各家校注】

王冰：心少阴脉，支别者，循胸出胁。又手心主厥阴之脉，起于胸中；其支别者，亦循胸出胁，下腋三寸，上抵腋下，下循臑内，行太阴少阴之间，入肘中，下循臂行两筋之间。又心少阴之脉，直行者，复从心系却上肺，上出掖下，下循臑内后廉，行太阴心主之后，下肘内，循臂内后廉，抵掌后锐骨之端。又小肠太阳之脉，自臂臑上绕肩甲，交肩上。故病如是。

范登脉："支"当作"丈"，通"张"，俗作"胀"。二字在隶书中形体相混。迻写者因不知"丈"读为"张"，遂书作"支"。

【平按】

虽未找到"支"通"胀"的旁证，但范说似有理。

另："支"本有阻塞之义。《庄子·天地》："且夫趣舍声色以柴其内，皮弁鹬冠搢笏绅修以约其外，内支盈于柴栅，外重缠缴，睆睆然在缠缴之中而自以为得。"成玄英疏："支，塞也。"《素问·六元正纪大论》："厥阴所至为支痛，少阴所至为惊惑、恶寒、战栗、谵妄。"王冰注："支，支柱，妨也。"所以，这里"支"可引申训为胀。

宣明五气篇第二十三

五脉应象：肝脉弦，心脉钩，脾脉代，肺脉毛，肾脉石，是谓五藏之脉。

【各家校注】

王冰："肝脉弦"，软虚而滑，端直以长也。"心脉钩"，如钩之偃，来盛去衰也。"脾脉代"，软而弱也。"肺脉毛"，轻浮而虚，如毛羽也。"肾脉石"，沉坚而搏，如石之投也。

丹波元简：吴云："象四时之更代也。"

郭霭春：肝脉应春而弦；心脉应夏而钩；脾脉应长夏而代；肺脉应秋而毛；肾脉应冬而石。

【平按】

代，更迭，交替。董仲舒《春秋繁露·如天之为》："当生者曰生，当死者曰死，非杀物之义，代四时也。"凌曙注引颜延年曰："一寒一暑，一往一复为代。"这里的"脾脉代"，应指更迭、交替。因"脾不主时……常以四时长四藏，各十八日寄治"。所以张介宾认为："代，更代。脾脉和软，分王四季。如春当和软而兼弦，夏当和软而兼钩，秋当和软而兼毛，冬当和软而兼石。随时相代，故曰代。此非中止之谓。"

此文大意是：五脏的脉象与四时是相应的：肝脉应春而弦，心脉应夏而钩，脾脉随寄旺四季而变更，肺脉应秋而毛，肾脉应冬而石。

血气形志篇第二十四

今知手足阴阳所苦，凡治病必先去其血，乃去其所苦，伺之所欲，然后写有余，补不足。

【各家校注】

王冰：先去其血，谓见血脉盛满独异于常者，乃去之，不谓常刺则先去其血也。

郭霭春：这是手三阴经和手三阳经的联系。凡是治病，如血液盛满的，一定得先刺去其血，以减轻病人的痛苦；然后观察病人的意愿，摸清虚实，泻其有余，补其不足。

【平按】

"凡治病必先去其血"句与《三部九候论篇》的"必先去其血脉"句同。"去"训"诊"，强调是：凡治病的首要原则是必须诊其血脉，才能去其病。具体说，宜辨明病情，然后泻其有余，补其不足。

是谓五形志也。刺阳明出血气，刺太阳出血恶气，刺少阳出气恶血，刺太阴出气恶血，刺少阴出气恶血，刺厥阴出血恶气也。

【各家校注】

王冰：明前三阳三阴血气多少之刺约也。

新校正云：按《太素》云："刺阳明出血气，刺太阴出血气。"

杨上善注云："阳明太阴虽为表里，其血气俱盛，故并写血气。"如是，则太阴与阳明等，俱为多血多气。前文太阴一云多血少气，二云多气少血，莫可的知。详《太素》血气并写之旨，则二说俱未为得，自与阳明同尔。又此刺阳明一节，宜续前写有余补不足下，不当隔在草度法五形志后。

　　郭霭春："刺太阴出气恶血"，《太素》"出气恶血"作"出血气"，杨注："阳明、太阴虽为表里，其血气俱盛，故并写血气。"

【平按】

　　恶，忌讳。《礼记·王制》："大史典礼，执简记，奉讳恶。"郑玄注："恶，忌日，若子卯。"《汉书·夏侯胜传》："在《洪范传》曰'皇之不极，厥罚常阴，时则下人有伐上者'，恶察察言，故云臣下有谋。"颜师古注："恶谓忌讳也。"本段文承上文"凡治病必先去其血，乃去其所苦，伺之所欲，然后泻有余补不足"下。如太阳多血少气，故忌讳泻气。

宝命全形论篇第二十五

岐伯对曰：夫盐之味咸者，其气令器津泄；弦绝者，其音嘶败；木敷者，其叶发；病深者，其声哕。人有此三者，是谓坏府，毒药无治，短针无取，此皆绝皮伤肉，血气争黑。

【各家校注】

王冰："夫盐之味咸者，其气令器津泄"，咸，谓盐之味苦浸淫而润物者也。夫咸为苦而生咸，从水而有水也，润下而苦泄，故能令器中水津液润渗泄焉。凡虚中而受物者皆谓之器，其于体外则谓阴囊，其于身中所同则谓膀胱矣。然以病配于五藏，则心气伏于肾中而不去，乃为是矣。何者？肾象水而味咸，心合火而味苦，苦流汗液，咸走胞囊，火为水持，故阴囊之外津润如汗而渗泄不止也。凡咸之为气，天阴则润，在土则浮，在人则囊湿而皮肤剥起。"弦绝者，其音嘶败"，阴囊津泄而脉弦绝者，诊当言音嘶嗄，败易旧声尔，何者？肝气伤也。肝气伤则金本缺，金本缺则肺气不全，肺主音声，故言音嘶嗄。"木敷者，其叶发"敷，布也，言木气散布，外荣所部者，其病当发于肺叶之中也。何者？以木气发散故也。《平人气象论》曰："藏真散于肝，肝又合木也。""病深者，其声哕。"哕，谓声浊恶也，肺藏恶血，故如是。"人有此三者，是谓坏府"，府，谓胸也。以肺处胸中故也。坏，谓损坏其府而取病也。《抱朴子》云："仲景开胸以纳赤饼"，由此则胸可启之而取病矣。三者，谓脉弦绝、肺叶发、声浊哕。"毒药无治，短针无取，此皆绝皮伤肉，血气争黑。"病内溃于肺中故毒药无治，外不在于经络，故短针无取，是以绝皮伤肉乃可攻之，以恶血久与肺气交争，故当血见而色黑也。

新校正：详岐伯之对与黄帝所问不相当。别按《太素》云："夫盐之味咸者，其气令器津泄；弦绝者，其音嘶败；木陈者，其叶落；病深者，其声哕。人有此三者，是谓坏府，毒药无治，短针无取，此皆绝皮伤肉，血气争黑。"三字与此经不同，而注意大异。杨上善云："言欲知病征者，须知其候。盐之在于器中，津液泄于外，见津而知盐之有咸者也。声嘶，知琴瑟之弦将绝。叶落，知陈木之已尽。举此三物衰坏之征，以比声哕识病深之候。人有声哕同三譬者，是为府坏之候。中府坏者，病之深也。其病既深，故针药不能取，以其皮肉血气各不相得故也。"再详上善作此等注义，方与黄帝上下问答义相贯穿。王氏解盐、器、津，义虽渊微，至于注"弦绝""音嘶""木敷""叶发"，殊不与帝问相协，考之不若杨义之得多也。

俞樾：杨上善注以上三句譬下一句，义殊切当。"木敷""叶发"亦当从彼作"木陈""叶落"，本是喻其衰坏，自以"陈""落"为宜也。惟"人有此三者"句，尚未得解。经云"有此三者"，不云"同此三者"，何得以"同三"譬说之，疑"此皆绝皮伤肉血气争黑"十字当在"人有此三者"之上。"绝皮"一也，"伤肉"二也，"血气争黑"三也，所谓"三者"也。"病深而至于声哕，此皆绝皮、伤肉、血气争黑。人有此三者，是谓坏府，毒药无治，短针无取"。文义甚明，传写颠倒，遂失其义。又按：《太素》与此经止"陈""落"二字不同，而《新校正》云："三字"者，盖"其音嘶败"，王本作"其音嘶嗄"，故注云："阴囊津泄而脉弦绝者，诊当言音嘶嗄，败易旧声尔。"又曰："肺主音声，故言音嘶嗄。"皆以"嘶嗄"连文，是其所据。经文必作"嘶嗄"，不作"嘶败"，与《太素》不同，故得有三字之异也。

于鬯：敷与陈义本相通。《汉书·宣帝纪》颜注引应劭云："敷，陈也。"《韦元成传》注云："陈，敷也。"敷为陈布之陈，亦为久旧之陈。凡一字之有分别义，悉由一义之通转而得，训诂之法，颇无泥滞。然则"木敷者，其叶发"，即林校引《太素》云"木陈者，其叶落"也。木陈，谓木久旧也，《汉书·文帝纪》颜注云："陈，久旧也。"是也。则木敷亦若是义矣。发当读为废。《论语·微子》篇陆释引郑本，"废"作"发"。《庄子·列御寇》篇陆释引司马本，"发"作"废"。《文选·江文通杂体诗》李注云："凡草木枝叶雕伤谓之废。"此其义也。故其叶发者，其叶废也。其叶废，即其叶落矣。王注云："敷，布也。言木气散布，外荣于所部者，其病当发于肺叶之中。"此说甚戾。木既敷荣，何为病发？（《灵枢·五变》篇云："夫木之蚤花先生叶者，遇春霜烈风，则花落而叶萎"，是谓蚤花先生叶。今止一敷字，亦不足以尽此义。）且《素问》止言其叶发，不言其叶发病，安得增设而为是说也？林校正谓《太素》三字与此经不同，而注意大异。不知字虽不同，而意实无别也。（林言三字不同，陈与敷也，落与发也，其一乃指上文"嘶败"之"败"字，王本原作"嗄"，说见俞荫甫太史《余录》。今浙局本于下文血气争黑之黑字作异，当属勘误，不得为林指三字之一也。）

丹波元简：《素问抄》作："夫弦绝者，其音嘶败。木敷者，其叶发。盐之味咸者，其气令器津泄。病深者，其声哕。此皆绝皮伤肉、血气争黑。人有此三者，是谓坏府。毒药无治，短针无取。"注：上三条，乃《诗》之兴也。按：此节文义错杂，诸注家无明解，独杨上善注为得，宜从。《素问抄》以杨意解之。杨注"争黑"作"争异"，可从。所谓坏府者，广指五藏六府而言也。

郭霭春：岐伯回答说："诊断疾病，应该注意观察它所表现的症候，比如盐贮藏在器具中，能够使器具渗出水来；琴弦将断的时候，会发出嘶破的声音；树木弊坏，叶子就要落下来；如疾病到了深重阶段，人的声音就要发哕。人有了这样的现象，说明脏腑已有严重破坏，药物和针刺都已无效，这都是皮肉血气各不相得，所以病是不易治了。"

李怀之：按，俞氏意识到《太素》作"木陈""叶落"为宜，却不明王冰本作"敷"，乃"陈"之俗讹之字。于氏之说似已成定论，后人亦多袭用之，殊不知于氏犯有戾推之嫌。敷，《龙龛手镜》有"

敕俗，敷今"。又考陈，《龙龛手镜》云："隚，古文陈字。"《玉篇》："軙，古文陈字。"又"陈，或作敕。"《字汇》："敕，古文陈。"《集韵》："隚或作敕。"综上，陈或作隚、作軙、作敕。其中《玉篇》《字汇》《集韵》等之"敕"与《龙龛手镜》"敷"实为"陈"字之讹。木陈，谓木久旧之义。杨上善曰："叶落者，知陈木之已尽。"《汉书·食货志》："太仓之粟陈陈相因，充溢露积于外，腐败不可食。"颜师古注："陈谓久旧也。"（李怀之，内经俗字校释，山东中医药大学学报，2006 年第 30 卷第 5 期，第 377 页）

【平按】

本段经文用韵齐整，文理通顺，泄、败、发、哕上古均为月部相押。江有诰韵读作："对曰：夫盐之味咸者，其气令器津泄；（去声）弦绝者，其音嘶败；木敷者，其叶发；病深者，其声哕。（祭部）人有此三者，是谓坏腑，（方掫反）毒药无治，短针无取。（侯部）。"（黄帝内经研究大成·近代校释珍本辑录·素问灵枢韵读，北京出版社，1999 年，第 2306 页）若按《新校正》及俞樾改"敷""发""败"三字为"陈""落""嗄"，则不成韵，如"落"上古为铎部，与月部相去较远。于鬯训敷即陈也，发即废也，既不破坏韵文，又符合上下医理，甚是。

"血气争黑"当从《太素》作"血气争异"。

岐伯曰：木得金而伐，火得水而灭，土得木而达，金得火而缺，水得土而绝，万物尽然，不可胜竭。

【各家校注】

王冰：达，通也。言物类虽不可竭尽而数，要之皆如五行之气而有胜负之性分尔。

吴昆：言万物莫不各有胜克之理，不可胜竭而数，要之可以类推类也。

张介宾：天地阴阳之用，五行尽之，万物虽多，不能外此五者，知五行相制之道，则针法可约而知矣。

马莳：木伐于金，火灭于水，土达于木，金缺于火，水绝于土，万物皆具五行，其胜负之理尽然。

张志聪：五藏五行之气，有相胜更立，不可不知。如木得金则伐，火得水则灭，金得火则缺，水得土则绝，此所胜之气而为贼害也。如土得木而达，此得所胜之气而为制化也。万物之理皆然，而不可胜竭。

高世宗：金能制木，故木得金而伐；水能制火，故火得水而灭；木能制土，始焉木王，既则木之子火亦旺，火旺生土，故土得木而达；火能制金，故金得火而缺；土能制水，故水得土而绝。万物皆有制克之道，故万物尽然，制而复生，无有穷尽，故不可胜竭。不可胜竭，所以申明土得木达之义。

于鬯：此"达"字盖当主本义为说。《说文·辵部》云："达，行不相遇也。""行不相遇"为达字本义，则达之本义竟是不通之谓。凡作通达义者，却以反义为训，书传用达字多用反义，惟此达字为得本义耳。土得木者，木克土也。土受木克而曰达，非行不相遇之意乎？王注乃于此达字亦训通，疏矣。上文云："木得金而伐，火得水而灭。"下文云："金得火而缺，水得土而绝。"达字与伐、灭、缺、绝等字同一韵，义亦一类。苟为通达之义，不且大相刺谬乎？（张志聪《集注》云："木得金则伐，火得水则灭，金得火则缺，水得土则绝，此所胜之气而为贼害也。土得木而达，此得所胜之气而为制化也。"高世栻《直解》云："金能制木，故木得金而伐；水能制火，故火得水而灭；木能制土，始焉木王，既则木之子火亦旺，火旺生土，故土得木而达；火能制金，故金得火而缺；土能制水，故水得土而绝。"皆不明达字之义，而曲说支离矣。）行不相遇，与伐、灭、缺、绝正一律也。朱骏声《说文通训》谓："惟《书·顾命》'用克达殷集大命'似当训绝。《礼·内则》'左右达为夹室'所以相隔。《吴语》'寡人其达王于甬句东'与不相遇义近。"鬯意窃不敢漫和，

《说文》家竟未有援及此文以证彼者，而《素问》家亦无引《说文》本义以释此达字。甚矣！读书之难于贯彻也。

南京注译本： 木遇到金，就能折伐；火受到水，就能熄灭；土被木殖，就能疏松；金遇到火，就能熔化；水遇到土，就能遏止。

【平按】

此段文描述病理状态，经文是一段齐整的韵文。伐、灭、达、缺、绝皆属上古月部，而同韵相押。词义都是表述五脏的五行相克病理状态。达的本义是"不通"，而"通达"竟是"达"的后起之义。注释派以后起义说古义，既不合文理（偶俪文规律），又不顺医理，病理生理状态相混言。依于说"达"用本义则文通而理顺。

另："达（tà）"可通"挞"。挞伐，征讨。《尚书·顾命》："则肆肆不违，用克达殷集大命。"曾运乾《尚书正读》："达，即古挞字。犹云挞伐也。"

故针有悬布天下者五，黔首共余食，莫知之也。

【各家校注】

王冰： 言针之道，有若高悬示人，彰布于天下者五矣。而百姓共知余食，咸弃蔑之，不务于本，而崇乎末，莫知真要深在其中，所谓五者，次如下句。

新校正： 按全元起本"余食"作"饱食"。注云：人愚，不解阴阳，不知针之妙。饱食终日，莫能知其妙益。又《太素》作"饮食"杨上善注云："黔首共服用此道，然不能得其意。"

金漥七朗： 张云："黔首，黎民也。共，皆也。余食，犹食之弃余，皆不相顾也。"《老子》："余食赘行。"《集注》云："共供同。百姓有余粟以供养，其于治针之道，莫之知也。"（诸说不稳，宜全本作"饱食"。此盖广言养生之道，非独言治针之义也。）

郭霭春： 有五种针法已向天下的众人公布了，但人们只顾饱食，而不从根本上了解它们。

　　吴弥漫：全元起本作"共饱食"而释为"饱食终日，莫能知其妙益。"（见《新校正》）《太素》卷十九作"共饮食"而注谓："黔首共（今本《太素》无共字，此处依《新校正》）服用此道，而莫知其意。"王冰则注谓："而百姓共知余食，咸弃蔑之，不务于本，而崇乎末，莫知真要深在其中。"三氏均不知古籍有假借之例，而直释"共"为"共同"，有违经义。今本《黄帝内经素问校释》则译为"而一般黎民只知取用余食，以维持生活，对于针刺的道理及其奥妙是不知道的。"对"共"字避而不谈，且译文亦与经旨不符。其实，"共"乃"供"之假借字，古籍中以"共"为"供"者屡见不鲜，如《左传·僖公四年》："尔贡包茅不入，王祭不共。……敢不共给。"《经典释文》注："共音恭，本亦作供。"《诗·采薇·序》："则可以承先祖共祭祀矣。"均是"共"为"供"之假借的例证。以"供"破读"共"字，则该句经文意为：一般的黎民百姓只是把剩余的粮食供给我们享用，并不懂得针刺的奥妙道理。这与前面黄帝所言之"余欲针除其疾病""余念其痛"，意义上方能相应。（吴弥漫，内经训诂札记，浙江中医学院学报，2000 年第 24 卷第 1 期，第 85 页）

　　【平按】

　　大意是：养生防病纲领有五点已昭告天下，但老百姓们只顾追求于饱食暖衣，却不太重视养生防病。

　　铖：箴，规谏、告诫。《书·盘庚上》："无或敢伏小人之攸箴。"陆德明《经典释文》引马融曰："箴，谏也。"《左传·宣公十二年》："箴之曰：'民生在勤，勤则不匮。'"杜预注："箴，诫也。"

　　"余食"本有"饱食"之义，《战国策·秦策五》："今力田疾作，不得暖衣余食。"

三曰知毒药为真。

【各家校注】

王冰：毒药攻邪，顺宜而用正，正真之道，其在兹乎。

金湿七朗：一云："为当作伪。"

郭霭春：第三要了解药物的真正性能。

【平按】

"为"通"伪"，假装、欺诈。《诗·唐风·采苓》："人之为言，苟亦无信。"孔颖达疏："人之诈伪之言。"此句大意是：三要能辨药材之真伪。

从见其飞，不知其谁。

【各家校注】

王冰：言所针得失，如从空中见飞鸟之往来，岂复知其所使之元主耶。是但见经脉盈虚而为信，亦不知其谁之所召遗尔。

于鬯：从字盖徒字形近之误。徒见其飞，故曰不知其谁也。"不知"与"徒见"，意义针合。徒误为从，便失旨矣。王注云"如从空中见飞鸟之往来"。以如从解从，甚谬。

【平按】

于所言是。"从"的繁体是"從"与"徒"形近易讹。

刺虚者须其实，刺实者须其虚。

【各家校注】

王冰：言要以气至有效而为约，不必守息数而为定法也。

郭霭春：刺虚证，须用补法，刺实证，须用泻法。

【平按】

须，待。《诗·邶风·匏有苦叶》：“人涉卬否，卬须我友。”《毛诗故训传》“人皆涉，我反未至，我独待之而不涉。”毛泽东《沁园春·雪》词：“须晴日，看红装素裹，分外妖娆。”

八正神明论篇第二十六

凡刺之法，必候日月星辰四时八正之气，气定乃刺之。是故天温日明，则人血淖液而卫气浮，故血易写，气易行；天寒日阴，则人血凝泣而卫气沉。

【各家校注】

王冰：淖，湿也；泽，润液也。谓微湿润也。

张介宾：淖，濡润也。天温日明，阳盛阴衰也，人之血气亦应之，故血淖液而易泻，卫气浮而易行。

高士宗：淖液，滋灌也。

郭霭春："淖液"应作"淖泽"，声误。下"天温无疑"句，杨注"天温血气淖泽"可证。"淖泽"谓"濡润"。"濡润"与下"凝泣"相对。《云笈七签》卷五十七第六引"浮"作"扬"。

于鬯："淖"盖当作"潮"，"潮""淖"形近而误。"潮"即《阴阳别论》"潮则刚柔不和"之"潮"字。《释音》云："潮同潮"是也。彼王注云："血潮者，阳常胜。""血潮"二字即可证。此云"卫气浮"，下文云"故血易泻，气易行"，是即阳盛之谓矣。王于此无注，而其字作"淖"。张志聪《集注》云"淖，和也"殆误矣。（《离合真邪论》《经络论》及《灵枢·藏府病形》篇、《决气》篇、《行针》篇并出"淖泽"字，疑彼"淖"字皆"潮"字之误。）抑"液"或当读"汐"，"液"谐"夜"声，夜即从夕，亦省声，而夕声亦同部可谐。《说文》无"汐"字，故借"液"为之。"潮液"者，即潮汐也。如《五藏生成》篇言"四肢八谿之朝夕"也，彼朝夕即潮汐，前人已言之，此借"液"为"汐"，犹彼借"夕"为"汐"矣。(《移精变气论》"虚邪朝夕"，或亦当读潮汐。)

【平按】

考明·顾从德影宋刻本《阴阳别论》不作"淖则刚柔不和"，而是"淖则刚柔不和"。不知于鬯据何本所校。不过于鬯所言从上下文理看是合理的。淖淖极易形讹。此句与下文"天寒日阴，则人血凝泣而卫气沉"相对，"凝泣"与"淖液"相对，若按王氏所释，义不相对。此段文描述人体血液运行状态与月球的运行规律是息息相关的，故下文有"月始生，则血气始精，卫气始行；月郭满，则血气实，肌肉坚；月郭空，则肌肉减，经络虚，卫气去，形独居。"的描述。治疗上强调"因天时而调血气也"。月球对地球影响的最显著表现就是潮汐现象。经文从这一现象引申到血液的运行生理变化规律的天人相应性。临床上，月球对人体的生理病理影响是有现代科学研究依据的。"淖液"与"凝泣"相对，所以说于训"淖液"为"潮汐"之义，有一定道理，"潮汐"形容血液流速汹涌有力。比注解为"湿润""濡润"更为贴切。"湿润"不与"凝泣"成对义。《说文·水部》："淖，水朝宗于海。从水，朝省。"徐锴《说文解字系传》："淖，今俗作潮。"《集韵·宵韵》："淖，隶作潮。"

于鬯所举之文，大多"淖"与此文是一致的意义，如《素问·离合真邪论》："天地温和，则经水安静；天寒地冻，则经水凝泣；天暑地热，则经水沸溢"，这里"凝泣"与"沸溢"对义。紧接着下文"卒风暴起，则经水波涌而陇起。夫邪之入于脉也，寒则血凝泣，暑则气淖泽。"还有《素问·经络论》："寒多则凝泣，凝泣则青黑；热多则淖泽，淖泽则黄赤；此皆常色，谓之无病"、《灵枢·决气》："何谓液？岐伯曰：谷入气满，淖泽注于骨，骨属屈伸"、《灵枢·行针》："阴阳和调，而血气淖泽滑利，故针入而气出，疾而相逢也"，文中的"淖"皆应从于鬯所训为"淖"。

但《阴阳别论》"淖则刚柔不和"杨上善注"淖(音浊)，乱也",这应是从"淖"的烂泥之义的引申义。《灵枢·邪气脏腑病形》篇;"夫臂与胻,其阴皮薄,其肉淖泽,故俱受于风,独伤其阴",这里的"淖泽"应是润泽之义。

是以因天时而调血气也。是以天寒无刺,天温无疑,月生无写,月满无补,月郭空无治,是谓得时而调之。

【各家校注】

王冰:"天寒无刺",血凝泣而卫气沉也;"天温无疑",血淖液而气易行也。

郭霭春:元残一、赵本、吴本、明抄本、周本、藏本"疑"并作"凝"。按《移精变气论》王注引作"凝",与各本合。惟"无凝"与"无刺"义不相称。《针灸大成》卷二《标幽赋》杨注引"疑"作"灸",于义较合,未知何据。

【平按】

考明·顾从德影宋刻本,所有的"刺(cì)"一律刻作"刾(là)"(见图),如图中"岐伯曰:凡刺之法……"和"天寒无刺,天温无疑"句。刾(cì)、刾(là)不分。其实,这里"天寒无刺"的"刺(cì)"就应是"刾(là)"。

"刾"应是躁动之义。通"厉"。章炳麟《新方言·释言二》:"《论语》:'解温而厉,听其言也。'厉,郑曰厉,严正也。《左传》:'与其素厉',杜解:厉,猛也。厉,古音同赖,同刾。"厉有振奋、踊起义,《管子·地员》:"五沙之状,粟焉如屑尘厉。"尹知章注:"厉,踊起也。"

刾也(月来là)可读为"烈"(月来liè),双声叠韵。西周中期青铜器史墙盘铭文有:"微史刾祖考尔来见武王"师虎殷:"用乍朕刾考日庚障殷。""刾"文献通作"烈"。《尚书·洛诰》:"越乃光烈考武王。"按:《说文》"(齿列)读若刾"。"烈",威、猛、疾也。

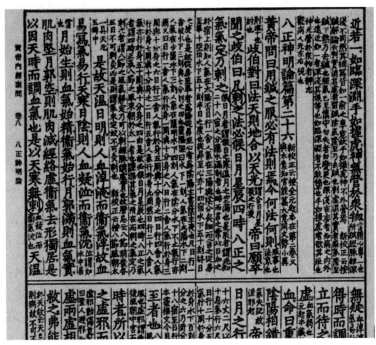

宋·欧阳修《秋声赋》："其所以摧败零落者，乃一气之余烈。"

"疑"（níng）通"凝"，凝聚、集结、停滞、停止。《楚辞·九章·涉江》："船容与而不进兮，淹回水而疑滞。"洪兴祖《楚辞补注》："江淹赋云：'舟凝滞于水滨。'"

"刺"，躁动，"疑"，凝滞。"天寒无刺，天温无疑"是对文句。紧接上文"天温日明，则人血淖液而卫气浮，故血易泻，气易行；天寒日阴，则人血疑泣而卫气沉"，所以王冰的注文是："天寒无刺"，血凝泣而卫气沉也；"天温无疑"，血淖液而气易行也。可见是描述气血状态的。

此文大意是：所以必须顺应天时的变化调理人体气血。天气寒冷气血不会宣躁，天气温暖气血不会凝滞。月亮初生的时候不要行泻法，月亮正圆的时候不施用补法，月黑无光的时候不是最佳治疗时机，这就是顺应天时变化而调治气血的法则。

离合真邪论篇第二十七

岐伯曰：此攻邪也，疾出以去盛血，而复其真气，此邪新客，溶溶未有定处也，推之则前，引之则止，逆而刺之，温血也。刺出其血，其病立已。

【各家校注】

王冰：若不出盛血而反温之则邪气内盛，反增其害。

金滘七朗：张云："热血也。"吴以为毒血者，不是。

高世栻：温，通"调"也。

张介宾：邪出温血，邪必随之而去。

吴昆：温血，毒血也。

郭霭春：《太素》无"逆而刺之"四字。"温"误，应用"写"。下"刺出其血，其病立已"，正是足成"写血"之义。盖"写"作"泻""泻""温"形误。

【平按】

温（yùn）通"蕴"，积蓄、含蓄。南朝梁·钟嵘《诗品》卷上："陆机所拟十四首，文温以丽，意悲而远。"宋·王观国《学林·蕴》："《广韵》曰：'蕴，藏也，俗作"温"。'……凡此或用'蕴'字，或用'温'字，或用'酝'字，皆读于问切，有含蓄重厚之意。古人多假借用字，故'蕴'、'温'、'酝'三字虽不同，其义皆同于'蕴'。"

大意是：刺血法主要是攻邪的，就是迅速放出瘀滞多余之血，使邪气随血泻出，经气得到恢复。尤其初病之人，因为邪气怅然尚未有定处（病未固定落巢），此时治疗易掌握主动，或行之或排之。若不放血，反补之（逆刺），则易使邪蓄积体内。总之以刺出其毒血，血出则病立愈。

岐伯曰：审扪循三部九候之盛虚而调之，察其左右上下相失及相减者，审其病藏以期之。不知三部者，阴阳不别，天地不分。地以候地，天以候天，人以候人，调之中府，以定三部，故曰：刺不知三部九候病脉之处，虽有大过且至，工不能禁也。

【各家校注】

高士宗语译："循其三部九候之盛虚而调之，察其左右上下相失及相减者，审其病藏以期之。"《三部九候论》云："上下左右相失者死，中部之候相减者死。"期者，计其死生之时日也。"不知三部者"，不能循三部之盛虚而调之也。"阴阳不别"，不能察其左右。"天地不分"，不能察其上下矣。"地以候地，天以候天，人以候人"，不能察其失及相减矣。能循三部之盛虚而调之，必调之中府，以定三部，三部之中，胃气为本，中府，胃府也。三部之中，又有九候，故曰刺不知三部九候病脉之处，则不能审其病藏以期之。虽有死期之大过且至，而工不能禁也。

于鬯：此十三字错简也，当在下文"以定三部"之下，"故曰刺不知三部"之上。其文云："地以候地，天以候天，人以候人，调之中府，以定三部。不知三部者，阴阳不别，天地不分，故曰刺不知三部九候病脉之处"，云云。"不知三部者"，即承"以定三部"而言。"故曰刺三部"即承此"不知三部者"而言，其文甚明。此十三字错在前，则语意隔绝不可通矣。张志聪《集注》、高世栻《直解》，乃以"地以候地，天以候天，人以候人"三句为亦承此"不知三部者"言，实谬甚。夫地以候地，天以候天，是明明分天地矣。既以不分天地者为不知三部，何又以分者为不知三部乎？且《三部九候论》云：

"下部之天以候肝，地以候肾，人以候脾胃之气；中部天以候肺，地以候胸中之气，人以候心；上部天以候头角之气，地以候口齿之气，人以候耳目之气。"所谓地以候地，天以候天，人以候人者，即此是也。安得谓不知三部者乎？抑必以"地以候地"三句为承"不知三部者"言，而"调之中府，以定三部"二句仍与"地以候地"三句不可接合，故不以此十三字为错简在前，直须合下三句都二十五字为错简矣。

郭霭春：岐伯说："细心地循按三部九候的虚实而去调治，再审察其左右上下等部位，有无不相称或减弱的地方，再进一步察明病在哪藏，等待气至，再行针刺。从下部脉来诊察下焦，从上部脉来诊察上焦，从中部脉来诊察中焦，而这三部九候之脉，都是以胃气来察验的。如果不懂得三部九候，在阴阳方面不能辨别，在上下方面不能分清，这就是说不了解三部九候病脉的所在，率意针刺，这样，就会发生误治的情况。那么即便是好的医生，也是不能制止它的。"

【平按】

于鬯分析有理。从此段文意分析，有三层意义：首先，"审扪循三部九候之盛虚而调之，察其左右上下相失及相减者，审其病藏以期之。"是说三部九候诊法的意义；其次，"地以候地，天以候天，人以候人，调之中府，以定三部"是三部九候诊法的定位定性，最后"不知三部者，阴阳不别，天地不分，故曰刺不知三部九候病脉之处，虽有大过且至，工不能禁也。"是说不能掌握三部九候法的危害。郭霭春在于鬯所校勘的基础进行语译，甚合本义。

通评虚实论篇第二十八

气虚者，肺虚也，气逆者，足寒也。

【各家校注】
丹波元简："气逆者足寒也"，此文不与上下相应，恐有脱简。
郭霭春："气逆者，足寒也"，张琦说："'者''也'，二字衍文。"按"者""也"二字蒙上句误衍。

【平按】
"气逆者"之"者"蒙上而衍。气逆、足寒是肺虚的临床表现。

所谓气虚者，言无常也。尺虚者，行步恇然。脉虚者，不象阴也。

【各家校注】
王冰：不象太阴之候也。何以言之？气口者脉之要会，手太阴之动也。
吴昆：脉者血之府。脉虚者亡血可知，故云不象阴也。
张介宾：气口独为五藏主，脉之要会也。五藏为阴，藏虚则脉虚，脉虚则阴亏之象，故曰不象阴也。
高士宗：若脉虚者，浮泛于上，有阳无阴，不能效象于阴也。
金窪七朗：此义未详。张云："气口独为五藏主，脉之要会也。五藏为阴，藏虚则脉虚。脉虚者，阴亏之象。故曰不象阴也。"《集注》云："气为阳，血脉为阴。阳明之生气为阳，少阳之精气为阴。盖言以寸尺之脉以候阳明之生气，而不效象其阴之虚也。"

郭霭春：恇，谓怯弱，见慧琳《音义》卷十六引《韵诠》。于鬯说："'阴'下脱'阳'字，'阳'与上文'常'字、'恇'字为韵。"

于鬯："阴"下疑脱"阳"字。"阳"与上文"常"字、"恇"字为韵，脱"阳"字，则失韵矣。且脉不能有阴无阳，脉虚而第谓不象阴，亦太偏举矣。王注谓："不象太阴之候"；"气口者，脉之要会，手太阴之动"。张啸山先生校已讥其望文。先生疑"不象阴"有误。鬯则以为有脱而非误。《素问》有《阴阳应象论》篇，然则不象阴阳者，谓阴阳失其所应象耳。

【平按】

"常""恇"均为上古阳部，可相押，但"阴"为上古真部，不相协。于说可从。从医理上说，本段文义阐述了气虚、尺虚、脉虚的病理状态，气虚以语言异常为主，尺虚以肢体行动异常为主，而脉虚则反映了人体阴阳失衡的状态。于鬯所校似有理，即脉虚为失其阴阳平衡之象。

寒气暴上，脉满而实何如？

【各家校注】

王冰：言气热脉满已谓重实，滑则从，涩则逆。今气寒脉满，亦可谓重实乎？其于滑涩、生死、逆从何如？

郭霭春："暴上"，《脉经》卷四第七作"上攻"。

【平按】

上，通"攘"。上（阳禅）与攘（阳日）叠韵，日禅旁纽。《子犯编钟》："子犯及晋公率西之六师，搏伐楚荆，孔休，大上楚荆，丧厥师，灭厥渠。"蔡哲茂《再论子犯编钟》："上，读为攘。"攘

（rǎng）：侵犯，侵夺。《汉书·严助传》："南夷相攘，使边骚然不安。"颜师古注："攘，谓相侵夺也。"（王辉，古文字通假字典，中华书局出版社，2008 年，第 420 页）暴攘，突然侵袭。

此段大意是：寒气突然侵袭，脉象盛满而实者，预后又怎样呢？

实而滑则生，实而逆则死。

【各家校注】
王冰：逆，谓涩也。

新校正：详王氏以逆为涩，大非。古文简略，辞多互文。上言滑而下言逆，举滑则从可知，言逆则涩可见，非谓逆为涩也。

钱超尘："从"与"逆"，"滑"与"涩"，是举"滑"包"涩"，言"逆"赅"从"。断不可训"逆"为"涩"。所以林亿说："王氏从逆为涩，大非。"

【平按】
此句大意是：脉实而滑则生，脉实而从亦生；脉实而逆则死，脉实而涩亦死。（属互文见义）

太阴阳明论篇第二十九

阳受之，则入六府；阴受之，则入五藏。入六府，则身热不时卧，上为喘呼。

【各家校注】

王冰：是所谓所从不同，病异名也。

张介宾：不时卧，不能以时卧也。阳邪在表在上，故为身热不卧，喘呼。阴邪在里在下，故为腹满、飧泄、肠澼。

张志聪："不时卧"者，谓不得以时卧也。

郭霭春：不时卧，《甲乙》作"不得眠"。《云笈七签》卷五十七第九引"不"下无"时"字。

于鬯：此"时"字疑误，或当作"得"。"得"与"时"形近，故误得为"时"。不得卧，始为病，若不时卧，今之养病者有之，非所谓病也。且既云"身热"，又"上为喘呼"，则其病正合不得卧，岂尚能"不时卧"乎？王无注。后人或解"不时卧"为不能以时卧，其义则近矣。然不能以时卧，不当但云"不时卧"。凡言"不时"，如《气交变大论》云"则不时有埃昏大雨之复""则不时有和风生发之应""则不时有飘落振拉之气"，《至真要大论》云"便溲不时"，皆不以时而有之之义，非不能以时有之义。（《缪刺论》云："其不时闻者，不可刺也。"王注云："不时闻者，络气已绝，故不可刺。"吴昆注云："绝无所闻者为实，不时闻者为虚，虚而刺之，是重虚也，故在禁。"案两说相反，吴解"不时"之义为合。至如《上古天真论》云"不时御神"，则实"不解"之误。见林校正引别本。盖

"不解",犹彼上文言不知也。误作"不时",无义。)故知此"时"字实"得"字之误也。《热论》云"故身热不得卧也",《刺热》篇云"热争则不得安卧",《逆调论》云"有不得卧不能行而喘者,有不得卧,卧而喘者",皆足以证此矣。其"不得卧"三字,在他篇犹屡见。

【平按】

从医理上说,喘的主要临床伴随症状是不能卧,故于鬯强调"既云'身热',又上为'喘呼',则其病正合不得卧,岂尚能'不时卧'乎"。从语言上说,《黄帝内经》但凡言"不时"者,多为经常、时时之义,正如于鬯所举例。故于鬯据医理所校"时"字疑误,或当作"得",可取。这里疑涉上文"起居不时"文而误。若解"不时卧"为"不能以时卧"似较牵强。《热病论》"故身热不得卧也",《刺热论》"热争则不得卧也",《调经论》"有不得卧,不得行而喘者;有不得卧,卧而喘者"皆为旁证。

脾藏者,常著胃土之精也。

【各家校注】

王冰:著,谓常约著于胃也。

郭霭春:"脾藏者常著胃",《太素》作"脾藏有常著"。按《太素》"者"作"有"似误,无"胃"字,是。因为脾脏的功用,是在土之精妙。

【平按】

《康熙字典》:"著,通贮,储存。"《史记·货殖列传》:"子赣既学于仲尼,退而仕于卫,废著鬻财于曹鲁之间。"司马贞《史记索隐》:"著,音贮。《汉书》亦作'贮'。贮,犹居也。《说文》云:'贮,积也。'"汉·赵晔《吴越春秋·勾践阴谋外传》:"乃仰观天文，集察纬宿……虚设八仓，从阴收著，望阳出枭，筴其极计，三年五倍，越国炽富。"

大意是：脾是贮藏胃土精微之官。

阳明脉解篇第三十

闻木音则惕然而惊。

【各家校注】

王冰：《阴阳书》曰："木克土。"故土恶木也。

【平按】

木音为古代八音之一。《尚书·尧典》："三载，四海遏密八音。"孔传："八音：金、石、丝、竹、匏、土、革、木。"《周礼·大司乐》："皆播之以八音：金、石、土、革、丝、木、匏、竹。"郑玄注："金，钟镈也；石，磬也；土，埙也；革，鼓鼗也；丝，琴瑟也；木，柷敔也；匏，笙也；竹，管箫也。"

柷（音祝）：古乐器名。木制，形如方斗。奏乐开始时击之。《尔雅·释乐》："所以鼓柷谓之止。"郭璞注："柷如漆桶，方二尺四寸，深一尺八寸，中有椎柄，连底挏之，令左右击。止者，其椎名。"传世清代柷，通高约50cm、每边长65cm。

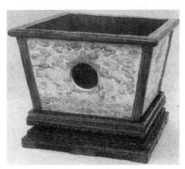

敔（音与）：古乐器。传世清代敔，长 68.5cm，高 32.5cm，故宫博物院有清宫旧藏。其用于宫廷中和韶乐。其形为伏虎状，背上有 27 龃龉。另置籈，以竹为之，析其半为 24 茎。演奏时，持籈于龃龉上横刮之，凡 3 次，作为乐曲的终结。

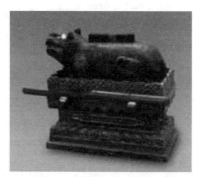

八音与八方、八卦对应，木音生于巽，方位东南。因此，《灵枢·九宫八风》言："风从东南方来……其伤人也，内舍于胃，外在肌肉。"；《素问·阳明脉解》言："足阳明之脉病……闻木音则惕然而惊，钟鼓不为动。"

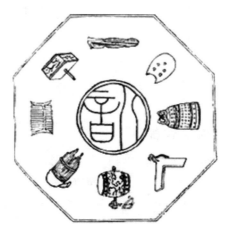

热论篇第三十一

今夫热病者，皆伤寒之类也。

【各家校注】

王冰：寒者，冬气也。冬时严寒，万类深藏，君子固密，不伤于寒。触冒之者，乃名伤寒。其伤于四时之气，皆能为病，以伤寒为毒者，最乘杀厉之气，中而即病，名曰伤寒；不即病者，寒毒藏于肌肤，至夏至前变为温病，夏至后变为热病。然其发起，皆为伤寒致之。故曰热病者，皆伤寒之类也。

新校正：按《伤寒论》云："至春变为温病，至夏变为暑病。"与王注异。王注本《素问》为说，《伤寒论》本《阴阳大论》为说，故此不同。

【平按】

无论是在王注中还是在新校正注中，"伤寒"都仅是一个动宾结构词组，非病名。后文进一步强调："人之伤于寒也，则为热病，热虽甚不死，其两感于寒而病者，必不免于死。"可见《黄帝内经》时代"热病"是病名，"寒"是病因，"伤寒"不是病名。

三阳经络皆受其病，而未入于藏者，故可汗而已。

【各家校注】

王冰：以病在表，故可汗而已。

新校正：按全元起云："'藏'作'府'。"元起注云："伤寒之病始入于皮肤之腠理，渐胜于诸阳而未入府，故须汗发其寒热而散之。《太素》亦作'府'。"

丹波元简："未入府者"，《外台》"府"作"藏"，非也。

【平按】

《黄帝内经》时代的"藏"与"府"虽有特指，但也有互指情况。如《周礼·天官·疾医》："参之以九藏之动。"郑玄注："正藏五，又有胃、膀胱、大肠、小肠。"贾公彦《周礼义疏》："正藏五者，谓五藏肺、心、肝、脾、肾，并气之所藏。"

刺热篇第三十二

诸治热病，以饮之寒水，乃刺之；必寒衣之，居止寒处，身寒而止也。

【各家校注】
王冰：寒水在胃，阳气外盛，故饮寒乃刺，热退则凉生，故身寒而止针。

郭霭春："寒"作"薄"解，见《左传·闵公二年》杜注。"寒衣"即"薄衣"。热病必薄衣者，为使热从外而泄也。"居止寒处"，《太素》作"居寒多"。

【平按】
郭霭春训"寒"为"薄"。《左传·闵公二年》："羊舌大夫曰：'不可。违命不孝，弃事不忠。虽知其寒，恶不可取。子其死之！'"杜预注："寒，薄也。"这里的"寒"是对人冷淡、薄情之义。

其实，本文的"寒衣"应是"寒之衣"。"寒"是形容词的使动用法。意思是应穿能使之寒的衣服，所以译成"薄衣"也可。再如《素问·藏气法时论》："禁温食热衣…禁寒饮食寒衣。"其"热衣""寒衣"皆属使动用法。形容词带上宾语以后，如果使得宾语具有这个形容词的性质和状态，那么这个形容词则活用为使动词。

太阳之脉，色荣颧骨，热病也，荣未交，曰今且得汗，待时
而已。

【各家校注】

新校正： 按《甲乙经》《太素》"荣未夭"。下文"荣未交"亦作
"夭"。

于鬯： "荣未交"，似当从林校正，据《甲乙经》《太素》作"荣
未夭"为是。上文云："太阳之脉，色荣颧骨，热病也。"荣，即承色
荣言，是荣即色矣。荣未夭，即色未夭也。《玉机真藏论》云："色夭
不泽，谓之难已"。然则色夭者难已，色未夭者不至难已也，故下文
云"曰今且得汗，待时而已"。夭，误为交，实无义。抑在古音，夭、
交同部，或读交为夭，亦无不可。而王注言"色虽明盛，但阴阳之气
不交错"，则据《评热病论》"阴阳交"为说。然彼明言阴阳，此止
言荣，似未可据彼说此也。至谓交者次如下句，案下句云"与厥阴脉
争见者，死不过三日"，是言"争"，不言"交"。"交"与"争"，义
相似而实相反也。后人立说更未得确，故不知从作"夭"之义可解。
林校又云："下文'荣未交'亦作'夭'。"是《甲乙》《太素》两处
皆"夭"字，可据也。

郭霭春： "荣未交"，于鬯说："交，当从林校作'夭'。荣，即
色。荣未夭，即色未夭。"《玉机真藏论》："色夭不泽，谓之难已。"
色未夭者，不至难已。故下文曰："今且得汗，待时而已。"

李怀之： 交，《甲乙经》卷七第一、《太素》卷二十五《五藏热
病》作"夭"。按《甲乙经》《太素》甚是，而《素问》作"交"，
乃由"夭"的俗写致讹而成。盖由于书写习惯或字形的整体协调，
夭，俗字作"夭""夭"，或"夭"。《魏元谭妻司马氏墓志》已见"
夭"字。"夭"即"夭"的俗字。又敦煌卷子本《毛诗音》一："夭
，英骄（反）。"唐·颜元孙《干禄字书》："夭夭，上通下正。""夭
"即"夭"的赘增笔画字。"夭"字六朝碑刻中已见，敦煌卷子中
"夭"旁亦常写"夭"。日本仁和寺影印本《太素》卷三《阴阳杂

说》"若沃以汤","沃"作"沃"。又顾蔼吉《隶辨》卷三《小韵》："夭从丿，从大，诸碑皆变作'夭'，下复作'丿'。""夭"作"夭"汉碑已然。《太素》卷二《寿限》"或夭或寿"，"夭"作"夭"。"夭"的俗写与"交"字极相近，故以"交"为旁的字也常讹作"夭"。如"窔"，《集韵》去声啸韵："窔，或作'突'。"《素问》整理者不识"夭"的俗字而误将"夭"作"交"。林亿等新校正虽已对此有疑，云"按《甲乙经》《太素》作'荣未夭'，下文'荣未交'亦作'夭'"，然尚不识'交'乃是由'夭'字的俗讹造成的。（李怀之，《内经》俗字校释，山东中医药大学学报，2006 年第 30 卷第 5期，第 377 页）

【平按】

于鬯训是。李怀之考证"交""夭"形讹的缘由甚是。

"佼"通"交"，《管子·明法》"比周以相为匿，是故忘主私佼，以进其誉"。《说文解字》："佼，交也。"《诗经·卫风·硕人》郑笺："长丽佼好。"《经典释文》："'佼'本作'姣'。"经义谓太阳热病，其色外现于颧骨，其色尚未姣好（恢复），宜汗出而解。

评热病论篇第三十三

岐伯曰：人所以汗出者，皆生于谷，谷生于精。

【各家校注】

王冰：言谷气化为精，精气胜乃为汗。

金㞾七朗：一曰："'生于谷谷'之二'谷'字，当作'精'，下'精'字作'谷'。"

吴昆：言谷气变化为阴精，泄之于表为汗出耳。

张介宾：谷气内盛则生精，精气外达则为汗。

马莳：今夫精气盛而谷气消，谷气消而汗自能出。

高士宗：胃府水谷之精，出而为汗，故人所以汗出者，皆生于谷之精。

于鬯：（谷生于精）此"于"但作语辞，与上句"于"字不同。上句云"人所以汗出者，皆生于谷"，谓谷生汗也。此言"谷生于精"，非谓精生谷也，故王注云"言谷气化为精，精气胜乃为汗"，然则止是谷生精耳。谷生精，而云谷生于精，则于字非语辞而何？此犹《灵兰秘典论》云"恍惚之数生于毫厘，毫厘之数起于度量"，亦止是恍惚之数生毫厘，毫厘之数起度量耳。是《素问》中固有用此"于"字一法。顾观光校，彼两"于"字亦以为止是语辞，引《谷梁·文六年传》"闰月者，附月之余日也，积分而成于月者也"为证，而于此无校，故特为一补。又按，细玩王注"言谷气化为精"，似以"为"字代"于"字。王引之《经传释词》却有"于，犹为也"一释。顾氏所引《谷梁·文六年传》一条，亦引在内。然则"谷生于精"者，谓谷生为精，"恍惚之数生于毫厘，毫厘之数起于度量"者，谓恍惚之数生为毫厘，毫厘之数起为度量，亦未始非一解。然如《逆调论》云："肾者，水也。而生于骨。"彼虽解作"生为骨"，亦可通，而《甲乙经·阴受病发痹》篇作"肾者，水也，而主骨"，无"于"字，则"于"但作语辞明矣。又如《战国·燕策》云："夫制于燕者，苏子也。"彼"于"字却不可解作"为"。鲍彪注云"言其制燕"，则又明是语辞矣。就王释所引各条，《谷梁传》之外并作"为"字解者，其实即作语辞解，亦皆无害也。

《内经选读》：于，衬词。谷生于精，即谷生精。张介宾注："谷气内盛则生精，精气外达则为汗。"

【平按】

"谷生于精"之"于"是语助词，无实义。古文常见，如《论语·学而》："夫子至于是邦也，必闻其政，求之与？抑与之与？"从医理释，张介宾所言是。人所以出汗，是由于水谷入胃，化生精微。

邪之所凑，其气必虚。

【各家校注】

郭霭春：凑，有"聚"义，见《文选·仿曹子建乐府白马篇》善注。邪气的聚集，必定首先是因为正气的不足。

【平按】

《方言》卷十二："凑，威也。"

逆调论篇第三十四

黄帝问曰：人身非常温也，非常热也，为之热而烦满者何也？岐伯对曰：阴气少而阳气胜，故热而烦满也。帝曰：人身非衣寒也，中非有寒气也，寒从中生者何？岐伯曰：是人多痹气也，阳气少，阴气多，故身寒如从水中出。

【各家校注】

王冰：异于常候故曰"非常"。

吴昆：此言肌表不常温热。

张介宾：非素所有，故曰"非常"。

马莳：人身有非常之温，有非常之热，为之极热而烦躁胀满者，是乃阴气衰少，阳气太胜，故然耳。

张志聪："非常温"者，谓非常有温热之病在表也。"非常热"者，谓非常有五藏之热在里也。"为之"者，乃阳热之气为之也。

高士宗：此承上篇之意而复问也。上篇云有病温者，汗出辄复热，故问人身非常温也，非常热也。又云有病身热汗出烦满，故问为之热而烦满者，何也？

南京注译本：人体有不是一般的外感温邪或热邪为病。

于鬯："常"本"裳"字。《说文·巾部》云："常，下裙也"。或体作"裳"，是"常""裳"二字。书传多以"常"为恒常义，而下裙之义乃习用"裳"，鲜作"常"。致王注于此误谓"异于常候"，故曰"非常"，而不知下文云"人身非衣寒也"，以彼"衣寒"例此"常温""常热"，则其即"裳温""裳热"明矣。裳，犹衣也。

《诗·斯干》篇郑笺云："裳，昼日衣也。"《小戴曲·礼记》孔义云："衣，谓裳也"。是裳、衣本可通称。"裳温""裳热"，犹衣温、衣热也。此言"裳"，下文言"衣"，变文耳。

【平按】

于鬯训"非常温""非常热"之"常"为"裳"，"常""裳"二字本古今字：常，古字；裳，今字。依《说文解字》说，从巾、从衣本无别。从医理说，"发热"本来就是异于正常的，历来无需用"非常热"来描述，《黄帝内经》也无此用例习惯。下文多次提到了寒热与穿衣的关系问题，如"厚衣不能温""虽近衣絮"等。分析原文可见，"人身非常温也，非常热也，为之热而烦满者何也?"三句与下文"人身非衣寒也，中非有寒气也，寒从中生者何?"三句相对应，下三句中第一句"人身非衣寒也"的意思是人体非因衣服单薄而至寒冷感觉，第二句"中非有寒气也"的意思是即亦非内有寒邪之气。那么，同样"人身非常温也"的意思是人体非因厚衣而有温热感觉，"非常热也"的意思应该是亦非寻常感受热邪也。

因此说，于鬯将"人身非常温也，非常热也"的两个"常"字皆考定为"裳"不妥，前一个"常"应为"裳"义，后一个"常"即是"恒常"义。正因后人不懂"常"与"裳"通，将两个"常"混为一义，而望文生义。

疟论篇第三十五

黄帝问曰：夫痎疟皆生于风，其蓄作有时者何也？岐伯对曰：疟之始发也，先起于毫毛，伸欠乃作，寒栗鼓颔，腰脊俱痛，寒去则内外皆热，头痛如破，渴欲冷饮。

【各家校注】

王冰：痎，犹老也，亦瘦也。

丹波元简：《难经》曰："痎疟连岁不已。"王冰云："痎，犹老也，亦瘦也。"王焘《外台秘要》引文仲云："痎疟遁注，骨蒸伏连殗殜也。"按，以痎疟为久疟者，因误认于《难经》连岁不已之义。不可从矣。吴昆云："昼病者谓之疟，夜病者谓之痎。"《方言》："昼夜市谓之痎市。"本乎此也。吴处厚《青箱杂记》及《五杂俎》云："蜀有痎市，间日一集市也。"盖吴昆之徒恐误记于此也。李中梓《内经知要》云："秋疟曰痎。"高世栻《直解》云："痎疟，阴疟也。"张志聪《集注》云："三阴之疟也。"孔颖达《左传》注疏云："痎，小疟也。"以上诸说非。马玄台云："痎音皆……痎疟者，疟之总称也。王注以为老疟，不必然。痎疟皆生于风，则皆之一字，凡寒疟、湿疟、瘅疟，不分每日、间日、三日，皆可称为痎疟也。"按，马莳之说，极明备矣。《甲乙经》全载《疟论》文。夫疟疾皆主于风云，则知痎疟即疟疾之通称无疑。而《说文》："痎，二日一发疟也。"今验，疟二日一发者最多，因遂为之总称与。张介宾云："痎，皆也……疟证虽多，皆谓之疟。"按，此说鹘突难通。香川太仲驳云："极是。"太仲《行余医言》云："观痎疟之下，曰皆生于风，盖总诸疟为言。”于此皆字义可知。若“痎”即“皆”字，则不可复用“皆”字，烦重如此乎？此言凿矣。《释名》云：“疟，酷疟也。”盖言寒热甚于它病者。《周礼》疾医职："秋时有疟寒疾。"孔疏云："秋时阳气渐消，阴气方盛，惟火除金，兼寒兼热，故有疟寒之疾。"又按，皆广指诸疟之称。

郭霭春： 痎疟，《太素》卷二十五《疟解》"痎"作"瘄"，"疟"下有"者"字。按《左传》昭公二十年《释文》："'痎'或作'瘄'。""痎，为二日一发疟"。

【平按】

痎，隔日发作的疟疾。北齐·颜之推《颜氏家训·书证》："《左传》曰：'齐侯痎，遂痁。'《经典释文》：'梁元帝音该，依《字则》当作痎。'《说文》云：'痎，二日一发之疟。'"这里泛指疟疾的统称。《素问·四气调神大论》："夏三月，此谓蕃秀……逆之则伤心，秋为痎疟。"

刺疟篇第三十六

足阳明之疟，令人先寒，洒淅洒淅，寒甚久乃，热去汗出，喜见日月光火气乃快然，刺足阳明跗上。

【各家校注】

王冰："热去汗已，阴又内强，阳不胜阴，故喜见日月光火气，乃快然也。"

郭霭春：《病源》《圣济总录》引"日"下并无"月"字。按此节疑与"少阴疟"互窜错简。《阳明脉解》篇："足阳明之脉，病恶人与火。"此云"喜见日月光火气"，未免矛盾。前后比勘，少阴疟之呕吐，乃是胃气逆上；热多寒少，乃是阳盛，欲闭户牖而处，乃是恶人与火。则少阴疟云云，恰为足阳明之疟证。故此似应作"足阳明之疟，令人呕吐甚，多寒热，热多寒少，欲闭户牖而处，刺足阳明跗上"。

【平按】

本文四字成句，故"日月光火气"疑是"明光火气"之讹。

足厥阴之疟，令人腰痛少腹满，小便不利如癃状，非癃也，数便，意恐惧气不足，腹中悒悒，刺足厥阴。

【各家校注】

王冰：足厥阴脉，循股阴入髦中，环阴器抵少腹，故病如是。

癃，谓不得小便也。悒悒，不畅之貌。

新校正云：按《甲乙经》云："数便意"三字作"数噫"二字。

丹波元简：《说文》："悒悒，意不安也。"

郭霭春：《太素》"腹"作"肠"。

范登脉："悒悒"，《太素》作"邑邑"。

【平按】

邑，通"悒"，忧郁貌。《楚辞·九章·悲回风》："伤太息之愍怜兮，气于邑而不可止。"《文选·吴质〈答东阿王书〉》："凡此数者，乃质所以愤积于胸臆，怀眷而悁邑者也。"张铣注："悁邑，忧貌。"

悒悒，忧郁、愁闷。《大戴礼记·曾子制言中》："故君子无悒悒于贫，无勿勿于贱，无惮惮于不闻。"邑邑，忧郁不乐貌。《史记·淮南衡山列传》："人生一世闲，安能邑邑如此！"

肾疟者，令人洒洒然，腰脊痛宛转，大便难，目眴眴然，手足寒，刺足太阳少阴。

【各家校注】

郭霭春："宛转"上有脱讹，旧注均未及。《医垒元戎》引"宛转"上有"不能"二字，则语义始明确。"宛转"即"展转"。展转，同义复词。不能展转，谓腰脊痛不能转动也。

【平按】

宛转，一般指腰痛，多僵难动。训"宛转"为"展转"似牵强。宛，仿佛。《诗·秦风·蒹葭》："溯游从之，宛在水中央。"唐·李公佐《南柯太守传》："生上车，行可数里，复出大城。宛是昔年东来之途，山川原野，依然如旧。""宛转"疑错简，应在"目眴眴然"下，意为仿佛天旋地转。

气厥论篇第三十七

肺移热于肾，传为柔痓。

【各家校注】

王冰：柔，谓筋柔而无力。痓，谓骨痓而不随。气骨皆热，髓不内充，故骨痓强而不举，筋柔缓而无力也。

丹波元简：《广雅》："痓，恶也。"此宜作"柔痓"。《说文》："痓，强急也。"《活人书》之曰"阴痓"，又有"火痓"。

郭霭春：姚止庵说："痓者，筋脉抽掣，木之病也。木养于水，今肾受肺热，水枯不能养筋，故令搐搦不已，但比刚痓少缓。故曰柔也。"

李怀之：以项背强急、口噤、四肢抽搐、角弓反张为主证的病，《素问》或写作"痓"，或写作"痉"。《甲乙经》《太素》皆作"痓"，《灵枢》皆作"痉"。按，"痓"实为"痉"的俗字。痉，湖南长沙马王堆出土的《五十二病方》作"痙"。"巠"旁的俗写，汉魏六朝隋唐碑多见作"至"，如"经"字写作"経"。唐玄度在其以字书参详改正那些因传写相承渐致乖误的字而编成的《九经字样·糸部》中云："経，作'經'字讹。""巠"旁的俗写，汉魏六朝隋唐碑及手抄经卷中又多见作"至"，如伦敦不列颠博物馆藏敦煌卷子斯坦因 2073 号《庐山远公话》："喻如路迳，解通往来人。"又斯坦因 2056 号《捉季布传文》："遂唤上将钟离末，各将轻骑后随身。"其中的"迳""轻"分别为"迳""轻"的俗字。顾炎武《金石文字记》收唐·宁思道书《幽州石浮屠铭》"轻"字写作"軽"，秦公等辑的

《碑别字新编》收唐《王璬石浮图铭》"轻"字亦写作"轻",唐《武怀亮墓志》"泾"字写作"泾"。推而言之,医书中出现的"痉"亦为"痉"之俗写变体。由于不识"痉"为"痉"字的俗写之体,前代诸贤曾分别对"痉""痉"给予了不同的界定。如宋·郭雍在其《伤寒补亡论》中云:"盖痉者,病名,如曰中风、伤寒之类也;痉者,证名,如曰结胸、痞气之类也……大抵痉为轻,痉为重。"南宋·杨仁斋在其《仁斋直指方》以及元代的李仲南在其《永类钤方》中立痉门、痉门。清莫枚士在其《研经言·释痉痉》中亦云:"痉乃痉之总号,痉乃痉之一端。观仲景云:'病身热足寒,头项强急,恶寒,时头热面赤,目脉赤,独头摇,卒口噤,背反张者,痉病也。'明此数者皆为恶候,故知当作痉。若痉字,则因劲而起,专指口噤背反张言,不足以赅余恶。是痉者证名,痉者病名。"郭、杨、李、莫等诸家皆失于考,而强为之解。(李怀之,《内经》俗字校释,山东中医药大学学报,2006 年第 30 卷第 5 期,第 377 页)

【平按】

"痉"同"痉"。

《厥论》有"痉"字。金滢七朗注:"《类注》云:'按全元起本"痉"作"痉",谓手臂肩项强直也。'"《注证》云:"按全本作'痉'。"金滢七朗按,痉音炽。《伤寒论》有"刚痉""柔痉"。痉音敬,风强病也。此"肿痉"当以"痉"为是。后世互书者,非。《灵枢·热病》有风痉证。

小肠移热于大肠,为虑瘕,为沉。

【各家校注】

王冰:小肠热已,移入大肠,两热相薄,则血溢而为伏瘕也。血涩不利,则月事沉滞而不行,故云为虑瘕为沉也。虑与伏同,瘕一为疝,传写误也。

丹波元简：《颜氏家训》："宓、伏、虙，古来通用。"伏羲氏，或宓羲、虙羲。济南伏生即虙子贱之后，较可知矣。汪讱庵云："'沉'当作'疝'。"《直解》云："宜作'沉痔'二字"。按：沉，深沉，不愈之义，即言沉疴也。《集注》云："瘕者，假也。沉，痔也。"《邪气藏府病形篇》曰："肾脉微涩为沉痔。曰沉者，抑上古之省文，或简脱耶。"东朱公曰："诸家注释皆以沉为伏瘕、沉滞。"按，经文用二为字，是系二证。不可并作一证论，当以师证为是。

张志聪：沉，痔也。

【平按】

沉，隐伏、隐没。汉·扬雄《太玄·玄图》："阴阳沉交，四时潜伏。"范望注："沉，犹隐也。""为沉"是对"为虙瘕"的注解，意为里病。

虙（fú），通"伏"，藏匿、埋伏。虙瘕，《太素》作"密疝"。小肠之热邪影响于大肠，大肠热会致肠中结块（密疝）。

大肠移热于胃，善食而瘦人，谓之食亦。胃移热于胆，亦曰食亦。

【各家校注】

王冰：胃为水谷之海，其气外养肌肉，热消水谷，又铄肌肉，故善食而瘦入也。食亦者，谓食入移易而过，不生肌肤也。亦，易也。

丹波元简：《甲乙》"瘦"作"溲"，非也。"入"字可为衍。王云："亦，易也。"可谓得古义。"胃移热于胆亦曰食亦"九字疑衍文，盖依上条误。

范登脉："㑊"即"疼""瘅""惰"的转语。"解㑊"与"解堕"同义。㑊，疲惫。

【平按】

亦，佾也。食亦，善食而瘦之病。王冰训"易"，范登脉训"解堕"，皆通。《列子·黄帝》："常胜之道曰柔，常不胜之道曰强。二者亦知，而人未之知。"张湛注："亦，当作'易'。"

咳论篇第三十八

肝咳之状，咳则两胁下痛，甚则不可以转，转则两肤下满。

【各家校注】

王冰：足厥阴脉，上贯膈布胁肋，循喉咙之后。故如是。肤，亦胁也。

丹波元简：两胁下痛，《甲乙》作"胁痛"二字。"甚则不可以转，转则两肤下满"，《外台》作"不可以转侧"，剩一"转"字。两肤，《甲乙》作"胁"一字。

郭霭春："两胁下痛"，《千金》《外台》引《古今录验》"两胁"并作"左胁"。"两肤下满"，《医心方》作"两脚下满"。按作"两脚"是。"肤"乃"脚"之坏字。

【平按】

肤（qū），腋下、胁肋部。另古称战阵的右翼曰"肤"。《左传·襄公二十三年》："启，牢成御襄罢师，狼蘧疏为右；肤，商子车御侯朝，桓跳为右。"杜预注："右翼曰肤。"

参郭霭春所校，"肤"似偏指右胁肋。"左胁"与"右肤"相对。此句大意是：肝咳的特点是，咳多伴左胁痛，痛甚则不能转身，转身会痛及右侧而致两侧胁肋皆胀痛。

郭霭春校"两肤"为"两脚"似牵强。

举痛论篇第三十九

举痛论
·

【各家校注】

新校正云：按全元起本在第三卷，名《五藏举痛》。所以名"举痛"之义未详。按本篇乃黄帝问五藏卒痛之疾，疑"举"乃"卒"字之误也。

孙诒让：林说非也。"举"者，辨议之言。此篇辨议诸痛，故以"举痛"为名。《墨子·经上》云："举，拟实也。"《说文》："举，告以文名，举彼实也"。《吕氏春秋·审应》篇云："魏昭王问于田诎曰：'闻先生之议曰"为圣易"，有诸乎？'田诎对曰：'臣之所举也'。"《荀子·儒效》篇亦云："谬学杂举。"皆此篇名之义。林亿改为"卒痛"，殆未达"举"字之古义矣。

范登脉：林校改"举"为"卒"固非。然遍查字书、古注，"举"无"辨议"之义，且孙氏所引诸例，"举"字都不能作"辨议"解，则孙说亦非定论。今人李今庸则读"举"为"诸"，以为叠韵通假（《古医书研究》，北京：中国中医药出版社，2003，170）。李说于义近是，然"举"在见纽，"诸"为舌音，于通假必取音同之理不合。谨按，"举痛"之"举"，盖取"凡"义。《经词衍释》："举，犹'凡'也。《汉书·曹参传》：'举事无所变更。'师古注：'凡事无所变改。'《叔孙通传》：'御史执法，举不如仪者，辄引去。'言凡不合仪也。"观下文云："帝曰：其痛或卒然而止者，或痛甚不休者，或痛甚不可按者，或按之而痛止者，或按之无益者，或喘动应手者，或心与背相引而痛者，或胁肋与少腹相引而痛者，或腹痛引阴股者，或痛宿昔而成积者，或卒然痛死不知人有少间复生者，或痛而呕者，或腹痛而后泄者，或痛而闭不通者，凡此诸痛，各不同形，别之奈何？"正谓"凡此诸痛"。又，《长刺节论篇第五十五》："与刺之要，发针而浅出血。""与"与"举"通，"与刺"即"凡刺"也。

【平按】

林亿改"举"为"卒"。孙诒让："举者，辨义之言。"范登脉：训"举"为"凡"。

范登脉训是。凡，所有、全部、总计。《三国志·魏志·华佗传》："佗之绝技，凡此类也。"举，总括、总计。《汉书·严助传》："且秦举咸阳而弃之，何但越也。"颜师古注："举，总也。言总天下乃至京师皆弃也。"宋·王安石《上五事札子》："今青唐洮河幅员三千余里，举戎羌之众二十万。"康有为《大同书》辛部第一章："举全地经纬分为百度，赤道之北五十度，赤道之南五十度。"

所以"举痛论"即痛之总论。

黄帝问曰：余闻善言天者，必有验于人；善言古者，必有合于今；善言人者，必有厌于己。如此，则道不惑而要数极，所谓明也。

【各家校注】

王冰：善言天者，言天四时之气，温凉寒暑，生长收藏，在人形气，五藏参应，可验而指示善恶，故曰必有验于人。善言古者，谓言上古圣人养生损益之迹，与今养生损益之理，可合而与论成败，故曰必有合于今也。善言人者，谓言形骸骨节，更相枝柱，筋脉束络，皮肉包裹，而五藏六府次居其中，假七神五藏而运用之，气绝神去则之于死。是以知彼浮形不能坚久，静虑于己亦与彼同，故曰必有厌于己也。夫如此者，是知道要数之极，悉无疑惑，深明至理，而乃能然矣。

高士宗：厌，弃也。

丹波元简：厌，去声，足也。《集注》云："善言人者，必有足于己。"按，此一节似《左传》中宋华元之语。

于鬯：厌，当训"合"。《说文·厂部》云："厌，一曰合也。"《国语·周语》韦解亦云："厌，合也。"元应大方等《大集经音义》引《苍颉》篇云："伏合人心曰厌。"然则"善言人者，必有厌于己"，犹上文"善言古者，必有合于今"，"厌"与"合"同一义也。王注云："静虑于己，亦与彼同。"似训"厌"为"同"。同，亦合也，而诂语不著。故后人多训为"足"，此不如训"合"之善矣。又，"厌"字与上文"验"字叶韵，"验""厌"与"合"字转韵亦可叶，是为叶韵在句中之例。

《内经选读》教材：《说文》："厌，合也。"有对照比验之义。与上文"合""验"义相通。

郭霭春："厌"与上文"合"字异文同义。《说文·厂部》："厌，合也。"

【平按】

"善言人者必有厌于己"与上文"善言天者必有验于人；善言古者必有合于今"成排比句。所以"厌"训"合"；《国语·周语下》："帅象禹之功，度之于轨仪，莫非嘉绩，克厌帝心。"韦昭注："厌，合也。""厌"与"合"义同，避其雷同，故异其词。

寒气客于五藏，厥逆上泄，阴气竭，阳气未入，故卒然痛死不知人，气复反则生矣。

【各家校注】

王冰：言藏气被寒拥胃而不行，气复得通则已也。

新校正：详注中"拥胃"疑作"拥冒"。

郭霭春："厥逆上泄"，柯校本"泄"作"壅"。按《宣明论方》

引作"壅"，与柯校本合。"阴气竭"张琦说"'竭'当作'极'。阴寒之气，厥逆之极，阳气郁遏不通，故猝然若死，气得行则已。"

【平按】

一般只有"下泄"，无"上泄"之说。

泄通"抴"（yì），拉、牵引。《庄子·人间世》："大枝折，小枝泄。"郭庆藩《庄子集释》引俞樾曰："泄，当读为抴。"

"阴气竭"之"竭"，遏止。用同"曷"，通"遏"，止。《诗·商颂·长发》："如火烈烈，则莫我敢曷。"朱熹《诗集传》："'曷''遏'通。"

此文大意为：寒气客五藏，气机逆乱于上，在内阻遏阴气，在外使阳气不能入，以致阴阳错乱而突然痛死不知人事，若气机能恢复者，则尚有生机。

腹中论篇第四十

黄帝问曰：有病心腹满，旦食则不能暮食，此为何病？岐伯对曰：名为鼓胀。帝曰：治之奈何？岐伯曰：治之以鸡矢醴，一剂知，二剂已。

【各家校注】

王冰：按古《本草》鸡矢并不治鼓胀，惟大利小便，微寒。今方制法，当取用处汤渍服之。

杨上善：可取鸡粪作丸，熬令烟盛，以清酒一斗半沃之，承取汁，名曰鸡醴，饮取汗，一齐不愈，至于二齐，非直独疗鼓胀，肤胀亦愈。

丹波元简："矢""屎"通。此《内经》十二方之一也。《宣明论》《医学正传》《医林聚要》俱有鸡矢醴方，然古方不传。盖以鸡矢和醴作之。时珍云："鼓胀生于湿热，亦有积滞成者。鸡矢能下气消积，通利大小便，故治鼓胀有殊功。此岐伯神方也。"《集注》云："鸡矢，取鸡矢上之白色者，鸡之精也。"

郭霭春：《太素》卷二十九《胀论》"鸡"下无"矢"字。《本草纲目》卷四十八《禽部》云："鸡屎能下气消积，通利大小便，故治鼓胀有功。"

【平按】

本篇强调用鸡矢醴方。鸡矢醴方应是帮助消化的方子，是指用鸡矢为燃料烧制的药酒剂。以粮食为原料才可能酿成甜酒，鸡屎不可能。而且王冰也指出鸡屎并不能治鼓胀。米酒本身有助消化的作用，可补养气血、助消化、健脾、养胃、舒筋活血、祛风除湿等。明代李时珍《本草纲目》将米酒列入药酒类之首。

醴，甜酒。《汉书·楚元王交传》："元王每置酒，常为穆生设醴。"颜师古注："醴，甘酒也。少曲多米，一宿而熟。"这个文献记载是说：有一个人叫穆生的人，不会饮酒，每逢被邀请参加酒宴时，主人都为他准备醴这种酒度低的饮料，后来穆生受到了冷落，就不再为其设醴了。从这一则记载还可看出，醴是一种酒精含量很少的饮料，适合不会饮酒的人饮用。

米酒食用方法：可生用，也可热用。对消化不良、心动过速、厌食、烦躁等证，生饮疗效比较好；对畏寒、血淤、缺奶、风湿性关节炎、腰酸背痛及手足麻木等证，以热饮为好；对神经衰弱、精神恍惚、抑郁、健忘等证，用米酒煮荷包蛋或加入适量红糖；总之，甜酒是用粮食制作的绿色食品。《素问·汤液醪醴论》："黄帝问曰：为五谷汤液及醪醴，奈何？岐伯对曰：必以稻米，炊之稻薪，稻米者完，稻薪者坚。"强调取天地之气味。

以动物粪便做燃料，《黄帝内经》时代有之，如药熨方以马粪加热。

古时酒的命名反映了其制作过程，如泥封酒即用泥封口的坛子里存放的陈酒。

一剂知，二剂已。

【各家校注】
丹波元简：马云："服一剂则觉病有退意，服二剂则病自已矣。"
郭霭春：吴昆说："知，效之半也。已，效之至也。"

【平按】
知，有向愈、见效、好转之义。《素问·刺疟》："二刺则知。"

汉·张仲景《金匮要略·消渴小便利淋病脉证并治·瓜蒌瞿麦丸方》："饮服三丸，日三服。不知，增至七八丸，以小便利，腹中温为知。"按，《方言》第三："知，愈也。南楚病愈者谓之差，或谓之间，或谓之知。知，通语也。"

以四乌鲗骨一藘茹二物并合之，丸以雀卵，大如小豆，以五丸为后饭，饮以鲍鱼汁，利肠中及伤肝也。

【各家校注】

王冰： 按古《本草经》云："乌鲗鱼骨、藘茹等并不治血枯，然经法用之，是攻其所生所起尔。"夫醉劳力以入房，则肾中精气耗竭；月事衰少不至，则中有恶血淹留。精气耗竭，则阴萎不起而无精；恶血淹留，则血痹着中而不散。故先兹四药，用入方焉。古《本草经》曰："乌鲗鱼骨，味咸冷平，无毒，主治女子血闭。藘茹，味辛寒平，有小毒，主散恶血。雀卵，味甘温平，无毒，主治男子阴痿不起，强之令热，多精有子。鲍鱼，味辛臭温平，无毒，主治瘀血血痹在四支不散者。"寻文会意，方义如此，而处治之也。

新校正： 按《甲乙经》及《太素》，"藘茹"作"茹茹"。详王注性味乃茹茹，当改"藘"作"茹"。又按《本草》，乌鲗鱼骨冷作微温，雀卵甘作酸，与王注异。"利肠中"，新校正云："按别本，一作伤中。"

丹波元简： "以四乌鲗骨一藘茹二物并合之，丸以雀卵"，《证类本草》："乌贼鱼骨，味咸，微温，无毒，主女子漏下、赤白、经枯、血闭。"《说文》："鰂鲗，鱼名。"罗愿云："此鱼有文墨，可为法则，故名乌鲗。鲗者，则也。骨名鳔蛸，象形也。"又《类证·茹茹条》："排脓恶血。"《素问》注云："茹茹，主散恶血。"按《新校正》云："藘，当作'茹'"非也。"藘""茹"盖古音通用。蓝水云："昔年有汉渡稍漏藘者，乃《本草·毒草》中'茹茹'也。俗呼'滨灯台'，生总州海边。根似大根，折之有黄汁。"《南齐书》"王子隆体肥大服菌茹”云云。马、张二氏俱为茹蘆者，非也。盖以毒攻病，瘀血自下，新血后生，乃仲景氏大黄蘆虫丸之意也。又《证类·雀卵条》引王注《图经》云：“今人亦取雀肉，以蛇床子熬膏，和合泉药，丸服，补下有功，谓之驶乌丸。此法起于唐世，云明皇服之。”《别录》云：“治阴痿不起。”《妇人良方》有乌贼圆，“乌贼四两，蘆茹一两”云云。“以五丸为后饭饮以鲍鱼汁”，陶氏云：“所谓鲍鱼之肆，言其臭也。作药当用少盐臭者，不知正何种鱼尔，乃言穿贯者。”《本经》：“味辛臭、温、无毒，主瘀血、血痹。”时珍云：“《别录》既云‘勿令中咸’，即是淡鱼无疑矣。”《周礼·笾人》：“胊鲍鱼鱐”。注：“鲍者，於煏室中糗乾之，出于江淮也。”《宣明论》云：“乌贼骨、蘆茹，共一两服之。”

郭霭春：按“蘆茹”似应乙作“茹蘆”。《广雅·释草》：“地血茹蘆，蒨也。”蒨，即茜草。《广雅》又云：“屈居、卢茹也。”王氏《疏证》云：“‘卢’与‘蒿’同。”是茹蘆、蒿茹，本系两种草名，此以作“茹蘆”为是。

【平按】

海螵蛸，别名乌鲗骨（《素问》）、乌贼鱼骨（《本经》）、墨鱼盖（《中药志》），为乌鲗科动物无针乌鲗或金乌鲗的内壳。其能除湿、制酸、止血、敛疮；治胃痛吞酸，吐、衄、呕血，便血，崩漏带下，血枯经闭，腹痛癥瘕，虚疟泻痢，阴蚀烂疮。

蘆茹，也名茹蘆，即茜草。其根可作绛红色染料。《本草纲目·草部·茜草》云：“草之盛者为茜，牵引为茹，连覆为芦，则茜、芦之名，又取此义也。”张介宾注：“芦茹，亦名茹芦，即茜草也。气味甘寒无毒，能止血治崩，又能益精气，活血通经脉。”临床用于治疗血热妄行之多种出血证。凡血热妄行之出血证均可选用，兼瘀者尤宜。

雀卵，为文鸟科动物麻雀的卵。味甘，酸，性温。其可补肾；主治男子阳痿，疝气；女子血枯，崩漏，带下。

鲍鱼，同鱼毫无关系，是一种原始的海洋贝类，单壳软体动物，只有半面外壳，壳坚厚，扁而宽。鲍鱼是中国传统的名贵食材，列在海参、鱼翅、鱼肚之前。鲍壳是著名的中药材——石决明，古书上又叫它千里光，有明目的功效，并因此得名。石决明还有清热、平肝息风的功效，可治疗头昏眼花和发烧引起的手足痉挛、抽搐等。中医称鲍鱼味甘咸，性平，可平肝潜阳、解热明目、止渴通淋；主治肝热上逆，头晕目眩，骨蒸劳热，青盲内障，高血压眼底出血等证。多煎汤，煮食等。

下则因阴，必下脓血，上则迫胃脘，生鬲，侠胃脘内痛，此久病也，难治。

【各家校注】

王冰：以冲脉下行者络阴，上行者循腹故也，上则迫近于胃脘，下则因薄于阴器也。若因薄于阴，则便下脓血。若迫近于胃，则病气上出于鬲，复侠胃脘内长其痛也。何以然哉？以本有大脓血在肠胃之外故也。生，当为"出"，传文误也。

新校正：按《太素》，"侠胃"作"使胃"。

丹波元简：生鬲侠胃脘，"生"当作"出"。王注可从。《甲乙》"侠"作"倚"。

郭霭春：孙鼎宜说："'因'当作'困'，形误。"生鬲，孙鼎宜："'生'当作'至'，形误。"

【平按】

"困阴"与"迫胃"对文。生鬲，及于鬲。内痛，内堵。

此文大意是：压迫少腹肿处，下会困挤阴部，下流脓血；上会迫挤胃脘及膈，使胃脘壅堵而痛，此病为瘤疾，难以治疗。

刺腰痛篇第四十一

足太阳脉令人腰痛，引项脊尻背如重状。

【各家校注】

王冰：足太阳脉，别下项，循肩髆内，侠脊抵腰中，别下贯臀。故令人腰痛，引项脊尻背如重状也。

新校正：按《甲乙经》"贯臀"作"贯胂"，《刺疟》注亦作"贯胂"，《三部九候》注作"贯臀"。

丹波元简：如重状，《甲乙》作"如肿状"。是也。

郭霭春：《甲乙》卷九第八"重"作"肿"。按作"肿"非是。重，谓沉重。《针灸资生经》卷五《腰痛》："秩边，治腰尻重不能举；昆仑，疗腰尻重不欲起；腰俞，疗腰重如石。"据此，则"重"之义可知。

【平按】

郭霭春所训是。重，沉重。如重状，指身体的沉重感。

少阳令人腰痛，如以针刺其皮中，循循然不可以俯仰，不可以顾。

【各家校注】

王冰：足少阳脉，绕毛际，横入髀厌中。故令腰痛，如以针刺其皮中，循循然不可俯仰。少阳之脉，起于目锐眦，上抵头角，下耳后，循颈行手阳明之前，至肩上，交出手少阳之后；其支别者，目锐眦下入大迎，合手少阳于颛，下加颊车，下颈合缺盆。故不可以顾。

张景岳："迟滞貌，谓其举动不便也。"

郭霭春：《太素》"循循然"作"循然"。

丹波元简：循循然，张云："迟滞貌。"不是。《论语》注："有次序貌。"

【平按】

王冰于"循循"无注。"循循"本应是有顺序貌。这里"循"通"荐"。《吕氏春秋·明理》："其残亡死丧，殄绝无类，流散循饥无日矣。"陈奇猷《吕氏春秋校释》引谭戒甫曰："循，疑假为'荐'。荐，从存声，'存''循'同韵，故'循''荐'音近字通……《释文》：'荐，重也。'"

这里"荐"通"栫"，堵塞。《墨子·迎敌祠》："凡守城之法，县师受事，出葆，循沟防，筑荐通涂。"孙诒让《墨子间诂》："筑荐通涂，谓雍塞通达之涂也。"

解脉令人腰痛，痛引肩，目䀮䀮然，时遗溲，刺解脉，在膝筋肉分间郄外廉之横脉出血，血变而止。

【各家校注】

康熙字典：《玉篇》目不明也。《灵枢经·脉篇》"目䀮䀮如无所见。"注：肾虚则瞳神昏眩。俗本讹作"䀮"，非。

沈祖绵：䀮，正字为"眃"。《说文》"眃，目病也"。《玉篇》作"䁳"。《雷公炮炙论》："目辟眃矊有五花而自正。"注："五花，五加皮也。是眃为视邪不正。"《脉解》篇："越则䀮䀮无所见也。"《气交变大论》"目视䀮䀮"，均当作"眃眃"。

郭霭春：《太素》"䀮"作"䀯"。按"䀮"（音荒）"䀯"叠韵。

《玉篇·目部》："瞙，目不明。"

范登脉：从"亡"得声之字，多有"遮覆""不明貌"的意思。盲、茫、汒、荒、𦁍、曚、瞙、眪、瞙、芒并声同义，通。

【平按】

"目瞙瞙"是《黄帝内经》常用词，但王冰此词无解。《康熙字典》已指出"瞙"易被讹为"眪"。今仍有多本讹。如《黄帝内经大辞典》仍作："《素问·刺腰痛篇》：'解脉令人腰痛，痛引肩，目瞙瞙然，时遗溲，刺解脉……'"（周海平、申洪砚、朱孝轩，中医古籍出版社，2008 年第 1 版，第 782 页）

"瞙"通"芒"，叠韵字。马王堆帛书《阴阳十一脉灸经》少阴脉乙本作"是动则病，喝喝如喘，坐而起，则目芒然无见，心如绝……"甲本作"坐而起则目瞙如毋见，心如悬……"，江陵张家山汉简《脉书》作"则目瞙如无见"。《集韵》别体作"曚"，俗本又伪作"眪"。《玉篇》："瞙，目不明也。"

芒然，即茫然，模糊不清的样子，无所知的样子。《庄子·盗跖》："眪然无见。"

风论篇第四十二

其寒也则衰食饮，其热也则消肌肉，故使人怢栗而不能食，名曰寒热。

【各家校注】

王冰：寒风入胃，故食饮衰。热气内藏，故消肌肉。寒热相合，故怢栗而不能食，名曰寒热也。怢栗，卒振寒貌。

新校正：详"怢栗"，全元起本作"失味"，《甲乙经》作"解㑊"。

丹波元简：娄氏云："怢，忽忘也。慄，惧也。"不稳。《甲乙》作"解㑊"。是也。

【平按】

林校引全本作"失味"，《针灸甲乙经》以"解㑊"解"怢栗"，意皆合。

此文大意是：风与寒邪相合袭人会使人食欲下降，与热邪相合袭人会消烁肌肉。因此说，风既能致人寒战疲惫，又能让人不耐食、消瘦（能：耐），属寒热病。

痹论篇第四十三

　　其不痛不仁者，病久入深，荣卫之行涩，经络时疏，故不通；皮肤不营，故为不仁。

【各家校注】

　　新校正：按《甲乙经》"不通"作"不痛"。详《甲乙经》此条论不痛与不仁两事，后言不痛是再明不痛之为重也。

　　金滢七朗：通，《甲乙》作"痛"。《新校正》言之，《注证》《类注》皆从之。

　　丹波元简：《甲乙》"通"作"痛"。可从。

　　吴昆：荣卫之行涩，则非不通矣，况又经络时疏乎，故不痛。

　　张介宾：通，当作"痛"，《甲乙经》亦然。疏，空虚也。荣卫之行涩而经络时疏，则血气衰少，血气衰少则滞逆亦少，故为不痛。

　　马莳：痹之所以不痛者，以病久则邪气日深，营卫之行涩，经络之脉有时而疏，故亦不为痛也。

　　高士宗：次"痛"，旧本讹"通"，今改。

　　于鬯：通，即读为痛，痛、通并谐甬声，故得假借。《甲乙经·阴受病发痹》篇作"痛"，正字也。此作"通"，假字也。不省"通"为假字，则既言疏，又言不通，义反背矣。而或遂以"通"为误字，则不然，故不烦改"通"为"痛"。《素问》假字于此最显，注家多不明其例，盖医工能习六书甚少也。

　　《内经选读》教材：不通，《太素》《甲乙经》均作"不痛"。

　　郭霭春：《甲乙》"通"作"痛"。于鬯说："'痛''通'并谐甬声，故得假借。""疏"作"通"解。如不痛而麻木不仁的，那是病的日子长了，病邪深入，荣卫运行迟滞，但经络有时还能疏通，所以不痛。

南京注译本：疏，空虚的意思。通，《甲乙经》作"痛"字，今从之。

【平按】

《释名·释疾病》："痛，通也。通在肤脉中也。"《说文·广部》朱骏声《说文通训定声》："痛，假借为恫。"

桐，通"恫"。马王堆帛书《老子》乙本卷前古佚书《十六经·正乱》："夫天行正信，日月不处，启然不台（怠），以临天下。民生有极……忧桐而窘之，收而为之咎。"桐，读为恫。《说文解字》"恫，痛也。"《尔雅·释言》："恫，痛也。"邢昺疏："谓痛伤。"《诗·大雅·桑柔》："哀恫中国，具赘卒荒。"郑玄笺："恫，痛也。哀痛乎中国之人。"

桐，通"通"，通达。《汉书·礼乐志》："桐生茂豫，靡有所诎。"颜师古注："桐读为通……言草木皆通达而生，美悦光泽，各无所诎，皆申遂也。"

通，秃翁切。痛，兔瓮切。二者均属透母。

"经络时疏，故不通；皮肤不营，故为不仁"与上"不痛不仁者"句相呼应。

凡痹之类，逢寒则虫，逢热则纵。

【各家校注】

王冰：虫，谓皮中如虫行。

新校正：按《甲乙经》"虫"作"急"。

吴昆：寒则助其阴气，故筋挛而急；热则助其阳气，故筋弛而纵。急，旧作"虫"，误也。今依《甲乙经》改"逢寒则急"。

张志聪：如逢吾身之阴寒，则如虫行皮肤之中；逢吾身之阳热，则筋骨并皆放纵。

马莳：虫，《甲乙经》作"急"，王氏以为如虫行者非。凡痹病之类，逢天寒则其体急，诸证皆当急也；逢天热则其体纵，诸证皆当缓也。

高士宗：如湿痹逢寒，则寒湿相薄，故生虫，虫生则痒矣。燥痹逢热，则筋骨不濡，故纵。纵，弛纵也，弛纵则痛矣。

丹波元简：《甲乙》"虫"作"急"。按，脚气之目，昉于《肘后》，中于《病源》，具于《千金》《外台》。然考之《素》《灵》中，乃痹之类也。后世以厥为脚气者，恐非也。如就其冲心而言则可，否则可称痹而不可称厥。香川太仲云"脚气之目为甚近俗，可改为脚气"云云。

孙诒让：虫，当为痋之借字。《说文·疒部》云："痋，动病也，从疒，虫省声。"故古书"痋"或作"虫"。段玉裁《说文注》谓："痋即疼字"。《释名》云："疼，旱气疼疼然烦也。"疼疼，即《诗·云汉》之"虫虫"是也。盖痹逢寒则急切而疼疼然不安，则谓之"痋"。巢氏《诸病源候论》云："凡痹之类，逢热则痒，逢寒则痛。"痛与疼义亦相近。王注训为"虫行"，皇甫谧作"急"，顾校从之，并非也。

沈祖绵：《一切经音义》卷四十三引《广雅》："疼，痛也。"孙星衍以为即"痋"字。按"痋"即"疼"，玄应亦言之。《至真要大论》"疼酸惊骇，皆属于火"，亦作"疼"，是其证。

于鬯：虫，当读为痋。痋，谐虫省声，故可通借。《说文·疒部》云："痋，动病也。"字又作"疼"，即上文云"其留连筋骨者疼久"。《释名·释疾病》云："疼痹，痹气疼疼然烦也。"（依吴志忠校本）然则逢寒则痋，正疼疼然烦，所谓疼痹矣。段玉裁疒部注以释疾病之疼疼，即《诗·云汉》篇之"虫虫"，则又"虫""痋"通借之一证。抑元应成实《论音义》引《说文》："'动病'作'动痛'"。上文云："寒气胜者为痛痹。"又云："痛者，寒气多也，有寒故痛也。"然则

"逢寒则痋"，解作"逢寒则痛"，亦一义矣。要因痛，故疼疼然烦，两义初不背也。（动痛本合两义为一）。王注云"虫，谓皮中如虫行"，望文生义，不足为训。《甲乙经·阴受病发痹》篇作"逢寒则急"，当属后人所改。下句云"逢热则纵"，"虫"与"纵"为韵，改作"急"，则失韵矣。

【平按】

痋，疼也。痹证的主要临床表现就是关节疼痛。病因以感受风寒湿邪为主，其中风气重者，痛呈游走性；寒气重者疼痛较剧；湿气重者，痛而沉重。因寒邪收引凝涩，阻滞经脉，不通则痛。《针灸甲乙经》改"虫"为"急"，从医理上亦可说通，但孙氏、于氏的考证是有根据的。其一，虫，上古为冬韵；纵，上古为东韵。冬、东通押。急，上古为辑韵，与"纵"不相押，改"急"则失其韵，且"虫"与"急"形讹的可能也不大。其二，"虫"与"痋"通假；"痋"即"疼"字。其三，整段文意是讨论痹证的临床表现的。上文有"寒气胜者为痛痹""痛者，寒气多也，有寒故痛也"，故以孙诒让、于鬯所训"痛"义为最贴切。

痿论篇第四十四

心气热，则下脉厥而上，上则下脉虚，虚则生脉痿，枢折挈，胫纵而不任地也。

【各家校注】

王冰：心热盛则火独光，火独光则内炎上。肾之脉常下行，今火盛而上炎用事，故肾脉亦随火炎烁而逆上行也。阴气厥逆，火复内燔，阴上隔阳，下不守位，心气通脉，故生脉痿。肾气主足，故膝腕枢纽如折去而不相提挈，胫筋纵缓而不能任用于地也。

金滛七朗：《字书》："挈，绝也。"《汉书·司马相如传》："挈三神之欢。"注："挈，绝也。"吴云："心主脉。"心气热则下脉皆厥逆上行以从心，故下虚。虚则枢纽关节之处或折或挈，足胫纵弛而不任地也。名曰脉痿。（王注"悬持，即倭俗不具也"）

于鬯："挈"上疑脱"不"字，故王注云"膝腕枢纽如折去而不相提挈"。是王本明作"不挈"。若止言"挈"，何云"不相提挈"乎？且"枢折挈"三字本不成义。（《甲乙经·热在五藏发痿》篇"挈"作"痪"。）

郭霭春："挈"上疑脱"不"字。王注："膝腕枢纽如折去而不相提挈。"是王注本明作"不挈"。若原文止言"挈"，何注云"不相提挈"？则其脱"不"字之误显然。

范登脉：于鬯云："'挈'上疑脱'不'字。"按，于鬯加字无据。"挈"字在此当读若"韧"，训断绝。"折"盖"挈"之旁注字而误入正文者。"枢挈"与"胫纵"文正相对……"枢挈""枢折"义同。

【平按】

于鬯所训是，当为"枢折不挈"，以与"胫纵不任地"呼应。此文大意：心气热，心脉热邪上窜则会表现为脉之上实下虚。脉下虚则痿无力，而致下肢关节如折断般无力撑于地也。

悲哀太甚，则胞络绝，胞络绝则阳气内动，发则心下崩，数溲血也。

【各家校注】

王冰：悲则心系急，肺布叶举，而上焦不通，荣卫不散，热气在中，故胞络绝而阳气内鼓动，发则心下崩数溲血也。心下崩，谓心包内崩而下并也。溲，谓溺也。

新校正：按杨上善云："胞络者，心上胞络之脉也。"详经注中"胞"字俱当作"包"，全本"胞"又作"肌"也。

郭霭春："胞络绝，则阳气内动，发则心下崩。"《圣济总录》卷九十六引"胞络"以下十三字作"阳气动中"。数（音朔），屡次之意。

【平按】

崩，痛心。崩伤，痛心悲伤。汉·应劭《风俗通·衍礼·山阳太守汝南薛恭祖》："当内崩伤，外自矜饬。此为矫情，伪之至也。"悲伤太过则痛心，所以这里的"心下崩"就是痛心悲伤之义。

思想无穷，所愿不得，意淫于外，入房太甚，宗筋弛纵，发为筋痿，及为白淫，故《下经》曰：筋痿者，生于肝使内也。

【各家校注】

王冰：思想所愿，为祈欲也。施写劳损，故为筋痿及白淫也。白淫，谓白物淫衍如精之状，男子因溲而下，女子阴器中绵绵而下也。"故《下经》曰：筋痿者，生于肝使内也。"《下经》，上古之经名也。

使内，谓劳役阴力，费竭精气也。

金溪七朗：《玉机真藏论》云："出白曰蛊，可考。"马云："在男子为精滑，在女子则为白带。"吴云："白淫，今之浊带也。"

郭霭春：白淫，马莳说："在男子为遗精，在女子为白带。"

【平按】

根据文义，此处"筋痿"，即茎痿。"发为筋痿，及为白淫"即发生阳痿、遗精之症。

有渐于湿，以水为事，若有所留，居处相湿，肌肉濡渍，痹而不仁，发为肉痿。

【各家校注】

金溪七朗：《诗》云："渐车衣裳。"《荀子》杨倞注云："渐，渍也。"张云："渐，有由来。"以水为事，从事于卑湿之所也。相，并也。

郭霭春：渐，杨上善说："渐，渍也。"按"渐渍"双声。《文选·博弈论》济注："渐渍犹浸润也。"

李戎：《内经选读》注释："逐渐感受湿邪"，把"渐"按现代汉语最常见的语法职能作为副词，对不对呢？考"渐"，音 jiān（尖）。《广雅·释诂》："渐，渍也。"即浸染之谓，是动词。《诗经·卫风·氓》有"淇水汤汤，渐车帷裳"。经文"渐"字前面的"有"字属于词头，仅起凑足一个音节的语音作用，无实义。例如《诗经·小雅·六月》："有严有翼。"杨上善注："渐，渍也。"高士宗注："渐，进也。"俱可。《内经选读》所释大抵溯源于张介宾的"渐，有由来也"，值得商榷。（李戎，《内经选读》词义小训，成都中医学院学报，1984年第4期，第45页）

【平按】

渐，淹没、浸泡。例证很多，如《楚辞·招魂》："皋兰被径兮斯路渐。"王逸注："渐，没也。言泽中香草茂盛，覆被径路……水卒增益，渐没其道，将至弃捐也。"《荀子·劝学》："兰槐之根是为芷，其渐之滫，君子不近，庶人不服。"杨倞注："渐，渍也。"《汉书·晁错传》："丈五之沟，渐车之水，山林积石，经川丘阜，草木所在，此步兵之地也。"颜师古注："渐读曰灒，谓浸也，音子廉反。"

有渐于湿，以水为事，若有所留，居处相湿，肌肉濡渍，痹而不仁，发为肉痿。

【各家校注】

王冰：业惟近湿，居处泽下，皆水为事也，平者久而犹急，感之者尤甚矣。肉属于脾，脾气恶湿，湿着于内，则卫气不荣，故肉为痿也。

金窪七朗："相"字未稳，暂存疑而可。吴云："相，伴也。言居处之间或伴于湿也。"受湿如此，则肌肉渍润，痹而不仁，发为肉痿也。《素问抄》及张注，"渍"作"溃"。

郭霭春：《甲乙》"相"作"伤"。《全生指迷方》卷二引作"卑"。

范登脉：相，读若瀼，"相""襄"同音，例得通用。《礼记·祭法》："相近于坎坛。"郑注："'相近'当为'禳祈'，声之误也。"引申指低洼潮湿之地。《集韵·养韵》："瀼，水淤也。"《甲乙经》"相"作"伤"，乃不知"相"义而妄改，不可从。

【平按】

范登脉所训是。相，通"襄""镶"。"相嵌"，犹镶嵌。《说文解字·目部》、朱骏声《说文通训定声》："相，假借为襄。"古文"襄""镶""骧""瀼"通。襄，漫也。居处相湿，即处水淫之地。

此文大意是：有浸于水湿、近水为业之人，或居处多湿之地的人，肌肉受湿所困，易致感觉麻木，皮肤渐失弹性，而发肉痿。所以《下经》有言："肉痿者，得之湿地也。"

厥论篇第四十五

阴气盛于上则下虚，下虚则腹胀满；阳气盛于上，则下气重上而邪气逆，逆则阳气乱，阳气乱则不知人也。

【各家校注】

王冰：阴，谓足太阴气也。

新校正：按《甲乙经》，"阳气盛于上"五字，作"腹满"二字。当从《甲乙经》之说。何以言之？别按《甲乙经》云："阳脉下坠，阴脉上争，发尸厥。"焉有阴气盛于上而又言阳气盛于上？又按张仲景云："少阴脉不至，肾气微，少精血，在（奔）气促迫，上入胸膈，宗气反聚，血结心下，阳气退下，热归阴股，与阴相动，令身不仁，此为尸厥。"仲景言阳气退下，则是阳气不得盛于上。故可当从《甲乙经》也。又王注阴，谓足太阴，亦为未尽。按《缪刺论篇》云："邪客于手足少阴太阴足阳明之络，此五络皆会于耳中，上络左角。五络俱竭，令人身脉皆动而形无知，其状若尸，或曰尸厥。"焉得专解阴为太阴也？

丹波元简：阳气盛于上，新校正可从。

郭霭春："重上"，即"并上"。

【平按】

重，通"动"。《左传·僖公十五年》："且晋人戚忧以重我，天地以要我。"马王堆汉墓帛书乙本《老子·道经》："女（安）以重（动）之，徐生。"《管子·轻重丁》："地重投之哉兆。"郭沫若等集校："'重'乃'动'之假字，金文每以'童'字为'动'，又'投'乃'疫'之坏字。"

病能论篇第四十六

藏有所伤，及精有所之寄则安，故人不能悬其病也。

【各家校注】

王冰： 五藏有所伤损及之，水谷精气有所之寄，扶其下则卧安。以伤及于藏，故人不能悬其病处于空中也。

于鬯： 悬，盖读为䁖字，或作"瞲"。故《说文·目部》训"䁖"为"卢童子"，而《方言·钭嫽》篇云"黸瞳之子谓之䁖。"黸瞳子即卢童子，明䁖即瞲字。《楚辞·招魂》云："靡颜腻理，遗视䁖些。"《文选·江赋》李注云："䁖眇，远视貌。"然则人不能䁖其病，当谓其病止自知，而人不能见之之意。上文言"卧而有所不安"，卧而有所不安，信惟自知而人不能见其病也。王注云"故人不能悬其病处于空中也"，臆说无当。

范登脉： 悬，古字作"县"，金文象枭首之形，引申为悬挂。《考工记》："匠人建国，水地以县，置槷以县，视以景。"郑注"水地以县"云："于四角立植，而县以水，望其高下，高下既定，乃为位而平地。"古人测量之时，必须"于四角立植，而县以水，望其高下"，所以，"县"字引申有量度、测知义。《论衡》卷十一《答佞》篇："斗斛之量多少，权衡之县轻重也。"县、量互文义近。"悬其病"即"测知其病"；"悬去枣华而死"即"预测枣花落的时候就会死亡"。诸家或望文生义，或臆说无当，不可从。

郭霭春： "及精有所之寄则安"，《甲乙》卷十二第三作"情有所倚，则卧不安"。按如《甲乙》则下"悬其病"仍费解。《三因方》

卷十三引作“情有所倚，人不能悬其病，则卧不安”文义较通顺。盖卧不安之因有二：一是藏有所伤，如心肾肝虚；一是情有所偏，如过喜过忧等，若去其所伤、所偏，自然可以安卧。本句之“倚”字作“偏”解，见《荀子·解蔽》杨注。“悬”作“消”解，见《太元·进》范注。“病”有“患”义。总上各点，是说藏有所伤，情有所偏，是为病之源，不能消除其患，就必导致卧而不安，如此，方与帝问相合。

【平按】

悬，测知、量度、称量、衡量。《荀子·强国》：“然而县之以王者之功名，则倜倜然其不及远矣！”王先谦《荀子集解》：“县，犹衡也。”汉·王充《论衡·答佞》：“权衡之县轻重也。”《汉书·刑法志三》：“〔秦始皇〕昼断狱，夜理书，自程决事，日县石之一。”颜师古注引服虔曰：“县，称也。”

其实，“不能悬其病”和“悬其枣华而死”之“悬”有异，前者范登脉所训是，后者还应从于鬯训为“视”。

帝曰：有病厥者，诊右脉沉而紧，左脉浮而迟，不然，病主安在？

【各家校注】

王冰：不然，言不沉也。

新校正：按《甲乙经》，“不然”作“不知”。

于鬯：然，盖读为㒚。《说文·人部》云：“㒚，意膬也。”意膬，疑是以意揣度之谓。不㒚病主安在，不敢以意揣度，故为问也。王误以“不然”二字属上读，注云“不然，言不沉也”，则必非矣。然，从无沉字之训。如谓因上文沉字，故承之曰“不然”，语尤无理，后人强解，更无足道。《甲乙经》作“不知病主安在”，意义固甚明矣。正以意义甚明，何至误“知”为“然”，故彼“知”字当为浅人所改。

郭霭春：于鬯说："'然'读为傄(音冉)。《说文·人部》：'傄，意膬(音粹)也。'意膬，疑是以意揣度之谓。不傄病主安在，不敢以意揣度，故为问也。《甲乙》'不然'作'不知'。"

【平按】

不然，意外。《墨子·辞过》："府库实满，足以待不然。"孙诒让《墨子间诂》："不然，谓非常之变也。"《汉书·司马相如传下》："发巴蜀之士各五百人以奉币，卫使者不然。"颜师古注引张揖曰："不然之变也。"这里"右脉沉而紧，左脉浮而迟"是指非寻常之脉。

以泽泻、术各十分，麋衔五分，合以三指撮，为后饭。

【各家校注】

王冰：术，味苦，温，平，主治大风，止汗。麋衔，味苦，寒，平，主治风湿、筋痿。泽泻，味甘，寒，平，主治风湿，益气。由此功用，方故先之。饭后药先，谓之后饭。

金潪七朗：马云："术，苍术也。"非。盖分苍白者，昉于弘景。颂说："古谓术者，皆白术也。"麋衔，《本经》作"薇蓣"，一名"大吴风草"，俗曰"樊哙草"。珍曰："当作'鹿衔'。"不稳。《圣济总录》名泽泻汤，"泽泻二两半，鹿衔一两一分"。非也。《本草序例》云："古秤惟有铢两，而无分名。"张云："十分，倍之也。五分，减之也。"《三因方》："泽泻三两，薇衔半两，为末服。名薇衔汤。"可从。三指撮，准梧桐子大，四合。(《本草》梧桐子条："大如胡椒子")吴云："合，修合也。三指撮，言如三指宽一撮也。"马云："其药后饭而服，谓之后饭也。"王注以为先用药者，不知此证在表，先服药则入时里，故后饭。药在饭后也。

郭霭春："合以三指撮"，合，谓修合。三指撮，言如三指宽一撮也。

【平按】

术，有许多别名。《尔雅·释草》："术，山蓟、杨、枹蓟。"邵晋涵《尔雅正义》："此别术之名类也。术之生于山者，名山蓟、杨，一名枹蓟，即术也。"明李时珍《本草纲目·草一·术》："扬州之域多种白术，其状如枹，故有杨枹及枹蓟之名，今人谓之吴术是也。"一本作"桴蓟"。泽泻、白术、麋衔三药组合，可健脾胃、利湿热。

三指撮，指以三指一次抓取的量，泛指少量。《史记·扁鹊仓公列传》："臣意饮以芫华一撮，即出蛲可数升，病已，三十日如故。"

此文大意是：用泽泻、白术各十分，麋衔五分，饭后服一撮。

奇病论篇第四十七

病名曰息积。此不妨于食，不可灸刺，积为导引、服药，药不能独治也。

【各家校注】

王冰：腹中无形，胁不逆满，频岁不愈，息且形之，气逆息难，故名息积也。气不在胃，故不妨于食也，灸之则火热内烁，气化为风，刺之则必写其经，转以虚败，故不可灸刺。是可积为导引，使气流行，久以药攻，内消瘀稸，则可矣。若独凭其药，而不积为导引，则药亦不能独治之也。

丹波元简：单谓药者，乃补药也。

郭霭春："积为导引"，按"积"作"久"解，见《汉书·严助传》颜注。息贲病不可速效，久为导引，则气行流畅，病可渐愈。

【平按】

文中两"积"，义不同。前"息积"为病名，后"积"为长久之义。《管子·四时》："治积则昌，暴虐积则亡。"《汉书·严助传》："且越人愚戆轻薄，负约反复，其不可用天子之法度，非一日之积也。"颜师古注："积，久也。"

此文大意是：病名息积。病也不影响饮食。这种病一般不可长时间用灸刺治疗，宜长期配合行导引之法和药物疗法，单纯用药治疗效果也不好。

治之以兰，除陈气也。

【各家校注】

王冰： 兰，谓兰草也。《神农》曰："兰草，味辛，热，平，利水道，辟不祥，胸中痰澼也。"除，谓去也。陈，谓久也。言兰除陈久甘肥不化之气者，以辛能发散故也。《藏气法时论》曰："辛者，散也。"

新校正： 按本草，兰，平，不言热也。

金澺七朗： 盖兰能散气逐血。《药性纂要》为幽兰、建兰之类者，非也。按，幽、建二物，至宋始出，非古之兰草也。

郭霭春： "兰"，《本草纲目》卷十五"兰草"条引《别录》："兰草，除胸中痰癖。"

【平按】

"兰"有多指。

兰花：多年生常绿草本植物；叶细长而尖，根簇生，圆柱形；春初开花，呈淡黄绿色，亦有秋季开花者；品种甚多。明·李时珍《本草纲目·草三·兰草》〔正误〕引寇宗奭曰："〔兰〕多生阴地幽谷，叶如麦门冬而阔，且韧，长及一二尺，四时常青，花黄绿色，中间瓣上有细紫点。春芳者为春兰，色深；秋芳者为秋兰，色淡。开时满室尽香，与他花香又别。"

兰草：即泽兰，多年生草本植物；叶卵形，秋季开白花；全草有香气，可制芳香油，亦可入药。《易·系辞上》："同心之言，其臭如兰。"《左传·宣公三年》："以兰有国香，人服媚之如是。"《楚辞·离骚》："扈江离与辟芷兮，纫秋兰以为佩。"《汉书·司马相如传上》："其东则有蕙圃，衡兰芷若。"颜师古注："兰，即今泽兰也。"

木兰：一种香木。《楚辞·九歌·湘夫人》："桂栋兮兰橑。"朱熹《论语集注》："兰，木兰也。"宋·苏轼《前赤壁赋》："桂棹兮兰桨，击空明兮溯流光。"明·李时珍《本草纲目·木一·木兰》："木兰枝叶俱疏，其花内白外紫，亦有四季开者。深山生者尤大，可以为舟。"

这里应指泽兰。

大奇论篇第四十八

肺之雍，喘而两胠满。肝雍，两胠满，卧则惊，不得小便。肾雍，脚下至少腹满。

【各家校注】

王冰：肺藏气而外主息，其脉支别者从肺系横出腋下，故喘而两胠满也。

新校正：详"肺雍""肝雍""肾雍，《甲乙经》俱作'痈'。按《甲乙经》，'脚下'作'胠下'，'脚'当作'胠'，不得言脚下至少腹"也。

金漮七朗：《注证》云："按，《甲乙经》，'雍'作'痈'。今愚细思之……此'雍'断宜作'壅'，盖言气之壅滞也……此节申上节未尽之证，'壅'即'满'之义，但上节三'满'字……又主外证言耳。"《类注》云："'雍''壅'同。"吴云："'雍''壅'同。气滞而不流也。"按，'满''懑'同。

郭霭春："肺之雍"：《太素》《甲乙经》卷十一经八"雍"并作"痈"。按"肺"下"之"字衍。律以下文"肝雍""肾雍"可证。

"喘而两胠满"：《太素》"胠"作"胁"。《甲乙经》作"胫"。按：作"胫"误，肺痈或胸膈闷痛，或胁肋闷痛，涉及"胫"者似少见。

"脚下至少腹满"：《太素》《甲乙经》"脚"并作"胠"。《脉经》卷五第五"少"并作"小"。

【平按】

"雍""痈"互通。《孟子·万章上》:"或谓孔子于卫主痈疽。"《说文解字·丰部》"痈",清·朱骏声《说文通训定声》:"按《史记》正作'雍渠',名取于物为假也,《韩非子》作'雍鉏',《说苑》作'雍睢'。"

这里"雍",壅也,堵塞之义。《诗·小雅·无将大车》:"无将大车,维尘雍兮。"郑玄笺:"雍,犹蔽也。"陆德明《经典释文》:"字又作'壅'。"《谷梁传·僖公九年》:"读书加于牲上,壹明天子之禁,曰'毋雍泉'。"范宁注:"雍,塞也。"

肾脉大急沉,肝脉大急沉,皆为疝。心脉搏滑急为心疝,肺脉沉搏为肺疝。三阳急为瘕,三阴急为疝,二阴急为痫厥,二阳急为惊。

【各家校注】

王冰:皆寒薄于藏故也。

郭霭春:《太素》卷十五《五藏脉诊》"搏"作"揣"。按"搏"应作"抟","搏""抟"形误。"抟"与"揣"同。《史记·贾生传》"控抟",《汉书》作"控揣"可证。《广雅·释诂一》:"揣,动也。"心脉搏,谓心脉之动。"滑急"即滑紧。

"肺脉沉搏":准上文例,"搏"亦应作"抟"。"沉搏"应作"抟沉"。

【平按】

搏,可训"圆"。《周礼·考工记·矢人》:"凡相笴,欲生而抟。"郑玄注:"抟,圆也。"《楚辞·九章·橘颂》:"曾枝剡棘,圆果抟兮。"王逸注:"楚人名圆为抟。"《吕氏春秋·审时》:"得时之黍,芒茎而徼下,穗芒以长,抟米而薄糠。"俞樾《诸子平议·吕氏春秋三》:"抟之言圆也……'抟米而薄糠',与上文'其粟圆而薄糠'文义正同。"许维遹《吕氏春秋集释》:"俞说是。凡圆形物本书多谓之'抟'。"这里应形容脉的流利圆急。

"肺脉沉搏为肺疝"疑有脱文，当为"肺脉沉搏急为肺疝"，因为此段强调无论是脉浮还是脉沉，若伴急者皆为有形之病（水肿、疝气、瘕聚）或惊厥类之病象，所以上文是"肾脉大急沉，肝脉大急沉，皆为疝"，下文是"三阳急为瘕，三阴急为疝，二阴急为痫厥，二阳急为惊"。

胃脉沉鼓涩，胃外鼓大。心脉小坚急，皆鬲偏枯，男子发左，女子发右，不瘖舌转，可治。

【各家校注】

金澤七朗：张云："上下否隔，而为偏枯。"可从。马注为"噎嗝之嗝"。《直解》作"背鬲"。皆非也。

郭霭春："鬲"字误。似应作"为"。"鬲"象形作"鬲"，"为"古文作"爲"，二字形似致误，"皆为偏枯"与上"皆为瘕""皆为疝"句法一致。《全生指迷方》引"鬲"作"为"，亦可证。旧注并误。

范登脉：鬲，当读若丽，遭遇也。这里是患的意思。"鬲""丽"古音俱在来纽，锡、支对转。《说文·鬲部》："鬲，鼎属。甂，汉令鬲，从瓦，历声。"《淮南子·俶真》："夫贵贱之于身也，犹条风之时丽也；毁誉之于己，犹蚊虻之一过也。"高诱注："丽，过也。"按，《说文·止部》："历，过也。从止，历声。"是《淮南子》之"丽"为"历"之借字。"鬲""历"音同，"丽"可借为"历"，故"鬲"亦可借为"丽"字。"

【平按】

郭霭春所训似合理。此文大意是：胃脉沉涩（"鼓"涉下文而衍），或胃脉鼓大，或心脉细小急促，皆为偏枯之病象。男子多左偏枯，女子多右偏枯。无失语证者，尚可治疗。

脉至浮合，浮合如数，一息十至以上，是经气予不足也，微见九十日死。

【各家校注】

王冰：如浮波之合，后至者凌前，速疾而动，无常候也。

金滘七朗：《直解》云："浮合，言如热汤之为沸也。"

郭霭春："至"下脱"如"字，律以以下各节"脉至如"云云可证。王注"如浮波之合"，是王所据本有"如"字。

语译：脉来时像浮波之合，浮波之合，就是说太频数了。在一呼一吸之间，脉搏跳动十次以上，这是人身十二经络不足的现象。大约从开始见到这种脉象，经过九十天就会死亡。

【平按】

浮，通"猋（biāo）"。猋，本义指犬奔貌、群犬奔貌；引申为疾进貌。《楚辞·九歌·云中君》："灵皇皇兮既降，猋远举兮云中。"王逸注："猋，去疾貌也。"猋，宵韵帮母；浮，幽韵滂母。宵幽旁转，帮滂旁纽。（王辉，古文字通假字典，中华书局，2008年，第176页）

予，古通"余""豫"，有余力、储蓄、蓄积之义。

此文大意是：脉来疾数如犬奔，一呼一息跳动达10次以上的疾数脉，多是经气将亏之象，一般脉渐微持续不出90日会死。

脉解篇第四十九

内夺而厥，则为瘖俳，此肾虚也。

【各家校注】

王冰：俳，废也。肾之脉，与冲脉并出于气街，循阴股内廉斜入
腘中，循腨骨内廉及内踝之后，入足下。故肾气内夺而不顺，则舌瘖
足废，故云此肾虚也。

新校正：详王注云"肾之脉与冲脉并出"，按《甲乙经》是"肾
之络"非"肾之脉"，况王注《痿论》并《奇病论》《大奇论》并云
"肾之络"，则此"脉"字当为"络"。

金漥七朗：马云："俳，废也。声瘖于上，体废于下也。"吴云：
"俳，阳事痿也。"张云："俳，音排。无所取义。"误也。当作
"痱"。《正韵》音沸。高云："'俳''痱'同，音肥。瘖痱者，口无
言而四肢不收，故曰此肾虚也。"《集注》亦同。又按，贾谊《策》：
"病痪类痱。"注："痱，风病也。"痱之义，见《灵枢·热病》篇。
楼英《纲目》辨之详矣。《贾谊传》云："蹩者，一面病。痱者，一
方病。"《热病篇》云："痱之为病，身无痛者，四肢不收，智乱，其
言微知，可治。甚则不能言，不可治。"按，此即瘖痱也。

于鬯：此"俳"字，顾观光校及张志聪《集注》，并读痱，义固
可通。然窃疑王本此"俳"字实作"跰"。故注云："俳，废也。"又
云："舌瘖足废。"曰"足废"，明释从足之跰矣。不然，何不如后之
说者，曰四肢废邪？是知王本实作"跰"，其注文亦本出"跰"，不
烦改读为"痱"。

沈祖绵：俳，当作"痱"。《说文》："痱，风病也。"今俗谓之沙症。

高士宗：瘖痱者，口无言而四肢不收。

吴谦（《医宗金鉴·杂病心法要诀·中风》）："四肢不收无痛痱，偏枯身偏不用疼……甚不能言为瘖痱，夺厥入藏病多凶。"原注："甚者不能言，志乱神昏，则为瘖痱。"

郭霭春："瘖俳"，《太素》"俳"作"痱"。按作"痱"是。《说文·疒部》"痱，风病也。"是证有虚有实，此则属于虚言，下虚而厥，故四肢不收，肾脉挟舌本，故瘖。

【平按】

于鬯所训是。

少阳谓心胁痛者，言少阳盛也，盛者，心之所表也。九月阳气尽而阴气盛，故心胁痛也。所谓不可反侧者，阴气藏物也，物藏则不动，故不可反侧也。所谓甚则跃者，九月万物尽衰，草木毕落而堕，则气去阳而之阴，气盛而阳之下长，故谓跃。

【各家校注】

王冰：跃，谓跳跃也。……故气盛则令人跳跃也。

郭霭春：按"跃"应指病言，方与各节文便相合。但"跃"是何病，不详。旧注均不切。姑阙疑。

范登脉：《黄帝内经素问校注语译》云："按，'跃'应指病言，方与各节文便相合。但'跃'是何病，不详。旧注均不切。姑阙疑。"实事求是。但《校注》则谓："'跃'谓身瞤动。"最近，有学者云"跳跃"是同义词。《说文解字》："跃，蹶也。"《广雅·释诂》："蹶，跳也。"可见"蹶""跳"二字可以互训。《孟子·离娄上》："天之方蹶，无然泄泄。"朱熹注："蹶，颠覆也。"《说文解字》："蹶，僵也。"《战国策·齐策》："颠蹶之请，望拜之谒，虽得则薄矣。"鲍彪注："蹶，僵也。"《广韵》："蹶，失足。"可见"蹶"是失足而颠覆倒地，即今之所谓"跌倒"。因此，"跃"当是跌倒之义。脉按，《校注》训"跃"为"身瞤动"，不知何据。古人训释多用单字，同训者未必同词。更不能因为"甲，乙也""乙，丙也""丙，丁也"而认为甲、乙、丙、丁任何时候都可以互训。字书与传注中"跳""跃"互训，"跳""蹶"互训，只是说在"跛行"一义上可以互训，非谓"跳""跃""蹶"的所有义项皆可互训。"蹶"的"倒下"这一词义，"跳""跃"是没有的，不能相互为训。说者在论证中显然偷换了同一文字符号所记录的不同词义，而且也不能举证"跃"有"跌倒"义。

黄帝内经大辞典：跃，病证名词，为"竭"之音转。（周海平等，中医古籍出版社，2008 年第 1 版，第 783 页）

【平按】

王冰注："跃，谓跳跃也。"后世注家多循王冰注义。"跃"的繁体是"躍"，通"鑰"（钥的繁体），双声叠韵。本义是门下上贯横闩、下插入地的直木或直铁棍。《方言》第五："户钥，自关之东，陈楚之间谓之键，自关之西，谓之钥。"引申为钥匙、关闭、闭锁。如北齐·刘昼《新论·防欲》："嗜欲之萌，耳目可关，而心意可钥。"引申义为内收。

所谓甚则跃者，经文自身有注解，其义甚明，就是一派阳收于阴的秋天内敛之象。

所谓色色，不能久立久坐，起则目晾晾无所见者，万物阴阳不定未有主也，秋气始至，微霜始下，而方杀万物，阴阳内夺，故目晾晾无所见也。

【各家校注】

新校正：详'色色'字，疑误。

金溁七朗：马云："色色，衍文，疑当在'眮眮'之下，言阴阳内相攻夺，故人之目眮眮然。凡物之色色，无所见也。"高士宗云："色色，犹种种也。色色不能，犹言种种不能自如也。"（二说皆非）。吴本作："邑邑，愁苦不堪之貌。"张云："色色，误也。当作'邑邑'，不安貌。"

高士宗："色色"二字衍文。

郭霭春：《太素》"色色"作"邑邑"。"坐"上无"久"字，连下读。按："色色"与"邑邑"古通用。《大戴礼·哀公问五义》"而志不邑邑"，《荀子》作"色色"。邑邑，忧貌，见孔广森注。

范登脉：新校正所疑极是，俗书方口尖口不分，"口"旁往往书作"厶"旁，故"邑"或误作"色"。色色，《太素》作"邑邑"。"邑"与"喝""遏""悒"声近义通，义为郁塞不畅。叠之则为"邑邑""喝喝""介介""恂恂""悒悒"。参《刺疟篇第三十六》"腹中悒悒"条。

【平按】

范登脉所按有理，"邑邑"气机壅塞不畅之义，或微弱貌之义。《楚辞·刘向〈九叹·远游〉》："张绛帷以襜襜兮，风邑邑而蔽之。"王逸注："邑邑，微弱貌也。"

此文大意是：所谓虚不能久坐久立，久坐起则两眼昏花，因阴阳尚不能协和稳定，秋天肃杀之气至，微霜开始下降，万物凋零，人体阴阳之气在内相争不能处于稳定状态，所以表现出不能久立久坐，起则两眼昏花。

所谓面黑如地色者，秋气内夺，故变于色也。

【各家校注】

郭霭春：孙鼎宜认为"地"当作"炪（音谢）"，形误。"炪"（音谢）即炭也。《广雅·释诂四》："炭，炪也。"

范登脉：马王堆汉墓帛书《阴阳十一脉灸经》甲本"少阴脉"条作"面黯若炲色"。张家山汉墓竹简《脉书》"少阴脉"条作"面黯若炲色"。《灵枢·经脉》"肾足少阴之脉"条作"面如漆柴"，《太素》作"黑如地色"，《甲乙经》作"黑如炭色"。据张家山汉墓竹简《脉书》，本句之"地"当校作"炲"。《说文·火部》："炲，烛盡也。从火，也声。""炲"是火把烧完后的余烬，色黑。《广韵·马韵》："徐野切，音谢。"

【平按】

王冰无注。地，似当作"炲"，二者双声，因声近而误。炲，又作"炲煤"，指火烟凝聚成的黑灰。《吕氏春秋·任数》："向者煤炱入甑中，弃食不祥，回（颜回）攫而饮之。"高诱注："煤炱，烟尘也。"《五藏生成》有"黑如炲者死"。

所谓面黑者，秋气肃杀，阳气内敛，在人体表现为面黑如烟熏。

刺要论篇第五十

病有浮沉，刺有浅深，各至其理，无过其道。

【各家校注】

丹波元简：吴云："理，分肉也。"《集注》云："言皮肤分肉之理也。"《直解》云："其道，即皮肉筋脉骨之道也。"

【平按】

"各至其理，无过其道"互文。字面意思：治疗宜恰到好处而不能太过。至，得当、恰当。《荀子·正论》："不知逆顺之理，小大至不至之变者也，未可与及天下之大理者也。"杨倞注："至不至，犹言当不当也。"

浅深不得，反为大贼。

【各家校注】

郭霭春："不得"谓"不当"，"得""当"双声。

【平按】

得，适宜、得当。《尚书大传》卷二："容貌得则气得，气得则肌肤安，肌肤安则色齐矣。"

刺齐论篇第五十一

刺齐论
·

【各家校注】

金潪七朗： 马云："齐者，后世'剂'同。刺以为剂，犹以药为剂。故名篇。"《终始》篇张注："药曰药剂，刺曰砭剂。"吴云："齐者，刺之各有所宜，浅深虽殊，其理齐也。"高云："齐犹一也。刺齐，刺浅刺深，无过不及，有一定之分也。"按，诸说不稳。《字书》云："'齐''剂'同，限也，分也。"此盖论刺法之有分限，故名篇。"篇"字亦衍。《要语》云："刺家调剂血气以安全，犹如用药剂，故名《刺齐论》。"此与前篇无甚异，而别立此篇者，惟欲使充足其篇数乎？亦可备一说。

【平按】

齐，适中。《管子·正世》："治莫贵于得齐。制民急则民迫……缓则纵。"《淮南子·诠言训》："善博者，不欲牟，不恐不胜，平心定意，捉得其齐。"高诱注："齐，得其适也。"本篇是讨论针刺深浅问题的，针刺的深浅必须适中，故名。

刺禁论篇第五十二

刺气街中脉，血不出为肿鼠仆。

【各家校注】

王冰： 气街之中，胆胃脉也。胆之脉循胁里出气街，胃之脉侠齐入气街中，其支别者，起胃下口，循腹里至气街中而合，今刺之而血不出，则血脉气并聚于中，故内结为肿，如伏鼠之形也。气街在腹下侠齐两傍相去四寸，鼠仆上一寸，动脉应手也。

新校正： 按，别本"仆"一作"鼷"，《气府论》注："气街在齐下横骨两端，鼠鼷上一寸也。"

金㙆七朗： 马云："仆，作'鼷'。"张同。志聪云："谓肿于鼠鼷仆参之间。"高云："伤阳明之脉则肿在鼠鼷，伤大肠之脉则肿在仆参也。"吴云："仆，仆也。刺之中脉，血不得出，则为肿如鼠焉。"按，诸说并误。《甲乙》"仆"作"鼷"。鼷，《玉篇》"鼠名，乃鼠鼷"。与"鼠鼷"俱是羊矢之称，不必改"鼷"。

郭霭春： 鼠仆，《千金》卷二十九《针灸上》、《圣济总录》"仆"并作"鼷"。按作"鼷"是，与林校引别本合。《尔雅·释兽》《释文》引《博物志》："鼷，鼠之最小者。"横骨尽处去中行五寸，有肉核名鼠鼷。误刺气街，血不出则瘀结为肿，而牵及鼠鼷痛矣。《图经》卷五《足太阴脾经》："箕门穴，治鼠鼷肿痛。"

【平按】

《说文解字·鼠部》"鼠，穴虫之总名也。""鼷鼠"或作"奚鼠"，为鼠之最小者，又名耳鼠。

鼠蹊，指大腿和腹部相连的部分，即腹股沟。因气街在动脉处，刺中动脉易引起腹股沟肿。《医宗金鉴·刺灸心法要诀·胃府经文》"胃经分寸歌"注："从归来下行，在腿班中有肉核，名曰鼠蹊，直上一寸，动脉应手，亦旁开中行二寸，气街穴也。"

刺志论篇第五十三

刺志论

【各家校注】

金窪七朗： 吴云："今以篇内之言无当，昆僭改为《虚实要论》。"非也。马云："志者，记也。篇内言虚实之要，及泻实补虚之法，当记之不忘，故名篇。"

【平按】

志，通"识（志）"，记载。《汉书·匈奴传上》："于是说教单于左右疏记，以计识其人众畜牧。"颜师古注："识，亦记。"本篇主要讨论虚实病理以及针刺治疗的要点。"刺志论"的意思应为针刺要点的记录。

针解篇第五十四

徐而疾则实者，徐出针而疾按之；疾而徐则虚者，疾出针而徐按之。

【各家校注】

王冰： 徐出，谓得经气已久，乃出之。疾按，谓针出穴已，速疾按之，则真气不泄，经脉气全。故徐而疾乃实也。疾出针，谓针入穴已至于经脉即疾出之，徐按，谓针出穴已，徐缓按之，则邪气得泄，精气复固，故疾而徐乃虚也。

郭霭春： 所谓"徐而疾则实"，就是说慢慢地出针，出针后，迅速按闭针孔，这样正气就不致外泄。所谓"疾而徐则虚"，就是说迅速地出针，出针后，不按闭针孔，这样就可使邪气得以外散。

【平按】

"徐而疾则实，疾而徐则虚"，语出《灵枢·九针十二原》："凡用针者，虚则实之，满则泄之，宛陈则除之，邪胜则虚之。《大要》曰：徐而疾则实，疾而徐则虚。言实与虚，若有若无；察后与先，若存若亡；为虚与实，若得若失。"此段原文的本意应是：针刺治疗的原则是，经气虚者应实之，经气满溢者应泄之，经气瘀堵者应清之，邪气胜者应消之。所以《大要》言：经气由慢而快是"补"的结果（实），经气由快而慢是"泻"的结果（虚）。但无论是补还是泻，体察经气都在似有似无之间（因为经气轻微，须用心体察。这里"言实与虚，若有若无；察后与先，若存若亡；为虚与实，若得若失"是排比兼互文句)。

就是说,"徐而疾则实,疾而徐则虚"句中的"徐疾",原本是描述经气状态的。以后的《灵枢·小针解》和《素问·针解》虽对此语都有注解,但二者皆从针刺手法视角对"徐疾"进行了发挥性的注解(《黄帝内经》是汇编性的著作)。

《灵枢·小针解》注解文是:"徐而疾则实者,言徐内而疾出也,疾而徐则虚者,言疾内而徐出也。"《素问·针解》注解文是:"徐而疾则实者,徐出针而疾按之;疾而徐则虚者,疾出针而徐按之。"

这两个注解字面上似乎互相矛盾,所以有学者认为,《灵枢·小针解》的"徐疾"是指进针和出针,而《素问·针解》的"徐疾"是指针刺的时间和针后按闭针孔与否,见表5。

表5　《灵枢·小针解》《李问·针解》补泻手法要点

补/泻	入针	针时	出针	按穴
	《小针解》	《针解》	《小针解》	《针解》
补法	徐	久	疾	即按
泻法	疾	速	徐	稀按

《灵枢·小针解》指的是"入针""出针"两项,《素问·针解》指的是"针时""按穴"两项。看来《灵枢·小针解》的解释似乎符合《大要》的原意,《素问·针解》的解释似出于推演。《素问》所说的补法用"徐出针",泻法用"疾出针",是指针刺时间的长或短,实际是《灵枢》"寒则留之""热则疾之"的另一种说法。补法用"疾按之",泻法用"徐按之",是对针后是否按闭针孔的区分。

然而,笔者认为,《灵枢·小针解》的"徐疾"是指整个运针过程的长短,即"徐内而疾出",是指进的运针过程长,而退的运针过程短,这是"三进一退"的过程。"疾内而徐出"则反之,进的运针过程短,而退的运针过程长,这是"一进三退"的过程。

《素问·针解》的"徐出针而疾按之""疾出针而徐按之"强调的是手法操作动作,这里的"之"代指"针",并非代指"针孔"。

古文中常用"之"代替本句中已出现的字词，以避免重复。这是很常见的文法，且可使语句读起来优美。如《韩非子·扬权》："探其怀，夺之威。"陈奇猷《韩非子集释》引高亨曰："之，犹其也。""徐出针而疾按针"，即"慢提紧按"的操作动作，通过"三进一退"过程来体现。"疾出针而徐按针"就是"紧提慢按"的操作动作，通过"三退一进"的运针过程来体现。

所以，《灵枢·小针解》和《素问·针解》的注解根本就是相统一的。

补法：徐内而疾出——徐出针而疾按针（慢提紧按）——三进一退

补法：疾内而徐出——疾出针而徐按针（紧提慢按）——三退一进

长刺节论篇第五十五

长刺节论

【各家校注】

金漥七朗：马云：“篇内言刺家节要之法，惟长于此者，是不诊脉而听病者之言，亦以行针也，故名篇。”《直解》云：“‘论’字，衍文。”云：“长，广也。”《灵枢》有五刺、十二刺之法，此篇推而广之，故名《长刺节篇》。按，“长”犹《易》所谓“触类而长之”之“长”。

【平按】

“长刺节论”之“长”，这里可训为“续言”“补充”“扩充”。其本义是引长、延长。《礼记·乐记》：“歌之为言也，长言之也。”郑玄注：“长言之，引其声也。”

“长刺节论”即补充论述针刺的一些要点。内容涉及头痛、寒热、痈肿、少腹积、寒疝、筋痹、肌痹、骨痹、狂癫、大风等病的针刺治疗。

与刺之要，发针而浅出血。

【各家校注】

王冰：若与诸俞刺之，则如此。

郭霭春：按“与”字疑为“举”之坏字。“举”有“凡”义。此谓凡刺之要点，出针之时，贵浅出其血，以通络脉。

【平按】

与（與），通"举"（舉），皆、凡、全部。《易·无妄》："天下雷行，物与无妄。"王弼注："与，犹皆也。天下雷行，物皆不可以妄也。"《荀子·正论》："将以为有益于人，则与无益于人也。"王念孙《读书杂志·荀子六》："与，读为举。举，皆也。言其说皆无益于人也。"《礼记·礼运》"先贤与能，讲信修睦"，《墨子·天志中》"当若子之不事父，弟之不事兄，臣之不事君也，故天下之君与谓之不祥者"皆为其证。

病在少腹有积，刺皮䯏以下，至少腹而止。

【各家校注】

王冰：皮䯏，谓齐下同身寸之五寸横约文，审刺而勿过深之。《刺禁论》曰："刺少腹中膀胱溺出，令人少腹满。"由此，故不可深之矣。

金漥七朗：马云："按，旧本新校正因韵书无'䯏'字，遂欲以'骷'字易之。"按，"骷"音"括"。《灵枢·师传》篇有"骷骨有余，以候䯏骺"，则"骷"字信可训为"骨端"也。但以此代"䯏"字，未安。愚意《内经》中有应用"肉"傍者，每以"骨"傍代之；有应用"骨"傍者，每以"肉"傍代之。故近有《同文录》，"膀"有"髈"，"腘"有"䐃"，则"䯏"可作"腯"。《左传·桓公六年》随季梁谏追楚师，而公言"牲牷肥腯"，亦"肥"义。胜似"骷"字。张云："此言'皮骷以下'者，盖谓足厥阴之章门、期门二穴，皆在横皮肋骨之端也。"吴注亦同。《集注》云："䯏，作'盾'，肌厚也"，谓下至少腹间，视皮之肌厚处即下针取之。"以此等诸说考之，马说为长。盖"䯏"

谓少腹之两傍多脂处也。

郭霭春：皮腯：《太素》作"腹齐"。孙鼎宜说："按《太素》'皮腯'作'腹齐'。据杨注当乙作'齐腹'，犹言从腹以下也。"

【平按】

腯，同"腯"，音 tú，肥壮，多用以形容牲畜。《文选·左思〈吴都赋〉》："草木节解，鸟兽腯肤。"刘逵注："腯，肥也。"唐·刘禹锡《因论·叹牛》："顾其足虽伤而肤尚腯。"皮腯，即皮肉肥厚处。

此句大意是：病在小肠部积气者，前面宜刺脐以下少腹部是皮肉肥厚处，不宜深刺至内脏。

皮部论篇第五十六

阳明之阳，名曰害蜚，上下同法。视其部中有浮络者，皆阳明之络也。

【各家校注】

王冰：蜚，生化也。害，杀气也。杀气行则生化弭，故曰害蜚。

丹波元简：马云："阳气自盛，万物阳极则有归阴之义，故曰'害蜚'。"蜚，音飞。张云："害，损也。蜚，古飞字。阳明之阳，释阳明之义也。下准此。此言蜚者，飞扬也，言阳盛而浮也。凡盛极者必损，故阳之盛也，在阳明。阳之损也，亦在阳明。是阳明之阳，名曰害蜚。"吴云："'害'与'阖'同。所谓阳明为阖，是也。"按，吴说可从。《难经》云："唇为扉。"因此考之，"蜚"恐"扉"之误。

郭霭春：《素问识》云："按'害''盍''阖'，古通用。《尔雅·释宫》：'阖谓之扉。''害蜚'即是'阖扉'，门扇之谓，与'阳明为阖'义相通。"

【平按】

害蜚（hé fēi），同义复合词。害，是"盍"的被通假字。盍，通"阖"，门扇。《左传·庄公三十二年》："荦有力焉，能投盖于稷门。"《荀子·宥坐》："乡者，赐观于太庙之北堂，吾亦未辍，还复瞻彼九盖皆继。"杨倞注："盖，音盍，户扇也。"蜚，通"扉"，门扇。（蜚，通"飞"；飞，通"非"；非通"避"。避，躲开。《墨子·耕柱》："古者周公旦非关叔辞三公，东处于商奄，人皆谓之狂。"张纯一《墨子集解》引栾廷梅曰："'非'字当读如'避'，古读'非'字如'彼'，与'避'字音近"）由门板引申为关合。

此文大意是：阳明为阳经，其皮部名为害蜚（门板），阳明皮部上下诊法皆同，其皮部内所显现的浮络，皆为阳明之络。

《皮部论》用"关枢""枢持""害蜚""关蛰""枢儒""害肩"分别表示十二皮部的名称，实与三阴三阳的"开（关）、阖、枢"理论相一致。

故皮者有分部，不与，而生大病也。

【各家校注】

王冰： 脉行皮中，各有部分，脉受邪气，随则病生，非由皮气而能生也。

新校正： 按《甲乙经》，"不与"作"不愈"，全元起本作"不与"。元起云："气不与经脉和调，则气伤于外，邪流入于内，必生大病也。"

丹波元简： 吴云："不与，不及也。"非。《甲乙》作"不愈"者，可从。

【平按】

与，通"预"，预先、事先、干预。《史记·屈原贾生列传》："天不可与虑兮，道不可与谋。"司马贞《史记索隐》："与，音预也。"原文所述是：皮肤可据是十二经脉划分为不同区域，邪首先侵袭皮部，腠理开疏则邪进一步入络脉，络脉邪盛会进一步注于经，经脉邪盛则内舍于腑，再内舍于脏。因此，如果不及时从皮部阻截、干预邪气，任其发展则会生大病。

经络论篇第五十七

寒多则凝泣，凝泣则青黑；热多则淖泽，淖泽则黄赤。

【平按】

详见《五藏生成论篇第十》"是故多食咸则脉凝泣而变色"条。

大意是：经脉如偏寒则凝涩，凝涩则络显青黑色（瘀紫）；偏热则淖泽（湿润流利），流利则络显黄赤色（鲜活）。

气穴论篇第五十八

岐伯再拜而起曰："臣请言之，背与心相控而痛，所治天突，与十椎及上纪，上纪者，胃脘也，下纪者，关元也。背胸邪系阴阳左右，如此其病前后痛濇，胸胁痛而不得息，不得卧，上气短气偏痛，脉满起，斜出尻脉，络胸胁支心贯鬲，上肩，加天突，斜下肩交十椎下。"

【各家校注】

王冰："与十椎"，按今《甲乙经》《经脉流注孔穴图经》，当脊十椎下并无穴目，恐是七椎也，此则督脉气所主之上纪之处，次如下说。……"交十椎下"，寻此支络脉流注病形证，悉是督脉支络。自尾骶出，各上行斜络胁支心贯鬲，上加天突，斜之肩而下交于七椎。

新校正："交十椎下"详自"背与心相控而痛"至此，疑是《骨空论》文，简脱误于此。

张景岳："十椎，督脉之中枢也。此穴诸书不载，惟《气府论》督脉气所发条下，王氏注曰'中枢在第十椎节下间'，与此相合，可无疑也。"

丹波元简：张云："十椎，督脉之中枢也。此穴诸书不载，惟《气府论》'督脉所发'条下，王氏注曰'中枢，在第十椎节十间'，与此相合，可无疑也。"马云："按，脊属督脉一经，但十椎下无穴，当是大椎也。盖在胸治天突，则在脊治大椎者，为椎合。"

郭霭春："与十椎及上纪"，《太素》"上纪"下有"下纪"二字。

【平按】

十椎：王冰认为是"七椎"之误；张景岳认为是中枢穴；马莳认为是大椎；张志聪则认为是大椎下第七椎"至阳"穴，因大椎上尚有三椎，总数为十椎。

"所治天突与十椎"句中的"与十椎"，疑为注文窜入正文或是错简文，原文宜是"所治天突，及上纪、下纪"。（"与十椎"的意思是皆相距十椎远。与，皆也）

"上肩加天突"之"加"，犹射。《诗·郑风·女曰鸡鸣》："戈言加之，与子宜之。"高亨注："加，箭加於鸟身，即射中。"这里引申训"刺"也。

"斜下肩交十椎下"之"交"，这里也引申训"刺"。不易起行"十椎下"，为省文，即十椎下的上纪穴和下纪穴。

此文大意是：岐伯一再叩拜回答：那我谈谈吧。如果背部与胸部互相牵引疼痛，可取天突穴、上纪穴和下纪穴。上纪穴就是胃脘部的中脘穴，下纪穴就是关元穴（三穴各相去皆约十椎远）。胸为阴，背为阳，胸背任督阴阳相贯，邪袭胸背阴阳左右，所以出现胸部与背部相引会出现痛急，胸胁痛不得呼吸，甚至不能平卧，上气喘息，呼吸短促而胀痛等症状。任督之脉邪实，邪气会循脉下出尻阴部，前络胸，贯膈穿心，上肩，所以刺天突穴，及十椎下的上纪穴、下纪穴可治疗。

中朋两傍各五，凡十穴。

【各家校注】

王冰：谓五藏之背俞也。肺俞在第三椎下两傍，心俞在第五椎下两傍，肝俞在第九椎下两傍，脾俞在第十一椎下两傍，肾俞在第十四椎下两傍。此五藏俞者，各侠脊相去同身寸之一寸半，并足太阳脉之会，刺可入同身寸之三分，肝俞留六呼，余并留七呼，若灸者可灸三壮。侠脊数之，则十穴也。

　　郭霭春：《太素》"胣"作"侣"，"各"作"傍"。按作"侣"是。"侣"乃"吕"之假借字。《说文·吕部》："吕，脊骨也。"篆文作"膂"。

【平按】

　　脊柱两旁有五脏背俞穴，左右共十穴，即心、肝、脾、肺、肾的背俞穴。胣，与"膂"同（异体字）。胣，是在"吕"字上赘加"肉"旁，"吕"为象形字，另一异体字作"膂"。《说文解字》："吕，脊骨也。膂，篆文吕。""胣"为"吕"的俗体分化字。此字旧字书已收。"中胣两傍"，即脊骨两旁，各旁开一寸五分，是足太阳膀胱经的五脏俞。

气府论篇第五十九

手阳明脉气所发者二十二穴：鼻空外廉、项上各二。大迎骱各一。柱骨之会各一。髃骨之会各一，肘以下至手大指次指本各六俞。

【各家校注】

王冰：谓"迎香""扶突"各二穴也。"迎香"在鼻下孔傍，手足阳明二脉之会，刺可入同身寸之三分；"扶突"在曲颊下同身寸之一寸人迎后，手阳明脉气所发，仰而取之，刺可入同身寸之四分，若灸者可灸三壮。

高士宗：鼻孔外廉，迎香穴也；项上，扶突穴也。左右各二，凡四穴。

【平按】

本篇所描述穴位基本皆按经脉循行规律，手阳明经从面鼻部穴、颊部大迎穴、颈部柱骨穴，再肩部、上肢穴的顺序。若按王氏和高氏所释，这里从面部迎香，到颈部扶突穴，再又颊部大迎穴，顺序似嫌突兀。疑这里"项"通"穹"，朱骏声《说文通训定声》："项，假借为穹。"项，古也读"肿"。《诗·小雅·节南山》"四牡项领"，马瑞辰《毛诗传笺通释》："项，古读近痈肿之肿，肿亦大也。"所以，这里的"项"是鼓丘之义，"项上"应指隆起的鼻翼上缘。因手阳明大肠经"交人中，左之右，右之左，上挟鼻孔。"今迎香穴在鼻翼外缘中点的鼻唇沟中，口禾髎穴在鼻孔外缘直下平水沟穴。

骨空论篇第六十

从风憎风，刺眉头。

【各家校注】

王冰：谓攒竹穴也。在眉头陷者中脉动应手，足太阳脉气所发，刺可入同身寸之三分，若灸者可灸三壮。

丹波元简：吴云："病由于风则憎风，宜刺攒竹。"可从。《集注》云："从风，迎风也。"非矣。

郭霭春：从风，即迎风。《广雅·释诂三》："憎，恶也。"内热外寒，所以恶风。"从风憎风"，同义复词。

【平按】

从，无"迎"义。

从，通"怂"，惊惧。《说文解字·心部》："怂，惊也。"从风，即惊风。憎风，怕风、恶风。《素问·藏气法时论》："肾病者，腹大，胫肿，喘咳身重，寝汗出，憎风。"王冰注："憎风，恶风。""从风憎风"，同义复词。

失枕在肩上横骨间，折使榆臂齐肘正，灸脊中。

【各家校注】

王冰：榆，读为摇，谓摇动也。然失枕非独取肩上横骨间，乃当正形灸脊中也。欲而验之。则使摇动其臂，屈折其肘，自项之下，横齐肘端，当其中间，则其处也，是曰阳关，在第十六椎节下间，督脉气所发，刺可入同身寸之五分，若灸者可灸三壮。

新校正：详阳关穴，《甲乙经》无。

丹波元简：王注，盖本《礼记》郑注。吴云："折使，谓手拘挛而曲其所使也。榆臂，如榆枝之掉摇其臂也。"张云："折，痛如折也。榆，当作'揄'，引也。"《医统正脉》"榆"作"揄"。按，阳关穴初见于此，《甲乙》无。

郭霭春："使榆臂"吴本"榆"作"揄"。按《太素》作"揄"，与吴本合。

范登脉：俗书"木"旁、"扌"旁混用不分。《太素》、藏本、吴悌本、周本、吴勉学本"榆"作"揄"，是。《广韵·侯韵》："揄，垂也。""折"，是折臂，即曲肘；"揄臂"，即垂臂。"折，使榆臂，齐肘正"，即曲肘垂臂，与肘端平行，正当脊正中之处。（王注云："是曰阳关"）王注云："榆（亦当作'揄'）读为摇；摇，谓摇动也。"顾校云："'折'字绝句，谓痛如折也。"并误。

【平按】

榆通"緰"，缩短。《管子·幼官》："十二始寒，尽刑；十二小榆，赐予。"赵守正注："榆，通'緰'。盈緰，即盈缩……指白日时间见短。"折使榆臂，即屈肘收缩上臂。

此文大意是：落枕（也为受风）者，痛在肩颈部，加灸脊中穴。脊中穴的是屈肘收缩上臂，横齐肘端的椎间穴。

今脊中穴位于背部，当后正中线上，第 11 胸椎棘突下凹陷中。脊中穴主治风湿痛、腰腿疼痛等疾病。

不已者，必视其经之过于阳者，数刺其俞而药之。

【各家校注】

马莳：数刺其俞而用药以调治之。

张介宾：刺可写其阳，药可调其阴，灸之不已，当变其治法如此。

张志聪：故当视其经之过于阳者之处，数刺其俞而泄之，使阴藏之毒与阳相绝，而再饮以解毒之药治其阴。

郭霭春：如用灸法还不见好，一定要细察它经脉过盛的地方，多刺它的俞穴，同时配合药物治疗。

【平按】

药，疗治。《诗·大雅·板》："多将熇熇，不可救药。"《春秋左氏传·襄公二十六年》作"不可救疗"。《孔子家语·正论解》："防怨犹防水也，大决所犯，伤人必多，吾不克救也，不如小决使导之，不如吾所闻而药之。"王肃注："药，治疗也。""药"与"疗"通而训"治"，古文中每多用之，如《四气调神大论》所谓"夫病已成而后药之"。

水热穴论篇第六十一

冬者水始治，肾方闭，阳气衰少，阴气坚盛，巨阳伏沉，阳脉乃去，故取井以下阴逆，取荣（荥）以实阳气。

【各家校注】

王冰："阳脉乃去"，去，谓下去。

郭霭春：足太阳经气伏沉在骨，阳气随之下行。

【平按】

去，藏也。《周礼·大司乐》："凡日月食，四镇五岳崩、大傀异哉、诸侯薨，令去乐。"孙诒让《周礼正义》："'去''弆'古今字。"

此文大意：冬为水主运，肾水深闭，自然界呈现一派阳气衰少，阴气坚盛之貌。若阳气沉伏深藏之病，治疗取井、荣之穴以制阴逆之胜，实阳气之虚。"取井以下阴逆，取荣以实阳气"是互文句。

调经论篇第六十二

神有余则笑不休，神不足则悲。

【各家校注】

王冰：心之藏也，《针经》曰："心藏脉，脉舍神，心气虚则悲，实则笑不休也。""悲"，一为"忧"，误也。

新校正：详王注云："'悲'一为'忧'，误也。"按《甲乙经》及《太素》并全元起注本并作"忧"。

吴昆：神，阳也。阳有余则喜胜，故"笑不休"。阳不足则阴惨乘之，故"悲"。

马莳：心在志为喜，在声为笑，故实则笑不休。肺在志为忧，在声为哭，心气衰而不能胜肺，则不足而悲。

于鬯：此"悲"字必以作"忧"为是。王注云："悲，一作'忧'。误也。"则以不误为误矣。然固明有作"忧"之一本也。林校正引《甲乙经》及《太素》并全元起注本，亦并作"忧"。上文云"神有余则笑不休"，"忧"与"休"叶韵，若作"悲"，则失韵矣。盖"忧"字古作"惥"，"惥"与"悲"亦形相似而误也。

【平按】

原文亦有作"神有余则笑不休，神不足则忧"者，这里的"笑不休"与"忧愁"正好是兴奋与忧郁两种截然不同的精神状态。"忧"和"悲"的概念有联系，但绝不是一回事。"悲，痛也。按悲者，痛之上腾也。""惥，愁也。上文云：愁，惥也。二篆互训。不知何时浅人尽易许书'恩'字。许于夂部曰:'忧,和行也。从夂,恩声。非和行则不得从夂矣。'又引《诗》'布政忧忧'。于此知许所据《诗》惟此作'忧',其他训'愁'者,皆作恩。"(段玉裁,说文解字注,上海古籍出版社影印本,1998 年,第 512、514 页)

"忧""休"上古皆为幽部,故叶韵;而"悲"上古为微部,与"忧"失韵。于鬯从字的形音义方面所训甚是。

再从《调经论》整篇所描述的形、气、血、形、志五方面的有余与不足病理状态行文看,皆是有韵的:"神有余则笑不休,神不足则忧""气有余则喘咳上气,不足则息利下气""血有余则怒,不足则恐""形有余则腹胀,泾溲不利,不足则四支不用""志有余则用腹胀飧泄,不足则厥"。这里"休""忧"通押;"上气""下气"通押;"怒"上古为鱼部,"恐"上古为东部,鱼侯合韵,而侯部与东部又可阴阳对转(旁对转通押);"泄""厥"上古皆为月部通押。只有"利"与"用"不相押。"利",上古为质部;"用",于鬯言"当读为勇",上古为东部。推测原文是否有讹误,有待进一步考证。

血气未并,五藏安定,孙络水溢,则经有留血。

【各家校注】

王冰:络有邪,盛则入于经。故云"孙络水溢,则经有留血"。

丹波元简:《甲乙》作"外溢"。是也。

郭霭春:"水溢":金本、赵本、明抄本、朝本"水"并作"外"。

李怀之:按,《素问》作"孙络水溢"不成义,宜从《甲乙经》《太素》作"孙络外溢"。孙络外溢,谓邪在皮肤孙络之分,此时必使血行阻隔,故经脉中有留止之血。"外""水"隶体甚相似,熹平二年《鲁峻碑》"外"作"処",建宁二年《史晨碑》"外"作"処""水""外"字形极相似,故易致讹。(李怀之,《内经》俗字校释,山东中医药大学学报,2006 年第 30 卷第 5 期第 378 页)

【平按】

李氏所注是。可参见《秦汉魏晋篆隶定形表》中的"水"与"外"。（汉语大字典字形组编，四川辞书出版社，1985年）

"水"、"外"字形比较

寒湿之中人也，皮肤**不收**，肌肉坚紧，荣血泣，卫气去，故曰虚。

【各家校注】

新校正： 按全元起云："不收，不仁也。"《甲乙经》及《太素》云："皮肤收。"无"不"字。

吴昆： 不收者，肌肤虚浮不收敛也。

张介宾： 凡寒湿中人，必伤卫气，故皮肤不收而为纵缓。

高士宗： 其寒湿之中人也，在于皮肤肌肉之间，故皮肤不收肌肉坚紧。不收，汗出而不闭密也。

丹波元简：《太素》无"不"字，可从。

郭霭春：《太素》《甲乙经》"肤"下并无"不"字。按无"不"

字是。"皮肤收"与下"肌肉坚"意义一贯。杨注:"收者,言皮肤急而聚也。"

"肌肉坚紧",《太素》"坚"下无"紧"字。

【平按】

皮肤不收,为"皮肤收"。"不",语助词,无义。古文常见。

寒湿之中人也,皮肤不收,肌肉坚紧,荣血泣,卫气去,故曰虚。虚者聂辟,气不足,按之则气足以温之,故快然而不痛。

【各家校注】

王冰:聂,谓聂皱。辟,谓辟叠也。

新校正云:按《甲乙经》作"摄辟",《太素》作"摄辟"。

丹波元简:《根结篇》云:"肠胃聂辟。"王注以为襵襵之义。

郭霭春:《太素》"聂"作"慑",《甲乙》作"摄"。张琦说:"摄辟,怯弱恐惧之意。"

【平按】

聂,《黄帝内经太素》《针灸甲乙经》作"慑";慑,通"折"。《敦煌变文集·降魔变文》:"师子乃先慑项骨,后拗脊跟,未容咀嚼,形骸粉碎。"辟,通"襞",折叠。所以王冰注"聂辟"为"辟叠"。这里引申为萎靡之意。

此文大意是:寒湿中人,皮肤收,肌肉紧,营血滞涩,卫气沉伏,故为虚。虚者经气萎靡不足,而按摩可促使其气复而温,故其会有快感而不痛。

因寒饮食，寒气熏满，则血泣气去，故曰虚矣。

【各家校注】

新校正：按《甲乙经》作"动藏"。

丹波元简：《甲乙》"熏满"作"动经"。

郭霭春：《甲乙》作"动藏"。《太素》"满"作"藏"。

【平按】

《经义述闻·尔雅上》："淮南精神篇：'人之耳目，曷能久熏劳而不息乎。'"王引之按："熏为劳苦之劳也。"

《诸子平议·淮南内篇二》："人之耳目，曷能久熏劳而不息乎。"俞樾按："熏，当为'勋'。'勋''劳'二字连文，古人常语。主乎'勋'而言之，则'劳'亦'勋'也；主乎'劳'而言之，则'勋'亦'劳'也。"

《易·艮》"厉熏心"，李鼎祚《周易集解》引虞翻注："荀氏以'熏'为'勋'，读作'动'。"

《三家诗异文疏证·韩诗·雨无正》"熏胥以痡"，冯登府按："熏，古通勋。熏，即勋之省。"

所以《针灸甲乙经》作"动藏"，《黄帝内经太素》作"熏藏"，义同，皆"劳"之义。

此文大意是：或因寒饮动藏，血郁而耗气，皆为虚。

节有病，必被经脉。

【各家校注】

郭霭春："被"有"及"义，见《书·禹贡》孔传。

【平按】

被，及、延及。《尚书·禹贡》："东渐于海，西被于流沙。"《尚书孔传》："被，及也。"

缪刺论篇第六十三

黄帝问曰：余闻缪刺，未得其意，何谓缪刺？

【各家校注】
王冰：缪刺，言所刺之穴，应用如纰缪纲纪也。
范登脉：缪刺，既对"巨刺"而言，则"缪刺"或当作"细刺"解乎？《集韵·幽韵》："缪，细也。"下文"故命曰缪刺"下《甲乙经》注云："巨刺者刺其经，缪刺者刺其络。"似"缪刺"亦指小刺。

【平按】
巨刺，即"经刺"；缪刺，即"络刺"。经为主干，支而横者为络。所以以"巨"形容经之主干的粗大、循行有序。以"缪"形容络之相对细小、循行无序。缪，通"缭"，缠绕、乱绕。

刺手中指次指爪甲上，去端如韭叶，各一痏。

【各家校注】
王冰：痏，疮也。
新校正：按《甲乙经》关冲穴出手小指次指之端。今言中指者，误也。
郭霭春：痏：沈祖绵说："'痏'字本篇凡二十六见。《文选》嵇康《幽愤诗》注引《说文》：'痏，疻痏癞也。'此'痏'字，似指穴下针处言，则刺处之瘢痕也。"

【平按】

现在多取"痏"之瘢痕义代指下针处，欠妥。

殴人皮破血流者为"痏"，泛指殴伤、创伤。《急就篇》卷四："疻痏保辜諕呼号。"颜师古注："殴人皮肤肿起曰疻，殴伤曰痏。"《文选·嵇康〈幽愤诗〉》："感悟思愆，怛若创痏。"李善注引《仓颉篇》："痏，殴伤也。"

因此说，凡用"痏"字形容针刺穴位数者，大多强调的是要针刺放血。"缪刺"本多强调要刺络放血。"一痏"代表放一处血，"二痏"放两处血。下文"邪客于臂掌之间，不可得屈，刺其踝后，先以指按之痛，乃刺之，以月死生为数，月生一日一痏，二日二痏，十五日十五痏，十六日十四痏"的意思是：邪气侵入臂掌络脉，腕关节不能弯曲，治疗时应刺腕关节后。先用手指按循压痛处，然后循经取压痛点针刺放血。疗程和刺络多少要根据月亮的圆缺来决定：月亮向圆时，初一一处放血，初二两处放血，逐日增加一处。如下半月月亮向缺，就十五十五处放血，十六十四处放血，逐日减少一处。

再如《素问·刺腰痛》："阳明令人腰痛，不可以顾，顾如有见者，善悲，刺阳明于骭前三痏，上下和之出血，秋无见血。"《灵枢·邪气藏府病形》："疾按其痏，无令其血出，以和其脉。"皆刺血法。

四时刺逆从论篇第六十四

夏刺经脉，血气乃竭，令人解㑊。

【各家校注】

王冰：血气竭少，故解㑊然，不可名之也。解㑊，谓寒不寒，热不热，壮不壮，弱不弱，故不可名之也。

于鬯：解㑊，即解惰之义。此言“夏刺经脉，血气乃竭，令人解㑊”，犹《诊要经终论》言“夏刺春分，病不愈，令人解墯”。墯即“惰”字之借，是其明证。而彼林校正引此文，亦作“令人解墯”，则一若林所据本此文原作“解墯”，不作“解㑊”者，则窃又不然。此文原作“㑊”，不作“墯”。彼引当顺彼文因作“墯”。“墯”“墯”同字也。（新会李氏刻宋本《诊要论》亦作“墯”。）或传写误耳。何以明之？此王注云“解㑊，谓寒不寒，热不热，壮不壮，弱不弱。”即本《刺疟》篇云“少阳之疟，令人身体解㑊，寒不甚热不甚。”则明此本作“解㑊”矣。特彼既言“身体解㑊”，又言“寒不甚，热不甚”，则是分指两事言之，非以“寒不甚，热不甚”申“解㑊”之义。王于彼文误解，并又误解此文，则正赖此文有《诊要论》之一证矣。要此“解㑊”，自作“解㑊”，不作“解墯”，而“解㑊”即解惰之义。无以易也。《刺要论》云：“胻酸，体解㑊然不去。”非即解惰之义显据乎。然彼王注亦同此误解也。（《刺疟》篇止云“寒不甚，热不甚”，王注又增“壮不壮，弱不弱”，则实因《刺要论》之“解㑊”而妄造之也。故彼注云：“解㑊，谓强不强，弱不弱，热不热，寒不寒。"盖止热不热，寒不寒，不足以释彼之"解㑊"。此又足征"解㑊"之义本不尔也。至近工以暑日发沙病为"解㑊"，误始江瓘《名医类案》。今重订本已改彼"解㑊"作"沙"，虽失江书之旧，然所改固未可非也。书中又附载杭世骏与魏玉璜《论解㑊书》一篇，甚详谛。

郭霭春：解㑊，按《诊要经终论》林校引本句"㑊"作"墮"。"墮"系"惰"之借字。"解㑊"即"解惰"。

【平按】

"解㑊"一词，《黄帝内经》中常见。除本篇外，《素问·玉机真藏论》："帝曰：冬脉太过与不及，其病皆何如？岐伯曰：太过则令人解㑊。"《素问·平人气象论》："尺脉缓涩，谓之解㑊。"王冰也有注："故'解㑊'，并不可名之。然寒不寒，热不热，弱不弱，壮不壮，亦不可名，谓之'解㑊'也。"《灵枢·论疾诊尺》"尺肤滑，其淖泽者，风也；尺肉弱者，解㑊，安卧；脱肉者，寒热不治。"

"解㑊""解惰"（亦作"解墮""解隋"），既可指体质上的衰弱，也可指精神的松弛、懈怠。《素问·上古天真论》："今五藏皆衰，筋骨解墮，天癸尽矣，故发鬓白，身体重，行步不正而无子耳。"这就是体质上的衰退。

《吕氏春秋·季秋》："行春令，则暖风来至，民气解墮，师旅必兴。"《淮南子·时则训》引作"解隋"，高诱注："春气阳温，故燠风至，民气解隋也。"这是指精神上的懈怠。

凡此四时刺者，大逆之病，不可不从也。反之，则生乱气相淫病焉。故刺不知四时之经，病之所生，以从为逆。正气内乱，与精相薄，必审九候。正气不乱，精气不转。

【各家校注】

王冰：不转，谓不逆转也。

郭霭春："薄"与"搏"通。搏，击也。

"转"疑应作"搏"，转、搏草书形近易误。"精气不搏"与上"与精相搏"对文。

【平按】

古文"搏"与"挕（搏）"极易误。"精气不转"本应为"精气不搏"，"搏"误为"挕"，又再误为"转"。

古"转（轉）""专（専）""挕（搏）"相通。

《庄子·盗跖》："无转而行，无成而义，将失而所为。"王念孙《读书杂志馀编·庄子》："'无转而行'，'转'读为'专'……无专而行，犹言无一而行也。'专'与'转'古字通。"

"专（専）"同"挕（搏）"，聚集、团聚。

标本病传论篇第六十五

谨察间甚，以意调之。

【各家校注】

王冰：间，谓多也。甚，谓少也。多，谓多形证而轻易；少，谓少形证而重难也。以意调之，谓审量标本不足有余，非谓舍法而以意妄为也。

丹波元简：张云："间者，言病之浅也。甚者，言病之重也。病浅者可以兼治，故曰并行。病甚者难容杂乱，故曰独行。盖治不精专，为法之大忌，故当如意以调之也。"马云："病之生也，有五藏相克而病势日甚者，如肝克脾、脾克肾之类是也。间者，病病并行而势轻，甚者病癥独行而势重，即如中满与大小便不利，是亦并行之类也。"

郭霭春：间，谓病轻。甚，谓病重。

【平按】

间（jiàn），痊愈。《论语·子罕》："子疾病，子路使门人为臣。病间，曰：'久矣哉！由之行诈也，无臣而为有臣。吾谁欺？欺天乎？'"何晏《论语集解》引孔安国曰："少差曰'间'。"间，一本作"闲"。

这里"间甚"应指病之轻重。原文强调的是病轻易治，病重慎治。后面有"诸病以次相传，如是者，皆有死期，不可刺。间一藏止，及到三四藏者，乃可刺也"。疾病皆有相应的传变规律，如上所述，五藏之间皆有生克关系，不可乱刺。轻者仅在本藏，重者累及他藏，皆须据病情而刺之。

天元纪大论篇第六十六

天有五行，御五位，以生寒、暑、燥、湿、风。人有五藏化五气，以生喜、怒、思、忧、恐。

【各家校注】

王冰：御，谓临御。化，谓生化也。天真之气无所不周，器象虽殊，参应一也。

郭霭春："御"有"主"义，见《礼记·曲礼》郑注。

【平按】

御，本义是驾驭车马，周时为"六艺"之一。《诗·郑风·大叔于田》："叔善射忌，又良御忌。"《周礼·地官·大司徒》："三曰六艺：'礼、乐、射、御、书、数。'"《周礼·地官·保氏》作"驭"。所以"御"的引申义有"控制""统治"。

本文大意是：自然界通过五行控制五方而产生寒、暑、燥、湿、风的时运变化，人体通过五藏情感而产生喜、怒、思、忧、恐的情绪变化。

至数之机，迫迮以微，其来可见，其往可追，敬之者昌，慢之者亡。

【各家校注】

郭霭春：迮，与"窄"通，有"近"义，见《孟子·滕文公下》

焦疏。

范登脉：迮，盖"窄"字涉"迫"而类化偏旁者。"迫窄"同义连用，除指空间狭小之外，有时也指距离上的迫近。《孟子·滕文公下》："公孙丑问曰：'不见诸侯何义？'孟子曰：'古者不为臣不见。段干木、踰垣而辟之，泄柳闭门而不内，是皆已甚。迫斯可以见矣。'"赵岐注："孟子言魏文侯鲁缪公有好善之心，而此二人距之太甚，迫窄则可以见之。"《玉版论要篇第十五》《玉机真藏论篇第十九》作"至数之要，迫近以微"，"近"盖"迮"之误字。

【平按】

迮，同"窄"，狭窄。《乐府诗集·清商曲辞一·子夜四时歌春歌九》："罗裳迮红袖，玉钗明月珰。"宋陆游《卧病杂题》诗之三："陋室施床迮，穷阎问疾疏。"迫迮，狭窄、局促。《左传·襄公三十一年》"门不容车，而不可踰越"。晋·杜预注："门庭之内迫迮，又有墙垣之限。"

五运行大论篇第六十七

岐伯曰：是明道也，此天地之阴阳也。夫数之可数者，人中之阴阳也，然所合，数之可得者也。夫阴阳者，数之可十，推之可百，数之可千，推之可万。天地阴阳者，不以数推，以象之谓也。

【各家校注】

王冰：言智识偏浅，不见原由，虽所指弥远，其知弥近，得其元始，桴鼓非遥。

于鬯："然"与"是"本同义。小戴曲《礼记》郑注云："然，犹是也。"此"然"字承上句"人中之阴阳"言。若云"是所合数之可得者也"，与他处"然"字作转语者不同。《六元正纪大论》云："然调其气。"彼承上文达之、发之、夺之、泄之、折之而言，亦当谓"调其气"也。可以比证。王注用"然"字，亦有同"是"字者。《五常政大论》注云："物既有之，人亦如然。"如然，即如是也。然之即是，本属恒语。惟此两经一注之"然"字，为世罕用者耳。

郭霭春：岐伯说：这个道理是很明显的，因为五运六气是天地的阴阳啊！那能够数得清的是人体内的阴阳，但它与天地的阴阳相合并可用类推的方法求得……但是天地间阴阳，是不能够以数来推算，而只能够进行估计的。

【平按】

于鬯所训有理，这里的"然"非转折词。

其性静兼。

【各家校注】

王冰：兼，谓兼寒热暄凉之气。

范登脉：兼，当读若谦。"兼""谦"同声。马王堆帛书《老子》乙本卷前古佚书《十六经·雌雄节》："夫雄节者，涅之徒也；雌节者，兼之徒也。"整理小组注"涅"读为"逞"，"兼"读为"谦"。《吕氏春秋》卷二十五《似顺论第五》："夫便国而利于主，虽兼于罪，铎为之。"高诱注："兼，或作'谦'。"静谦，恬静谦卑。

【平按】

原文"东方生风……在藏为肝，其性为暄"；"南方生热……在藏为心，其性为暑"；"中央生湿……在藏为脾，其性静兼"；"西方生燥……在藏为肺，其性为凉"；"北方生寒……在藏为肾，其性为凛"。这里以春暄（温暖）、夏暑、秋凉、冬凛（寒）来形容五脏之特性。因脾不独主时，所以王冰训脾"兼寒热暄凉之气"有理。

六微旨大论篇第六十八

天之道也，如迎浮云，若视深渊。视深渊尚可测，迎浮云莫知其极。

【平按】

参见《疏五过论篇第七十七》"呜呼远哉！闵闵乎若视深渊，若迎浮云，视深渊尚可测，迎浮云莫知其际"条。

气交变大论篇第六十九

　　木不及，春有鸣条律畅之化，则秋有雾露清凉之政，春有惨凄残贼之胜，则夏有炎暑燔烁之复，其眚东，其藏肝，其病内舍胠胁，外在关节。

　　土不及，四维有埃云润泽之化，则春有鸣条鼓拆之政，四维发振拉飘腾之变，则秋有肃霖霆之复，其眚四维，其藏脾，其病内舍心腹，外在肌肉四肢。

【各家校注】

高士宗： 四时之气，贵得其平，有胜则有复。试以木之不及言之：木气主春，春有鸣条律畅之化，则秋有雾落清凉之政，此木气自和，无胜则无复也。

　　试以土之不及言之：土位中央，气灌四旁，故曰四维，四维有埃云润泽之化，则春有鸣条鼓拆之政，无胜则无复也。

郭霭春： 木运不及的，如果春天有惠风畅鸣的和气，那末秋天就有雾露清凉的正常气候；如果春天反见寒冷伤害的金气，夏天就会有炎热如火燔烧的气候。它的灾害，往往发生在东方，在人体应在肝脏，其发病部位，内在胠胁，外在关节。土运不及的，如果四维之月有埃尘云物润泽的和气，那末春天就有风和鸟鸣、草木萌芽的正常气候；如果四维之月有暴风飞扬、草木摇折的异常现象，那末秋天也就有阴凉久雨不止的气象。它的灾害，往往发生在四隅，在人体应在脾脏，其发病部位，内在心腹，外在肌肉四肢。

孙诒让： "木不及，春有鸣条律畅之化。"又云："土不及，四维有埃云润泽之化，则春有鸣條鼓坼之政。"按，后《五常政大论》篇云："发生之纪，其德鸣靡启拆。"《六元正纪大论》篇云："其化鸣紊启拆"，与此"鸣條鼓坼"，三文并小异，而义旨似同。窃疑"鸣条"当作"鸣璺"，"鼓"亦当作"启"。上文云："水不及，则物疏璺。"《六元正纪大论》又云："厥阴所至，为风府，为璺启。"注云："璺，微裂也。启，开坼也。"然则，鸣璺者，亦谓风过璺隙而鸣也。其作"条"、作"紊"、作"靡"者，皆讹字也。璺者，釁之别体。《方言》云："器破而未离谓之璺。"郭注云："璺，音问。"与"紊"音同，故讹为"紊"。校写者不解"鸣紊"之义，或又改为"鸣條"（條，俗省作"条"，与"紊"形近）。釁，俗又作釁。钮树玉《说文新附考》云："釁，釁之俗字。"釁一变为釁，见唐《等慈寺碑》。再变为釁。《尔雅·释文》：音，亡匪反，与靡音近，则又讹作靡。古书传写，展转舛贾往往有此。参互校核，其沿讹之足迹，固可推也。

【平按】

孙诒让由字而词，由词以通义，前后篇参互校核，推证沿讹之迹。"鸣条""鸣靡""鸣紊"皆不成词，作"鸣璺"则其义可知，即"风过璺隙而鸣也"。张志聪《素问集注·气交变大论》注"物疏璺"云："璺，音问。物裂曰璺。""璺"与"紊"音近，故"璺"讹为"紊"；"紊"与"条"形近，又讹为"条"。"璺"又有亡匪切之音，其音近"靡"，于是又讹为"靡"。由音近而假他字，再致形讹，孙诒让之说，合情合理。

反胁痛而吐甚。

【各家校注】

王冰：胁反痛，木乘土也。

于鬯：反，亦病名也。即《至真要大论》所谓"诸转反戾"是也。彼王注云："反戾，筋转也。"盖筋转谓之"反戾"，亦单曰

"反"。"反,胁痛"者,反戾与胁痛,即筋转与胁痛二病也。注家多误作一病解,则"反""胁"二字不可通。王注又倒作"胁反","胁反"二字亦仍不可通。下文云"病反,谵妄",谓病筋转与谵妄也。又云"反,下甚",谓筋转与下甚也。又云"病反,暴痛",谓病筋转与暴痛也。又云"病反,腹满",谓病筋转与腹满也。不知反之为病名而连下读之,诸文悉不可通矣。

郭霭春: "反胁痛而吐甚":《史载之方》卷上引"胁痛"上无"反"字。

【平按】
于鬯所训似有理。下文中"病反"多处出现。

其主苍早。

【各家校注】
王冰: 苍色之物又早凋落,木少金乘故也。

于鬯: 早,当读为皂。《周礼·大司徒职》"其植物宜早物",陆释云:"早音皂,本或作'皂'。"是其证矣。彼郑注引司农云:"早物,柞栗之属。"今世间谓柞实为早斗,早斗即皂斗也。依《说文》作"草斗"。《艹部》云:"草,草斗,栎实也。"草,即皂之正字。自草字为草木之义所专,故草斗之草作为皂。"苍早"者,苍色之"皂",正即《大司徒职》之"早物"也。王注乃云:"苍色之物,又早凋落。"其说必谬。"早凋落"岂得不言"凋落",而但曰"早"?但曰"早",何以知其为"早凋落"乎?或说据《广雅·释器》云:"皂,黑也。"又云:"缁谓之皂,缁亦黑也。"《说文》徐铉校云:"栎实可以染帛为黑色。"则因其染黑,故引申之义即为黑。此"皂"与"苍"连文,宜从黑义。"苍皂"即"苍黑",似尚可备一通。然以下文"其主黔谷"证之,亦殆不然也。黔谷者,黔色之谷。黔色之谷与苍色之皂可俪,以"苍皂"作"苍黑"义,句法背例矣。且曰

"其主苍黑"，而不指其物，则其所主"苍黑"者，果何物也？

　　沈祖绵："早"为"白"之伪。木受金制，土又为木所制。白，金色；苍，木色也。"主"上脱"谷"字。《五运行大论》："其色苍白"，可旁证。

　　郭霭春：沈祖绵说："主上脱'谷'字，'早'为'白'之讹。"

【平按】

于鬯所训极是。

五常政大论篇第七十

其病支废，痈肿疮疡，其甘虫，邪伤肝也。

【各家校注】

王冰：子在母中。

郭霭春：如所发病变是四肢痈肿、疮疡、生虫等，这是金气伤了肝气的缘故。

【平按】

甘，嗜也。《文子·微明》："人之将疾也，必先甘鱼肉之味；国之将亡也，必先恶忠臣之语。"

其动疡涌分溃痈肿。

【各家校注】

王冰："分，裂也。"

郭霭春：张琦说："肌肉之病，'涌分'字衍。"

范登脉：分，与"忿""芬""颁""帉""萚""溢"声同义通。这里当训满溢。《庄子·达生》："忿滀之气。"陆德明《经典释文》："忿，满也。"香气盛曰"芬"。《说文·页部》："颁，大头也。"《方言》卷四："大巾谓之'帉'。"《后汉书·班固传》："桑麻敷萚。"李贤注："萚，茂盛也。"《广韵·魂韵》："溢，水涌也。"

【平按】

王冰所注是。疡癕破溃，痈肿也。

六元正纪大论篇第七十一

感于寒，则病人关节禁固，腰脽痛，寒湿推于气交而为疾也。

【各家校注】
郭霭春：脽，疑应作"骽"，声误。《素问病机气宜保命集》卷上引"脽"作"腿"，"腿"系"骽"之俗字。

【平按】
脽，臀部。《素问·脉解》："正月阳气出在上而阴气盛，阳未得自次也，故肿腰脽痛也。"王冰注："脽，谓臀肉也。"《汉书·东方朔传》："结股脚，连脽尻。"颜师古注："脽，臀也。"

民病腠理热，血暴溢疟，心腹满热，胪胀，甚则胕肿。
故民病少气，疮疡痈肿，胁腹胸背，面首四肢瞋愤，胪胀，疡痱，呕逆，瘛疭骨痛，节乃有动，注下温疟，腹中暴痛，血溢流注，精液乃少。

【各家校注】
郭霭春：前一"胪胀"注：《三因方》"胪"作"䐜"。后一"胪胀"注：《说文·肉部》："胪，皮也。"

【平按】
胪，肚腹。《急就篇》卷四："寒气泄注腹胪胀。"颜师古注："腹前曰'胪'。"胪胀，病名，腹胀。《琉璃王经》："各共饥渴，无所向仰，求乞无地，止于水傍人洗菜处，得迸萝卜食之，胪胀腹痛而薨。"

太阳所至为寝汗，痉。病之常也。

【各家校注】

王冰：寝汗，谓睡中汗发于胸、嗌、颈、掖之间也，俗误呼为盗汗。

李今庸：《素问》此文"寝"字，当读作"寖"。所谓"寝汗"者，乃言"寖汗"也。然则何谓"寖汗"？《广雅·释诂》说："寖，渍也。"《广韵·上声·四十七寝》说："寖，渍也。""渍""漬"字同，见《方言》卷七"泷涿谓之求霋渍"条下戴震疏证。《汉书·五行志》说："其后寖盛。"《汉书·律历志下》说："恩爱寖薄。"颜师古注并说："寖，古'浸'字。"《广雅·释诂》王念孙《广雅疏证》亦说："'寖'与'浸'同。"是"寖""浸"字同，古作"寖"而今作"浸"也，故"寖"训"渍"而"浸"亦可训为"渍"。《淮南子·原道训》说："上漏下湿，润浸北房。"许慎注："浸，渍也。""浸"可训"渍"，亦可训为"渐"。《广雅·去声·五十二沁》说"浸，渍也，渐也"，是其例。"渐"亦训为"渍"。《荀子·劝学篇》说："兰槐之根是为芷，其渐之潃……"杨倞注："渐，渍也。"《太素·五脏痿》说："有渐于湿。"杨上善注："渐，渍也。"此"渍"字为"浸润濡湿"之义。是故"寖汗"者，浸汗也，渍汗也，浸渍而汗也，谓津液浸渍而出为汗其身浸湿濡渍而甚也。寒水太盛，阳气不治，失其固护之权，以致津液外出而为汗，何必定在睡中而出？王冰等惟注其为"盗汗"，其义似嫌狭隘之甚！（李今庸，《素问》析疑四则，浙江中医学院学报，1981年第3期第2页）

【平按】

王冰认为"寝汗"不等于"盗汗"。

至真要大论篇第七十四

善伸数欠。

【各家校注】
郭霭春： 赵本"伸"作"呻"。
语译：常常呻吟，不停地打哈欠。

【平按】
"伸欠"或"欠伸"一词，古文常见，就是打呵欠、伸懒腰、疲倦的意思。《礼记·仪礼·士相见礼》："凡侍坐君子，君子欠伸，问日之早晏，以餐具告。"郑玄注："志倦则欠，体倦则伸。"《太平广记》卷三百一十三引五代·王仁裕《玉堂闲话·葛氏妇》："每神将至，妇则先伸欠呵嚏，谓侍者曰：'彼已至矣！'"宋·秦观《遣疟鬼文》："秋得痎疟之疾，发以景中，起于毛端，伸欠乃作。"
这里的"善伸数欠"是互文，就是常常欠伸的意思。

阳明司天，清复内余，则咳、衄、嗌塞、心鬲中热，咳不止，而白血出者死。

【各家校注】
王冰： 白血，谓咳出浅红色血，似肉似肺者。
张介宾： 乃为白涎白液，涎液虽白，实血所化。故曰白血出者死。

【平按】

白，迫也。

白，通"伯"，指古代军队中的百人小队。《荀子·王制》："司马知师旅甲兵乘白之数。"梁启雄释引王引之曰："'白'与'伯'同，百人为'伯'。"

白，通"迫"，迫近。《淮南子·人间训》："阳虎为乱于鲁，鲁君令人闭城门而捕之，得者有重赏，失者有重罪。围三匝，而阳虎将举剑而伯颐。"高诱注："伯，迫也。"

下文还有"客胜则腰腹痛而反恶寒，甚则下白溺白"。其"下白"当为"下迫"。《淮南子·修务训》有"挈一石之尊，则白汗交流"，《金匮要略·腹满寒沿宿食病篇》有"若发则白汗出"，"白"皆为"迫"。

著至教论篇第七十五

著至教论

【各家校注】

新校正：按全元起本在《四时病类论》篇末。

丹波元简：《诸家要旨》云"以下七篇，后人依做而所作"云云。然全本有之，则古文无疑。吴云："著，明也。圣人之教，谓之'著教'。"按，以下七篇，文义不甚易读，亦与他篇异矣。

【平按】

著，建立。《礼记·乐记》："乐也者，圣人之所乐也，而可以善民心。其感人深，其移风易俗，故先王著其教焉。"郑玄注："著，犹立也，谓立司乐以下使教国子。"《楚辞·九章·悲回风》："心调度而弗去兮，刻著志之无适。"洪兴祖补注："著，立也。"

至教，最好的教导。《礼记·礼器》曰："天道至教。"陈澔《礼记集说》云："天道，阴阳之运，极至之教也。"

圣人以天道教化于人，故篇名"著至教"，即立天道而行之。本篇的内容主要是黄帝和雷公讨论医学大道（相当今天的"高层论坛"）。

上通神农，着至教疑于二皇。

【各家校注】

王冰： 公欲其经法明著，通于神农，使后世见之，疑是二皇并行之教。

新校正： 按全元起本及《太素》"疑"作"拟"。

丹波元简： 吴云："神农常以医药为教，今又上通神，著至言以为教。是神农既皇又一皇也。"马云："二皇，伏羲、神农也。"高云："不但上通神农，且拟于二皇。二皇，伏羲、神农也。伏羲、神农、黄帝之书，谓之'三坟'。一脉相传，言大道也。"

于鬯按： 疑，当读为拟。林校正引全元起本及《太素》，正作"拟"，可证。拟于二皇，承上文上通神农著至教而言，则二皇必更在神农之上，盖庖牺、女娲也。司马贞《补史记·三皇本纪》以庖牺、女娲、神农为三皇，是庖牺、女娲正在神农之上。去神农而言，宜不曰三皇，而曰二皇。拟者，正谓以神农足三皇之数也。王注乃云"公欲其经法明著（公，雷公），通于神农，使后世见之，疑是二皇并行之法"，则以二皇为神农、黄帝，其说迂甚。盖误解"疑"字，又以为古帝王之通医者惟有神农、黄帝耳。而不知言著至教，正不必泥医言也。庖牺、女娲何必无至教？况又安知其不通医哉？后人或指庖牺、神农为此二皇，更无义。

【平按】

于鬯所训极是。疑，通"拟"，比拟。《易·坤》："阴疑于阳必战。"高亨注："疑，当读为拟。拟，犹比也。"《礼记·燕义》："不以公卿为宾，而以大夫为宾，为疑也，明嫌之义也。"孔颖达疏："疑，拟也。是在下比拟于上。"《史记·苏秦列传》："北报赵王，乃行过雒阳，车骑辎重，诸侯各发使送之甚众，疑于王者。"《汉书·食货志上》："政治未毕通也，远方之能疑者并举而争起矣。"颜师古注："疑，读曰'拟'。拟，僭也，谓与天子相比拟。"

雷公曰：臣治疏愈，说意而已。

【各家校注】

王冰： 雷公言，臣之所治，稀得痊愈，请言深意而已疑心。已，止也，谓得说则疑心乃止。

丹波元简：《素问直解》"说"作"悦"，非也。吴注可考。

孙诒让： 王读"臣治疏愈"句断，非经意也。此当以"臣治疏"三字为句，"愈说意而已"五字为句。愈，即"愉"字之变体，《说文·心部》云"愉，薄也"，假借为"媮"，俗又作"偷"。《诗·唐风·山有枢》篇："他人是愉"，郑笺云："愉，读为偷。"《周礼·大司徒》："以俗教安则民不愉。"《公羊·恒七年》何注："则民不愉。"《释文》云："'愉'本作'偷'。"是其证也。此"愈"亦当读为"偷"。《礼记·表记》郑注云："偷，苟且也。"《史记·苏秦传》云："臣闻饥人所以饥而不食鸟喙者，为其愈充腹而与饿死同患也。"《战国策·燕策》"愈"作"偷"，《淮南子·人间训》云："焚林而猎，愈多得兽，后必无兽"。《韩非子·难一篇》"愈"亦作"偷"。《国策》《淮南》"愈"字之义，与此正同。盖雷公自言，臣之治疾，为术疏浅，但苟且取说己意而已。王氏失其句读，而曲为之说，不可通矣。

沈祖绵： 孙诒让以"臣治疏"为句，非是。当以"臣治疏愈"为句。愈，《说文》未出，即"媮"字，俗作"偷"，《左传·襄三十年》："晋未可媮也"注："媮，薄也。"又，《文十七年》："齐君之语偷"，注："苟且"，言愈者即薄也，亦即苟且也。

【平按】

孙诒让训"愈"为"愉"字变体，句读为"臣治疏，愈说意而已"，驳王冰注及句读之误。

后世许多医家从王冰句，吴昆注"言臣治少有愈者，请言其意，乃可已耳"，似乎也符合前后文义；唯通篇雷公求教于黄帝之问语，语气极其谦恭，如"请受道，讽诵用解""请起受解，以为至道"，而"说意而已"之语气似嫌欠恭，所以说王冰断句有误。

并于阴，则上下无常。薄为肠澼。

【各家校注】

王冰：阴谓藏也，然阳薄于藏为病，亦上下无常定之诊，若在下为病便数赤白。

【平按】

薄，为"转"之讹，转化传变也。

薄，通"敷"。《管子·幼官》云："十二小卯，薄百爵。"于省吾《双剑誃诸子新证·管子一》云："薄，应读为敷。金文'敷'作'尃'。薄从尃声，故可通'借'。敷百爵，犹言布百爵。"

敷，通"傅"，附着、连结。《墨子·备蛾傅》："刃其两端，居县脾中，以铁璅敷县二脾上衡，为之机。"孙诒让《墨子间诂》："'敷''傅'通。谓铁璅傅着县，击县脾之上衡也。"

"传""傅"易形讹。传，通"转"。

示从容论篇第七十六

示从容论

【各家校注】

新校正：按全元起本在第八卷，名《从容别黑白》。

丹波元简：吴云："帝示雷公从人之容貌。"马云："从容，系古经篇名。"思聪云："得天之道，出于自然，不待勉强，即孔氏之所谓从容中道圣人也。故示以从容之道，因以名篇。"按，《广雅》云："从容者，举动详审闲雅之貌。"

【平按】

此篇原文中有"夫脾虚浮似肺，肾小浮似脾，肝急沉散似肾，此皆工之所时乱也，然从容得之。若夫三藏土木水参居，此童子之所知，问之何也？雷公曰：于此有人，头痛，筋挛骨重，怯然少气，哕噫腹满，时惊，不嗜卧，此何藏之发也？脉浮而弦，切之石坚，不知其解，复问所以三藏者，以知其比类也。帝曰：夫从容之谓也。夫年长则求之于府，年少则求之于经，年壮则求之于藏。"这段话的意思是：脾之虚浮脉似肺脉，肾之小浮脉似脾脉，肝之急而沉散脉似肾脉，这些都是医生们常常混淆不清的。如果能博览群书，触类旁通，就能分别掌握清楚。其实肝、脾、肾三藏分属木、土、水之性，这是连小孩都知道的，为何还会问呢？雷公说：有患者出现头痛、筋脉拘挛、骨节沉重、畏怯少气、哕噫腹满、时常惊骇、不欲卧等症状，我辨不清是那一藏所发的病？还有其脉象浮而弦，重按则坚硬如石，我不知应如何解释。所以问这三脏，以求能由此知彼。黄帝说：能够博览群书，触类旁通，才能掌握诊疗法度而从容应对。一般地说，老年患者，多从六府以治；少年患者，多从经络以治；壮年患者，多从五脏以治。

　　本篇主要讨论诊疗行为。通篇论述的核心道理是：要博览群书，触类旁通。在本篇开篇黄帝就要求雷公"览观杂学，及于比类，通合道理"，只有这样，才能从容不迫地应对复杂病情。从容，就是不慌不忙，游刃有余。

　　《阴阳类论》第七十九："臣悉尽意，受传经脉，颂得从容之道，以合《从容》。"句中"从容"与本篇"从容"意同。

疏五过论篇第七十七

黄帝曰：呜呼远哉！闵闵乎若视深渊，若迎浮云，视深渊尚可测，迎浮云莫知其际，圣人之术，为万民式，论裁志意，必有法则，循经守数，按循医事，为万民副，故事有五过四德，汝知之乎？

【各家校注】

王冰：呜呼远哉，叹至道之不极也。闵闵乎，言妙用之不穷也。深渊清澄，见之必定，故可测。浮云漂寓，际不守常，故莫知。

慎五过则敬顺四时之德气矣，然德者道之用、生之主，故不可不敬顺之也。《上古天真论》曰："所以能年皆度百岁而动作不衰者，以其德全不危故也。"《灵枢经》曰："天之在我者德也。"由此，则天降德气人赖而生，主气抱神，上通于天。《生气通天论》曰："夫自古通天者生之本，此之谓也。"

新校正："黄帝曰：呜呼远哉……莫知其际"，详此文与《六微旨论》文重。"为万民副"，杨上善云："副，助也。"

张介宾：深渊有底，故可测；浮云无定，故莫知其际。

郭霭春：研究医学好像探视深渊，又好像面对天空浮云。深渊似乎还可以测量，而浮云就很难知道它的尽头了。圣人的医术，为万民的典范，医术的施行，必有一定的法则。只有遵行法则，才能给民众带来福利（副、福同声通"借"）。所以行医有五过与四德，你知道吗？

于鬯："际"字当依《六微旨大论》作"极"。"极"与上文"测"字，下文"式"字、"则"字、"副"字、"德"字为韵，若作

"际"，则失韵矣。王注云"际不守常"，殊无义。或本是"极不守常"，正未可知。林校云："详此文与《六微旨大论》文重。"又《六微旨大论》校云："详此文与《疏五过论》文重。"两校皆言文重，不言字异，则林所见本当尚未误"极"为"际"也。（朱骏声《说文通训》云："《素问·疏五过论》叶'测''极''式''则''副''德'。"则朱似尚曾见未误之本。）

副，当读为福，福、副同声通借。《史记·龟策传》褚先生曰："邦福重实。"裴解引徐广曰"福音副"。是福读为副也。此言"为万民副"，实即"为万民福"，是副读为福也。林校引杨上善云"副，助也"，则已不明假借之例。后人或训功，或训全，更杜撰可嗤。下文云："诊必副矣。"副亦读福，两字正相呼应。

【平按】

本段是一段很齐整的韵文，"测""极""式""则""副""德"上古皆为职部而同部相押，且《六微旨大论》作"迎浮云莫知其极"，这说明这里的"际"是讹文。于鬯所说甚是。

征四失论篇第七十八

帝曰：子年少智未及邪，将言以杂合耶？

【各家校注】

王冰： 言谓年少智未及而不得十全耶？为复且以言而杂合众人之用耶？

吴昆： 杂合，谓杂采众说而合之己意。

孙诒让： 注说迂曲不可通。以文义推之，"杂"当为"离"，二字形近，古多互讹。《周礼·形方氏》"无有华离之地"注："杜子春云：'离，当为"杂"；书，亦或为"杂"。'"下文"妄作杂术"，《校讹》引古钞本、元椠本"杂"作"离"是其证。"言以离合"，谓言论有合有不合也。

沈祖绵： "杂（雜）"，孙诒让校正作"离（離）"字，是也。本书有《阴阳离合论》篇，是其明证。孙氏不引，失之。

【平按】

结合文义，"子年少智未及邪？将言以杂合邪"是选择句式。从上下文义理解，此句是在雷公问"我学的已很仔细全面了，为何临证仍时有过失"之后黄帝的反问：是因你年少，智力尚未发达呢？还是因为所学理论有合理有不合理呢？此句前半部分强调内因，后半部分强调外因。故孙诒让所训合于文理逻辑。

古"杂（雜）"与"离（離）"多互讹。据郭霭春先生所考，元读书堂刻本、明嘉靖间金溪吴悌校刊本、明绿格抄本、明万历四十三年朝鲜内医院刻本，均作"离"，可为佳证。(郭霭春，黄帝内经素问校注语译，天津科学技术出版社，1999年版，第492页) 明顾从德本则讹为"杂"。

呜呼，窃窃冥冥，孰知其道。

【各家校注】

王冰：呜呼，叹也。窃窃冥冥，言玄远也。至道玄远，谁得知之。孰，谁也。

【平按】

窃窃冥冥，出自《庄子·在宥》，说明医学理论是微妙高深的。窃窃，深冥貌、幽暗貌。《史记·屈原贾生列传》："眴兮窃窃，孔静幽默。"《楚辞·九章·怀沙》作"杳杳"。王逸注："杳杳，深冥貌也。"冥冥，高远貌。《楚辞·九辩》："尧舜之抗行兮，瞭冥冥而薄天。"

阴阳类论篇第七十九

三阳为经，二阳为维，一阳为游部，此知五藏终始。三阳为表，二阴为里，一阴至绝，作朔晦，却具合以正其理。

【各家校注】

王冰：经，谓经纶，所以济成务。维，谓维持，所以系天真。游，谓游行。部，谓身形部分也。故主气者济成务，化谷者系天真，主色者散布精微，游行诸部也。

新校正：按杨上善云："三阳，足太阳脉也，从目内眦上头，分为四道下项，并正别脉上下六道以行于背，与身为经。二阳，足阳明脉也，从鼻而起，下咽分为四道，并正别脉六道上下行腹，纲维于身。一阳，足少阳脉也，起目外眦，络头分四道下缺盆，并正别脉六道上下生经营百节，流气三部，故曰游部。

【平按】

游（liú），古代旌旗上的飘带。《左传·桓公二年》："藻、率、鞞、鞛、鞶、厉、游、缨，昭其数也。"杨伯峻注："游，音流，字亦可作'旒'，古代旌旗上附着之飘带。天子以至大夫、士，游数不同。"《史记·秦本纪》："咨尔费，赞禹功，其赐尔皂游。"司马贞《史记索隐》："游，音旒。谓赐以皂色旌旆之旒。"这里用"经""纬""游"形容经线由粗到细状态。

此文大意是：三阳为经最粗，二阳为维次之，一阳为游最细，观此三部之象可推知五脏变化。三阴为表，二阴为里，一阴至绝，观三阴之象犹如观阴尽为晦（月满）、阴生为朔（月缺）之循环理论。

现代学者邢玉瑞认为，"游部"一词，注家不识"游"之古义，多以今义释为游行。如王冰注："游，谓游行。部，谓身形部分也。"《素问札记》云："经是经纬之经，维犹言纬也。太阳之经直行，故曰经；阳明之经旁出，故曰维；少阳为半表半里，出表入里，故曰游部。'部'字轻讲，不必有深意，诸注恐凿。"但根据类义对举的方法来分析，"经""维""游"为处于结构相同的句子中同一位置上的词语，属对举的词语，其意义应相近。经是织物的纵线，喻太阳经脉在人体直行，犹如织物的经线；维，通"纬"，指织物的横线，比喻阳明经脉横行旁出，犹如纬线。"经""纬"均以物喻事，则"游"亦应为指物的名词而非动词。考《说文解字》"游，旌旗之流也。从方人，子声。"商承祚《殷墟文字》云："从子执旗，全为象形。从水者，后来所加，于是变象形为形声矣。"《玉篇·㫃部》曰："斿，旌旗之末垂者，或作'游'。"可见"游"指古代旌旗直幅、飘带之类的下垂饰物，用以比喻躯体两侧的少阳经脉如旗帜两旁的飘带。（邢玉瑞，黄帝内经理论与方法论，陕西科学技术出版社，2005 年，第438 页）

三阳为父，二阳为卫，一阳为纪。三阴为母，二阴为雌，一阴为独使。

【各家校注】

王冰："三阳为父"，父，所以督济群小，言高尊也。

"二阳为卫"，卫，所以却御诸邪，言扶生也。

"一阳为纪"，纪，所以纲纪形气，言其平也。

"三阴为母"，母，所以育养诸子，言滋生也。

"二阴为雌"，雌者，阴之目也。

"一阴为独使"，一阴之藏，外合三焦，三焦主谒导诸气，名为使者，故云"独使"也。

郭霭春：“卫”指卫外作用。“一阳为纪”即少阳为枢之意。三阳相当于高尊的父亲，二阳相当于外卫，一阳相当于枢纽；三阴相当于善养的母亲，二阴像雌性那样内守，一阴如使者一般交通着阴阳。

【平按】

纪，仆人。纪纲，统领仆隶之人，后泛指仆人。《左传·僖公二十四年》："秦伯送卫于晋三千人，实纪纲之仆。"杜预注："诸门户仆隶之事，皆秦卒共之，为之纪纲。"

"独使"之"独"，犹"如"、类似。汉·王充《论衡·谢短》："古礼三百，威仪三千；刑亦正刑三百，科条三千……礼与律独经也。""独使"之"使"，仆役。《广雅·释诂》："厮、徒、牧、圉、侍、御、仆、从、㞋、养……使也。"

此文大意是：如果把三阳比喻为父亲，则二阳就好像卫士，一阳好像是仆人。如果把三阴比喻为母亲，则二阴好像为能哺乳的女人，一阴好像是仆役。

请问短期。

【各家校注】
丹波元简：见张仲景《伤寒论自序》。
郭霭春：短期，谓因病不能长寿而死。

【平按】

短，通"断"，判断、决断、决定。

北魏·杨衒之《洛阳伽蓝记·景宁寺》："短发之君，无杼首之貌；文身之民，禀蕞陋之质。"周祖谟《洛阳伽蓝记校释》："'短发'者，即断发也，与'文身'为对文。"

方盛衰论篇第八十

雷公请问：气之多少，何者为逆，何者为从？黄帝答曰：阳从左，阴从右，老从上，少从下。

【各家校注】
王冰：老者谷（欲）衰故从上为顺，少者欲甚故从下为顺。

郭霭春：雷公问：气的盛衰，怎么样的算是逆，怎么样的算是顺？黄帝答道：阳气从左而右，阴气从右而左；老年之气从上而下，少年之气从下而上。

【平按】
"老从上，少从下"者，省文。应为"老阳从上，少阳从下；老阴从下，少阴从上"。

此文大意是：雷公请问，阴阳之气的盛衰，哪一种是逆？哪一种是顺？黄帝回答：阳气主升，其气从左而右；阴气主降，其气从右而左。老阳在上（午位），少阳在下（卯位）；老阴在下（子位），少阴在上（酉位）。

同样后面的"少者秋冬死，老者秋冬生"也是省文。意思是：少阳逆者，春夏为顺，秋冬为逆；老阳逆者，春夏为逆，秋冬为顺。

亡言妄期。

【各家校注】

丹波元简：《直解》亡无同。恐非。吴本作"妄言"，可从。

于鬯按：亡亦当读妄，亡言即妄言也。吴昆本正作"妄言妄期"。然一用借字，一用正字，古书亦自有此例，不必从作"妄"。而注家或因作"亡"，曲为亡言生义，则谬矣。《征四失论》云："妄言作名"，即此"亡言"。《管子·山至数篇》所谓"不通于轻重谓之妄言"，此其义也。

郭霭春：明抄本"亡"作"妄"。

【平按】

于鬯所训是。《庄子·庚桑楚》："汝亡人哉，惘惘乎，汝欲反汝情性而无由入，可怜哉！"高亨《诸子新笺·庄子·庚桑楚》："亡，借为'妄'，古通用。"

解精微论篇第八十一

是以人有德也，则气和于目；有亡，忧知于色。

【各家校注】

王冰： 德者，道之用，人之生也。《老子》曰："道生之，德畜之。"气者，生之主，神之舍也。天布德，地化气，故人因之以生也。气和则神安，神安则外鉴明矣。气不和则神不守，神不守则外荣减矣。故曰"人有德也"。气和于目，有亡也。忧知于色也。

新校正： 按《太素》"德"作"得"。

于鬯： 知，当训"见"。《吕氏春秋·自知论》云："知于颜色。"高诱注云："知，犹见也。"《管子·心术篇》云："见于形容，知于颜色。""知"与"见"互文耳。然则忧知于色者，谓忧见于色也。《左·僖二十八年传》云："晋侯闻之，而后喜可知也。"是忧色与喜色皆可云"知"。彼杜预解云："喜见于颜色。"明亦诂"知"为"见"。

郭霭春：《太素》"德"作"得"。按"得"与下"亡"字对文。

"知"当训"见"，见《吕氏春秋·自知》高注。忧知于色，谓忧见于色也。

【平按】

德，通"得"，得到。《老子》："圣人无常心，以百姓心为心。善者吾善之，不善者吾亦善之，德善；信者吾信之，不信者吾亦信之，德信。"朱谦之《老子校释》："严、傅、遂州本及顾本引《节解》，强本成疏及荣注引《经》文，亦均作'得'。"《荀子·解蔽》："德道之人，乱国之君非之上，乱家之人非之下，岂不哀哉！"王念孙《读书杂志·荀子七》"德道，即得道也。"

　　"有得"与下面"有亡"对文，代表健康与异常。

　　知，表现，谓有动于中，表现于容色。《管子·心术下》："金心在中不可匿，外见于形容，可知于颜色。"《左传·僖公二十八年》："晋侯闻之而后喜可知也。"杜预注："喜见于颜色。"《吕氏春秋·自知》："文侯不说，知于颜色。"高诱注："知，犹见也。"《淮南子·修务训》："奉一爵酒，不知于色。"

下　篇

关于皖派朴学《素问》校诂派

所谓朴学，是指其学术风格而言。其以文字音韵、章句训诂、典章制度为主要研究对象，以朴实的经史考证为研究方法，学风朴实谨严，故称"朴学"。其学术上重"实据考证"的风格与理学重"义理阐释"的风格形成了鲜明的对比。鼎盛于乾嘉时期的皖派朴学人才辈出，如江永、戴震、段玉裁、王念孙、王引之，以惊人的速度，登上小学的最高峰，取得了划时代的业绩。这些皖派朴学大师以当时"独占学界势力"的影响力，向医学文献渗透，对医学文献的考释研究做出了不朽的贡献。

一、皖派《素问》校诂派的提出

《黄帝内经》是现存最早的中医学经典著作之一。它包括《素问》和《灵枢》两部分。现存文献中最早记载《黄帝内经》书名的是东汉班固的《汉书·艺文志》。《素问》书名则始见于张仲景《伤寒杂病论·自序》，这说明其成书、流传于东汉之前。西晋皇甫谧《针灸甲乙经·序》记载了《素问》与《针经》（即《灵枢》）书名及卷数，《隋书·经籍志》也单独记载了《素问》书名及卷数。这说明自东汉以来，《针经》与《素问》作为两个独立部分，分别计卷而并行于世。

南北朝齐、梁时，太医侍郎全元起对《素问》进行了注解，称为《内经训解》，这是第一本《黄帝内经》注解著作，已佚。隋代时，太医侍御杨上善奉朝廷之命，对《素问》《针经》原文进行校勘，并重新摘录、归类、注释，编撰成《黄帝内经太素》三十卷，此书是最早类分研究《黄帝内经》的著作，可惜此书从唐代就已在国内失传了。直到清光绪年间，才有人从日本影录此书回国，但迄今此书内容仍不全。

《针灸甲乙经》为晋初皇甫谧撰，约成书于256年。该书以《素问》《九卷》（《针经》）、《明堂》三书为本，删其浮辞，除其重复，使事类相从。马继兴教授曾将现存的《针灸甲乙经》一书与《素问》《灵枢》二书全部文字进行逐字逐句地对照考察，认为"《甲乙经》一书中所未编入的《黄帝内经》内容仅有个别文字和王冰氏掺入的'七篇大论'以及《素问》一书早佚的第七卷。因此《针灸甲乙经》一书实际上不仅是现存最早的针灸学著作之一，而且也是《黄帝内经》最古传本的一种"。

唐代宝应年间（762—763），太仆令王冰认为《素问》在唐之前已缺第七卷，并且有感于当时流行的《素问》本子多处残缺错简，于是历经12年，对《素问》进行收集整理，于762年编成《黄帝内经素问》二十四卷共八十一篇，为了使《黄帝内经》原文与自己所增加者有所区别，特采用黑色和红色两种字体，"凡所加字，皆朱书其文，使今古必分，字不杂糅"。但可惜唐代以后版本朱黑体已不分了。至北宋时，医官高保衡、林亿等又对王冰编次的《黄帝内经素问》加以校正、刊印，并定名为《重广补注黄帝内经素问》，并成为现今所流传的通行本。

《素问》作为中医学经典著作渊源久远，流传不绝，其主要传世本及注释本见表6。

表6　《素问》主要传世及注释本一览表

时代	传世本及注本	现存最早传世版本	本书主要参考本
宋以前刻本	晋·皇甫谧《针灸甲乙经》本[1]	明万历吴勉学校本（1601）	2006年，人民卫生出版社，《针灸甲乙经》，黄龙祥整理
	梁·全元起注本《素问训解》	佚	2001年，上海科学技术出版社，《素问全元起本研究与辑复》，段逸山著
	隋·杨上善《黄帝内经太素》本	杨惺吾影写抄录本（1875—1908）	1965年，人民卫生出版社，据萧延平兰陵堂本点校本
	唐·王冰次注本《黄帝内经素问》	明·顾从德影宋刻本（1550）	1982年，人民卫生出版社，明顾从德影宋刻本影印
	宋·林亿《重广补注黄帝内经·素问》	明·顾从德影宋刻本（1550）	1982年，人民卫生出版社，明顾从德影宋刻本影印
明至清初注释本	明·马莳《黄帝内经素问注证发微》	明万历本（1586）	1998年，人民卫生出版社，据明万历本校点本，田代华主校
	明·吴昆《内经素问吴注》	明万历本（1594）	1995年，安徽科学技术出版社，据明万历本校点（新安医籍丛刊本）
	明·张介宾《类经》	明天启本（1624）	1982年，人民卫生出版社，据金间童涌泉本点校本
	清·张志聪《黄帝内经素问集注》	清康熙本（1672）	1980年，上海科学技术出版社，竖排印本
	清·高士宗《黄帝素问直解》	清康熙本（1695）	1980年，科学技术文献出版社，据康熙本校点
	清·姚止庵《素问经注节解》	清康熙本（1677）	1983年，人民卫生出版社

续表

时代	传世本及注本	现存最早传世版本	本书主要参考本
清乾嘉以后校诂本	清·张琦《素问释义》	清道光本（1830）	1998 年，科学技术文献出版社，王洪图校点
	清·胡澍《素问校义》	清同治本（1873）	1995 年，安徽科学技术出版社，据世泽楼本校（新安医籍丛刊本）
	清·俞樾《读书余录·内经辨言》	《读书余录》本（待查）	1999 年，北京出版社，据 1924 年杭州三三医社铅印《三三医书》第一集第二十种校点本
	清·孙诒让《札迻·素问王冰注》	清光绪本（1894）	1989 年，中华书局，据清光绪本校点本
	清·于鬯《香草续校书·内经素问》	中华书局 1963 年排印本	1982 年，中华书局，重印本
	沈祖绵《读素问臆断》	油印本（1959）	1999 年，北京出版社，《黄帝内经研究大成·读素问臆断》
日校本	金窪七朗《素问考》	写本，日宽政四年（1792）成书，现藏于日本杏雨书屋	2012 年，学苑出版社，钱超尘、萧红艳校注
	丹波元简《素问记闻》	写本，约成书于 1790 年	2012 年，学苑出版社，钱超尘、萧红艳校注
	丹波元简等《素问识》	日天宝八年（1837）刊本	1984 年，人民卫生出版社，《聿修堂医书选》

从上表可见，宋以后治《素问》的著名人物多集中在明清时期，主要代表人物依时间顺序大体是：马莳、吴昆、张介宾、张志聪、高士宗、胡澍、俞樾、孙诒让、于鬯等。总结他们的治学风格可见，清初以前的医家，其治学方法基本上承唐代王冰，偏重于医理注释；乾嘉以后的医家，治学方法基本上承宋代林亿，偏重于校勘训诂。也就

是说，历史上治《黄帝内经》者客观形成了以王冰为起始，以马莳、吴昆、张介宾、张志聪、高士宗等为核心代表的"医理注释"派；和以林亿为起始，以胡澍、俞樾、孙诒让、于鬯等皖派小学家为核心代表的"校勘训诂"派，他们对后世都产生了深远的影响。

　　早在1982年任应秋主编的《内经研究论丛》一书中，就将治《黄帝内经》者分为四类：校勘《黄帝内经》诸家、注解《黄帝内经》诸家、类分研究《黄帝内经》诸家、专题发挥《黄帝内经》诸家。这里虽没有提出"派"的概念，但任应秋在"校勘《内经》诸家类"中曾感慨："可惜的是，向来注释《内经》诸家，鲜有精于校勘者；而不知医的，于《素问》《灵枢》的校勘，反做出一定的成绩。"[2]这说明任应秋也认为研究《黄帝内经》的群体主要有两类人物，即校勘学者和注释学者，且校勘学者多偏于文；注释学者多偏于医理。

　　明确提出"注释派"与"校诂派"概念的是钱超尘教授。其在1990年出版的《内经语言研究》第一章的第二节专门谈及"《内经》训诂的两大流派"，认为："《内经》的训诂研究，可分为两种主要形式。一种以注释为表现形式，在注释的时候，除了讲解《内经》本身的医学道理以外，还进行了校勘和解释音读。这是一种广义的训诂……另一种以解释《内经》的词义和校勘《内经》的讹衍倒夺为表现形式，也可以说是训诂内容的主要表现方式。""以校勘训诂为主旨的可以简称为'校诂派'。此学术流派的最大特点是以校勘训诂为核心，很少涉及医理的阐述发挥，但是，它又紧紧为正确地解释《内经》医理服务"[3]。此研究成果后来被收入在王洪图任总主编的《黄帝内经研究大成》一书中。[4]

　　严季澜、顾植山主编的《中医文献学》"中医各类文献源流"[5]第一章《医经类文献》中将《黄帝内经》文献分为"校勘概述"类和"注释语译"类。

　　上述三家分类涉及的诸家学者，见表7《黄帝内经》校勘诸家和注释诸家表。

表7　《黄帝内经》校勘诸家和注释诸家表

	校勘诸家	注释诸家
任应秋分类	林亿、胡澍、俞樾、孙诒让、顾观光、沈祖绵、冯承熙、江有诰、于鬯等	王冰、吴昆、高士宗、张琦、杨上善、马莳、张介宾、张志聪等
钱超尘分类	林亿、段玉裁、朱骏声、张琦、顾尚之、陆九芝、胡澍、俞樾、孙诒让、丹波父子等	全元起、杨上善、王冰、马莳、张介宾等
《中医文献学》教材分类	王冰、林亿、胡澍、俞樾、孙诒让、于鬯、江有诰、丹波元坚等	杨上善、王冰、马莳、吴昆、张介宾、李中梓、张志聪、周学海等

从上表可见，诸家所划分的《黄帝内经》校勘诸家和注释诸家基本上是一致的，即以胡澍、俞樾、孙诒让、于鬯等小学人物为核心的"训诂校勘家"（简称为"校诂派"），和以王冰、吴昆、杨上善、张介宾、马莳、张志聪等为核心的"医理注释家"（简称为"注释派"）。

从理论上说，"校诂"与"注释"在概念上是有交叉重叠的，或者说，文献的"校诂"与"注释"研究根本就是不可分开的文献治学方法。但历史上，《黄帝内经》"校诂派"与《黄帝内经》"注释派"治学风格的差异却又是客观存在的事实。

二、皖派《素问》校诂派的学术渊源、主要代表人物及著作

胡澍、俞樾、孙诒让、于鬯等都是清代皖派朴学的著名代表人物。他们都对《素问》进行了考证研究，从而构成了《素问》"校诂派"。这一现象不是偶然的，而是有着深刻的学术渊源和背景的。

（一）师承授受

乾嘉时期朴学形成吴、皖两派，惠栋、戴震各为开山者。两派风格特色有别，但都聚集了当时的优秀人才，在文献考据研究方面取得了辉煌成就，使中国文献研究达到了历史上的较高水平。尤其是在鼎盛时期，皖派朴学的考据对象已从儒家经书扩展到医学、农学、历算等科技典籍。向医学文献的渗透，很自然地形成了一条皖派朴学影响下的医学考证学术链条，内容涉及《黄帝内经》《伤寒论》以及本草、临床等诸多医学方面，据《清代朴学大师列传》所载相关资料，其师承关系如图1。

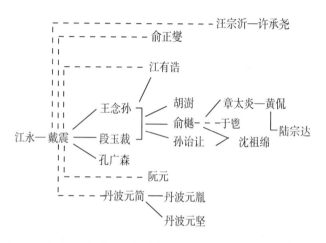

（注：框图中"——"线为直接师承关系；"------"线为私淑或遥承关系。）

图1　皖派朴学家医学文献校诂师承关系示意

皖派自江永、戴震开宗，继承者主要有：段玉裁、王念孙、江有诰、孔广森、郝懿行、绩溪胡氏祖孙（胡澍家族）、阮元、俞正燮、俞樾、孙诒让、章太炎等。"戴震受学于江永，又尝执经问业于惠栋，则吴皖可谓同出一源。惟其学因怀疑而实事求是，遂与惠氏墨守汉儒家法者异趣。长于分析条理，而裁断严密，每护一义，及参互考之，往往确不可易。又其治经，以识故字为始，谓'由识字以通词，由词以通道。'立段、王小学之基础。且凡天文、算术、舆地莫不精究。汪中谓：'千余年不传之绝学及戴氏出而集其成焉。'允非过论。盖自此清学始能卓然自立，成一全盛学派也。"[6]上述皖派大师皆对医学文献校诂有卓越贡献，尤其是在校诂《黄帝内经》文献方面（详见下节"皖派朴学家《黄帝内经》校诂学术内容简介"）。胡澍、俞樾、孙诒让等皆是上承段玉裁、王念孙之学而对《素问》有专门研究的学者。

（二）皖派朴学家《黄帝内经》校诂内容简介

皖派朴学向医学渗透的触角重点伸向了医学的核心文献——《黄帝内经》，较为全面地进行了文字、音韵、训诂、校勘、医理诸方面的综合考证。其学术内容主要有 5 个方面。

第一，《素问》综合校诂研究。主要代表人物及其著作：胡澍著《素问校义》、俞樾著《内经辨言》、孙诒让著《札迻》、于鬯著《香草续校书》、沈祖绵著《读素问臆断》等。

第二，《黄帝内经》音韵研究。主要代表人物及其著作：王念孙著《素问合韵谱》（手稿）、江有诰著《江氏音学十书》等。

第三，《黄帝内经》相关术语考证。主要代表人物及其著作：段玉裁著《说文解字注》、王念孙著《广雅疏证》、郝懿行著《尔雅义疏》、阮元著《经籍纂诂》等。

第四，《黄帝内经》专题问题研究，如章太炎的三焦问题考证、俞正燮的经络问题考证、汪宗沂的伤寒问题考证等。

第五，日本学者关于《黄帝内经》的校诂研究。丹波元简著《素问识》《灵枢识》，丹波元坚著《素问绍识》等。

（三）《素问》校诂派主要代表人物及生平著述

1. 胡澍与《素问校义》

胡澍，字荄甫，又字甘伯，号石生，绩溪县城北人。生于道光五年（1825），官宦世家，于咸丰九年（1859）中举人，同治四年（1865）援例授内阁中书，同治十一年（1872），卒于北京，年仅 48 岁。胡澍是著名皖派朴学代表"绩溪胡氏祖孙"三人中之一。其族祖父胡培翚，字竹村，嘉庆己卯进士，"为学渊源于先世，故于《礼经》独深。且皖中江、戴之遗风未泯，治经一循家法。"[6]据胡培系《户部郎中胡君荄甫事状》中言："先君授以段氏《说文注》、顾氏《音学五书》、江氏《四声切韵表》诸书，遂通声音训诂之学。后见高邮王氏书，益笃嗜之。"[7]这说明胡澍学归江、戴，在治《黄帝内经》过程中，尊崇朴学前辈之说，娴熟地运用朴学方法。如胡澍认为《素问》"病之形能""乐恬憺之能""与其病能"等中的"能"字，均通"态"，《荀子·天论篇》："耳、目、鼻、口，形能各有接而不相能也。"其注云："杨倞注误以'形'字绝句，'能'属下读，高邮王先生《荀子杂志》已正之。"又如胡澍赞同俞正燮训《素问》之"素"为"索"，但不同意其进一步释"索"为"空"，尊前辈之说而又不泥于前辈之说。俞樾给胡澍的信中称："阁下承累代传经之业，好学深思，实事求是。"[8]家学渊源加上胡澍本人的勤奋，使他对经书、子书均极熟谙。胡澍少时所著《释人疏证》《左传段氏注义》《通俗文疏证》俱毁于兵火。其中年多病，因治医术，以文字音韵训诂考据研治《黄帝内经》，"仿王念孙《读书杂志》例，作《内经校义》"。可惜胡澍《素问校义》只注了《素问》的前五篇，即从《上古天真论》到《阴阳应象大论》，共 32 条 46 则，但有的一条兼论数则，往往联系到其他篇章的相关内容。如论《四气调神大论》"名木"，联系到《五常政大论》的"则名木不荣"句和《六元正纪大论》的"名木上焦"句。从其校注所引《素问》原文篇目看，胡澍对《素问》已有过全面系统的研究，校注时常言"辨见本条"，这说明其校注已有全面系统的规划，却因病早逝。这对《黄帝内经》的校注研究来说，实在是一个巨大的损失。胡澍去世以后，其遗稿立即被辑成册，由著名藏书家潘祖荫刊入《滂喜斋丛书》，不久又有胡培系重刻单行本于江南世泽楼。此后，不断有人翻刻传抄。民国时裘吉生曾将此书编入《三三医书》第二集和《珍本医书集成》第一册。商务印书馆《丛书集成》也编入此书。目前能见到的各种刻本和抄本不下 10 种，可见其流传之广，影响之大。皖派代表人物刘寿曾在《素问校义·序》中曾感慨言："医家之有《内经》，博大精深，与儒家之五经同，而无义疏之学。"胡澍可谓是以小学专门研究《黄帝内经》的第一人。《素问校义》在治《黄帝内经》学的历史上，具有特殊的重要地位，其主要影响不仅仅在于 32 条具体注释，更重要的是树立了以小学治《黄帝内经》的严谨学风和成功范例，开辟了《黄帝内经》训诂新学境。胡澍之后，俞樾、孙诒让、于鬯等相继而起，对《素问》进行专门校诂。

2. 俞樾与《内经辨言》

俞樾，字荫甫，号曲园，清代浙江德清县人。生于道光元年（1821），道光三十年（1850）进士，咸丰五年（1855）任河南学政，咸丰七年（1857）罢职，卒于光绪三十三年（1907）。《清代朴学大师列传》一书将俞樾归为皖派朴学家，并言："年甫三十八，乃壹意治经。始读高邮王氏书，善之，自是专依为宗。"[9]俞樾治经以高邮王念孙、王引之父子为宗，谓治经之道，大要在正句读、审字义、通古文假借。三者之中通假借为尤要。王念孙父子所著《经义述闻》，发明故训，是正文字，至为精审。俞樾继之著《群经平议》，以附《述闻》之后。又《诸子平议》则仿王念孙《读书杂志》而作，校误文，明古义，所得视《群经》为多。又取九经诸子，举例八十有八，每 1 条各举数事以见例，成《古书疑义举例》，使读者习知其例、有所依据，为读古书之一助。还著有《读书余录》，内有 48 条是对《素问》的校释，后裘庆元于 1924 年刊《三三医书》丛书本，将该 48 条收入，名为《内经辨言》。（查民国八年己未（1919）观鉴庐刻本《读书余录》二卷，内有"内经素问四十八条"，安徽大学图书馆有藏本。）此书是继胡澍《素问校义》之后的又一部《黄帝内经》训诂校勘专著，其体例与方法一同胡澍。甚至校注的内容也有一致，如《上古天真论》"以欲竭其精，以耗散其真"，胡澍与俞樾皆训"耗"为"好"；《上古天真论》"圣人行之，愚者佩之"之"佩"二人皆训为"倍"；《生气通天论》："高梁之变，足生大丁"，二人皆训"足"为"是"等。根据俞樾《与胡荄甫农部》手札所言分析[11]，俞樾治《黄帝内经》时，胡澍正撰写《素问校义》，但俞樾并未曾见《素问校义》一书，二人治《黄帝内经》的风格却如此一致，并不是偶然的，这是因为他们共同继承了江、戴朴学风格，曲径旁通，相得益彰。如

《生气通天论》："高粱之变，足生大丁。"王注曰："所以丁生于足者，四支为诸阳之本也。"林校曰："丁生之处，不常于足，盖谓膏粱之变，饶生大丁，非偏著足也。"俞樾根据上下文义训之："王注非也。如其说，则手亦可生，何必足乎？新校正云：'丁生之处，不常于足，盖谓膏粱之变，饶生大丁，非偏著足也。'是以'足'为'饶足'之'足'，义亦迂曲。'足'疑'是'字之误。上云'乃生痤痱'，此云'是生大丁'，语意一律，'是'误为'足'，于是语词而释以实义，遂滋曲说矣。"而胡澍则从旁经他校训之："林氏驳注：'丁生之处，不常于足。'是矣。其云'足生大丁'为'饶生大丁'，辞意鄙俗，殊觉未安。'足'当作'是'字之误也。（《荀子·礼论》篇：'不法礼，不是礼，谓之无方之民；法礼，是礼，谓之有方之士。'今本'是'并讹作'足'）是，犹则也。（《尔雅》：'是，则也。''是'为'法则'之'则'，故又为语辞之'则'。《大戴礼·王言》篇：'教定是正矣。'《家语·王言解》作'政教定则本正矣'。《郑语》：'若更君而周训之，是易取也。'韦昭曰：'更以君道，道之则易取'）言'膏粱之变，则生大丁'也。"

3. 孙诒让与《札迻·素问王冰注》

孙诒让，字仲容，号籀庼，浙江瑞安人。生于道光二十六年（1848），清同治六年（1867）中举，以后五次应礼部试，均不第。卒于光绪三十四年（1908）。《清代朴学大师列传》将孙诒让归为皖派朴学家。孙诒让从十六七岁开始读江藩《汉学师承记》和阮元集刊之《皇清经解》，逐渐领悟乾嘉以来诸经学大师的治学方法，孙诒让极推崇王念孙父子，其在《札迻·自序》中言："乾嘉大师，唯王氏父子郅为精博，凡举一谊，皆确凿不刊。其余诸家，得失间出，然其稽核异同，启发隐滞，咸足饷遗来学，沾溉不穷。我朝朴学超轶唐宋，斯其一端与！诒让学识疏谫，于乾嘉诸先生无能为役，然深善王观察《读书杂志》及卢学士《群书拾补》，伏案研诵，恒用检核，间窃取其义法以治古书，亦略有所悟。"[10]孙氏著述极富，尤以《周礼正义》《墨子间诂》《札迻》等影响最大。《札迻》十二卷，是孙诒让第一部问世之作，成于清光绪十九年（1893）。全书校勘订正了秦汉至齐梁间 78 种古书中的讹误衍脱千余条，是他 30 多年研读古书心得的集录。"凡所考论，虽复简丝数米，或涉琐屑，于作述闳旨，未窥百一，然匡违苴佚，必有谊据，无以孤证臆说，贸乱古书之真"，[12] 是他遵循的基本原则。俞樾曾给以高度评价，说他"精熟训诂，通达假借，援据古籍以补正讹夺，根柢经义以诠释古言，每下一说，辄使前后文皆怡然理顺"。[10] 书中孙诒让校勘训释《素问》仅 13 条，这 13 条收在《札迻》卷十一《素问王冰注》中。其所据之本为明顾从德刻之北宋嘉祐刊本（据中医古籍出版社 1991 年版《全国中医图联合目录》载：《素问》现存最早本子是明嘉靖二十九年庚戌（1550）武陵顾从德雕北宋刻本），同时参考了顾观光《素问校勘记》（顾观光《素问校勘记》校好的本子是清咸丰二年守山阁本，现藏北京图书馆）、胡澍《素问校义》、丹波元简《素问识》、度会常珍《素问校讹》（该书以群书异文对《素问》经文及王冰注文进行全面校勘。中国医学科学院图书馆藏有日本安政三年（1856）度会常珍翻刻本）、俞樾《读书余录》等书。孙诒让是继胡澍、俞樾之后，又一位光大朴学精神，并将朴学方法引入医学经典考据的大家。民国胡朴安在《札迻·后跋》中言："清代朴学，始于吾皖戴氏东原，传之江苏，为高邮王氏念孙父子，流风所播，至于浙江德清俞氏曲园、瑞安孙氏仲容，皆为皖学之一脉。至余杭章氏太炎，遂结此派学术之终。"[10] "盖其学术，实兼包金榜、钱大昕、段玉裁、王念孙四家。其明大义，钩深穷高，几驾四家上。岿然为清三百年朴学之殿，洵不诬矣。"[11] 可见孙诒让是朴学的重要代表人物。在清儒《素问》校勘书中，孙诒让《素问》校注较为后出，其方法理论体系与胡澍、俞樾等一脉相承，因借鉴的内容更为丰富，而学术价值更高，给人们的启迪更大，这从其校勘所用版本就可以反映出来。孙诒让在治《素问》过程中多有创见，并能纠正前辈朴学大师之错，如《阴阳应象大论》"故曰：天地者，万物之上下也；阴阳者，血气之男女也；左右者，阴阳之道路也；水火者，阴阳之征兆也；阴阳者，万物之能始也。"注云："谓能为变化之生成之元始。"（元熊宗立本、明道藏本"化"下并无"之"字，此衍）林亿新校正云："详'天地者'至'万物之能始'与《天元纪大论》同，注颇异。彼无'阴阳者，血气之男女'一句，又以'金木者，生成之终始'代'阴阳者，万物之能始'。"孙诒让按："'阴阳者，血气之男女也'，疑当作'血气者，阴阳之男女也'。盖此章中三句通论阴阳分血气、左右、水火，而总结之云'阴阳者，万物之能始也'。'能'者，'胎'之借字。《尔雅·释诂》云：'胎，始也。'《经典释文》云：'始，本或作"台"。'《史记·天官书》'三能'即'三台'，是'胎''台''能'古字并通用。《天元纪大论》专论五运，故无引句，而别增'金木者，生成之终始也'句。二篇文虽相出入，而大旨则异。俞氏据《天元纪大论》改此篇，非也。"此外，孙诒让对医学经典考据的贡献并不仅仅限于《札迻》的《素问王冰注》，《札迻》全书涉及医学内容的篇章有很多，较为集中的有《释名·释形体》《释名·释疾病》《文子·徐灵府注》《淮南子·许慎高诱注·精神训》《白虎通德论·惰性》等，这些篇章中都有孙诒让校注医学方面的大量内容。如《释名·释疾病第二十六》："心痛曰疝。疝，诜也，气诜诜然上而痛也。"孙诒让按："《本草经》'磁石主周痹风湿，肢节中痛，不可持物，洗洗酸痟也。''诜诜''洗洗'声义相近。'诜诜'又见下'阴肿'条。"又如《淮南子·许慎高诱注·精神训》："膈下迫颐。"高注云："膈肝，胸也，迫薄至于颐也。'膈'，读精神歇越无之歇也。"孙诒让按："注：'膈肝，胸也。'古无此训。'膈肝'当作'髑骭'。《广雅·释亲》云：'髑骭，胔也。'《灵枢·骨度》篇云：'结喉以下至缺盆长四寸，缺盆以下至髑骭长九寸。'是'髑骭'正当胸间，故高云：'髑骭，胸也。'但据《灵枢》，则'缺盆''髑骭'并双字为名，不当单举'髑'言之。且颐在'髑骭'上，而云'下迫'，于义亦乖。窃疑正文本作'膈肝（古从'骨'字多变为从'肉'。'肝'即'骭'之讹。《玉篇·肉部》有'肝'字）迫颐，注'膈肝'即述正文也。'肝'或脱'肉'形作'于'，又讹为'下'，遂不可通耳。"

4. 于鬯与《香草续校书》

于鬯，字醴尊，号香草，江苏南汇人。生于咸丰四年（1854），卒于宣统二年（1910）。光绪丁酉年拔萃科，翌年应廷试，孝亲未仕。为清末有名的小学文字大师。《香草续校书》中华书局 1982 年再版的点校说明："曾师事张文虎、钟文烝。王先谦是他补廪膳生时座师，与俞樾等有往还。"《清代朴学大师列传》中将钟文烝、俞樾皆归为皖派朴学家，而将王先谦归为"提倡朴学诸显达列传"类，且认为王先谦"治经循乾嘉遗轨，趋重考证"。这说明于鬯为皖派朴学的承继者。于鬯著述甚富，列举如下。《香草校书》六十卷，是校勘经部的著作；《香草续校书》二十二卷，是校勘子史部的著作；《战国策注》三十三卷（另《序录》一卷、年表一卷）；《周易读异》三卷；《尚书读异》六卷；《礼仪读异》二卷；等等。于鬯著作问世较晚，仅《香草校书》大部分被刊刻过。于鬯的家人在 1954 年才将其全部稿本和抄校副本捐出。《内经素问》辑录于《香草续校书》中，共二卷，于1963 年由中华书局首次据副本整理刊行。于鬯在俞樾、孙诒让等前辈治《素问》的基础上，旁征博引，对《素问》102 条原文进行了校诂。其对《素问》的校诂论述精审，义理详明，创见甚多，对学习和研究《素问》、正确理解经义，颇具参考价值。如《五藏生成》"徇蒙招尤"，于鬯按："徇，吴昆注本改为'眴'。俞荫甫太史《余录》亦云：'徇者，眴之借字；蒙者，矇之借字。眴矇并为目疾。'说当得之。而'招尤'二字，俞虽讥王注迂曲，仍谓未详其说。鬯窃谓'招尤'即'招摇'也。摇、尤一声之转，此类连语字，本主声不主义。招尤、招摇，一也。《汉书·礼乐志》颜注云：'招摇，申动之貌。'《文选·甘泉赋》李注云：'招摇，犹彷徨也。'然则王注谓：'招，谓掉也，摇掉不定也。'义实未失。特专解'招'字，致'尤'字不可解，而云'尤，甚也'，宜俞氏斥为迂矣。至顾观光校，谓'目不明则易于招尤'。张啸山先生校，亦谓'视不审则多误，故云"招尤"'，以'尤'作'过'，字义实较王义为更迂。此与韩愈《感二鸟赋》'只以招尤而速累'者，自不可同也。《说文·目部》云：'旬，目摇也。'或体作'眴',(《刺疟》云:'目眴眴然')然则'招摇'即申'眴瞚'之义,犹下文'腹满膜胀','膜胀'即申'腹满'之义也。"此外,于鬯从校诂家的角度,常常针对注释家弊端而立言,在治《素问》过程中,频频强调两派的不同,他称注释派为"《素问》家",而称小学家为"《说文》家",如在训释《诊要经终论》的"刺胸腹者,必以布憿著之,乃从单布上刺"时强调"《素问》家鲜通训诂"。在训释《藏气法时论》的"肝病者,平旦慧"时强调"《素问》家鲜能援《方言》《广雅》以释"。在训释《生气通天论》的"溃溃乎若坏都"时认为《素问》家常常"望文生义,坐小学之疏"。在训释《宝命全形论》的"土得木而达"时强调:"《说文》家竟未有援及此文以证彼者,而《素问》家亦无引《说文》本义以释此'达'字。甚矣!读书之难于贯彻也。"等。

另外,江有诰、丹波元简、俞正燮、汪宗沂、章太炎等虽未被《清代朴学大师列传》提及,但事实上也皆属皖派朴学家。

5. 江有诰与《江氏音学十书》

江有诰为清代歙县人,著名的皖派小学家。《清代朴学大师列传》未将江有诰列入皖派门内,但其与江、戴在古音学术上的一脉相承性是有文献记载的:"清代是古音学大发展的时期,从顾炎武到江永,从江永到戴震、段玉裁、王念孙,再到江有诰,经过几代人的努力,古韵部的研究基本上已成定局。"[12]梁启超也言:"乾嘉以后,言古韵者虽多,而江、戴门下,薪火相传,实为中坚,他们最主要的工作是研究古韵分部。他们以为《广韵》二百六部乃唐以后声音繁变派衍出来的,古代没有那么复杂,所以要把他归并成若干部以求合古文所用之韵。"[13]江有诰著有《江氏音学十书》,内有《素灵韵读》。

6. 丹波父子与《素问记闻》《素问识》《素问绍识》

丹波元简与其子丹波元胤、丹波元坚世称"丹波三父子",均系日本汉方医学名家。"丹波三父子"是遥承朴学学术风格的日本代表学者。由于他们的医学水平高超,汉学造诣较深,尤擅长中医药古典医籍的训诂考证,故有日本"考证学派"之称。丹波父子共有著述 20 余种,《素问记闻》《素问识》与《素问绍识》均属其中（其书斋名"聿修堂"）。《素问记闻》是在日本江户时期文献训诂学家金窪七朗《素问考》基础上所著的校诂本。《素问识》系在《素问记闻》基础上撰成的,《素问识》之材料亦有超出《素问记闻》者,这些材料乃丹波元简研治《素问》之心得,笔之于书眉及行间者。《素问识》是丹波元简的不朽之作,在日本及中国享有极高学术声誉。丹波元胤、丹波元坚小时受父丹波元简的殷殷训导,精研乾嘉小学名著,尤其对段玉裁、王念孙之学颇有研究。丹波元坚在《素问绍识·序》中说:"乾隆以来,学者专治小学。如段若膺、阮伯元、王伯申诸人,其所辑著,可藉以证明经义者,往往有之。亦宜摘录以补原识者矣[14]。"他们把小学训诂手段运用于医籍,对《素问》等医著补缺订误,其训诂成就超过其父丹波元简。

7. 俞正燮与《癸巳类稿》

俞正燮,字理初。为清代黟县人,据 1957 年商务印书馆出版的《癸巳类稿》的出版说明介绍:"俞氏上承他的乡先辈江永、戴震诸人的余绪,并扩展了考据的范围。他的治学方向,除毕生致力于经义外,对于史学、诸子、医理、天文、释典、道藏,也研精覃思,不遗余力。《类稿》《存稿》两书,为俞氏学问之荟萃,从它论证之广、征引之富、考订之精,可以看出他学问的博大渊深,'汉学家'的实事求是的治学态度,他是当之无愧的。"对于俞正燮能否归属皖派,章太炎有过评说:"俞理初学问甚博,而不能自名其家;其在皖派,又与先哲不同;入之'诸子学家'亦有未安。大抵学博考核而不能成家者,宋世多有,如沈存中、洪容斋是也。其书只宜入'诸子'中'杂家',或'小说家'。然清代此类甚少,如赵甄北《陔馀丛考》、严九能《娱亲雅言》,又不如俞氏远甚。既无朋类汇集,只有附入皖派,稍似妥帖。"[15]俞正燮在《癸巳类稿》卷四至卷六中,编入《持素脉》《持素持》《持素证》《持素目录序》等四篇。此书乃采撷《素问》相关经脉理论条文予以考释,条理分明,纠正差错,阐明医理。

8. 汪宗沂与《伤寒杂病论合编》

汪宗沂，字仲伊，号韬庐。为清咸丰光绪间歙县西溪人。西溪汪氏为世家大族。汪宗沂为汪泰安的五世孙。汪泰安于乾隆年间为后人创建了一个读书游息的私家园林——不疏园，礼聘江永、戴震来馆讲学。著名的"江门七子"——郑牧、汪肇龙、戴震、程瑶田、汪梧凤、方矩、金榜同在不疏园从江永研习六经之书，后来在经学上各有成就。所以不疏园实为皖派汉学的发祥地。据汪世清考证，汪宗沂生于道光丁酉，犹及见不疏园，且"居园中数年，手披口诵，以夜维昼"。光绪二年（1876）中举人，光绪六年（1880）进士，并从江苏仪征刘文淇（刘文淇为皖派仪征刘氏四世传人物之一。据支伟成著《清代朴学大师列传·皖派经学家列传》第110页）研究汉学，又从桐城方宗诚研究宋学。"虽各有师承，然而家学渊源，自有较深的皖派汉学根基。刘师培称其'覃研礼经，洞悉乐吕，克秉乡先生江戴之传'。他是不疏园的最后一位主人，也是皖派汉学的最后一位传人，而其治学的遗风，至黄宾虹、罗长铭，仍可时见影响。"[16]汪宗沂家有"韬庐"，为其著书处。其著有《礼乐一贯录》《周易学说》等10余种书，刘师培（刘师培为皖派仪征刘氏四世传人物之一。据支伟成著《清代朴学大师列传·皖派经学家列传》第110页）为之作传。汪宗沂还著有《伤寒杂病论合编》（又名《杂病论辑逸》《张仲景温疫论》），勾辑逸论逸方，对伤寒问题提出了自己独到的认识。

9. 章太炎与《章太炎医论》

章炳麟，一名绛，字枚叔，号太炎。近代浙江余杭人，俞樾的弟子。据支伟成介绍："余杭章太炎先生炳麟，少时治经，谨守朴学，所疏通证明者，在文字器数之间。旁逮子史，并多阐发，而于小学尤精。谓'文字先有声然后有形，字之创造及其孳乳皆以音衍'。所著《文始》及《国故论衡》中论文字音韵诸篇，能灼然见语言文字本原；盖应用清儒治学法，而扩大其内容，延辟其新径，故其精义多发乾嘉诸师所未发也。"[6]章太炎著书等身，不仅是著名的政治家、文学家，亦是一个医论家。据廖家兴介绍，当时发表于报章杂志者，名曰

《猝病新论》，1957 年再版，改名《章太炎医论》，计 38 篇。[17]1936 年出版的徐衡之、姚若琴所编的《宋元明清名医类案》附录章太炎的医论 14 篇（有部分与《猝病新论》雷同）。此外，陆渊雷《伤寒论今释》还有章氏所作序言。章氏尤其对"三焦""伤寒"等问题有独到见解。

三、皖派《素问》校诂派研究的意义

《黄帝内经》是中医的理论著作，但其实质上又是古典文献，清代朴学家们将中国古代文献研究推向了历史高峰。因此，总结历史上皖派朴学家《黄帝内经》校诂研究成果是很有意义的。

"校诂派"偏于文理考证，"注释派"偏于医理考证。但从治学过程来讲，"校诂"和"注释"应该是贯穿一体而不可截然分开的文献研究方法。我们往往统称之为"训释"，薛凤奎教授对"训释"概念的解释是："它实际上包括了传统的训诂和一般所称的注释两个方面的内容。笼统而言，则训诂与注释同为一事的异称；如仔细分析，则训诂与注释又有所区别。训诂主要侧重于字、词、句义的剖析解说，即着重于词语意义的研释；注释则主要指专业义理、专业术语和比较费解的专用名词（如医家、医籍、病名、经络穴位与方药名称等）的解释。故就中医古籍文献而论，训诂着重在文字、词语，亦即文理的解析；注释则着重在医学的理、法、方、药等医理的阐释。在中医文献的训释上，这两方面历来是密切结合、融为一体的。"[18]古医籍既然通篇论述医学理论问题，那么，疏通文理往往本身就是一个疏通医理的过程，研究中二者应是有机统一的。如《痹论》："凡痹之类，逢寒则虫，逢热则纵。"这里首先要训解的难字是"虫"字。中医认为痹证是人体肌表经络感受风寒湿邪所致的以关节疼痛为主要临床表现的病证。所以考证过程大致是这样的：第一，解释字词（虫，通"痋"，即"疼"也）；第二，训释语句（痹证的机制是逢寒则痛，因寒性收引凝滞，阻滞经脉，不通则痛）；第三，段落分析（此句出现在《痹论》最后，原文最后两问是讨论痹证的各种不同临床表现，

如痛、不仁、寒、热等感觉的。岐伯在解释"痛"的机制时曰:"痛者,寒气多也,有寒,故痛也。"临床上痹证大多有一个共同的特点:逢寒则痛或疼痛加剧,得热则缓);第四,医理发挥(综合相关论述,制定理法方药)。这样,由字到词,再通理,是朴学的基本治学途径。如果不具备一定的文献考证功底和医学常识的综合素质,往往从治学的根本方法上就容易走向歧途。如注释派的解释,王冰注:"虫,谓皮中如虫行。"张志聪注:"如逢吾身之阴寒,则如虫行皮肤之中,逢吾身之阳热,则筋骨并皆放纵。"高士宗注:"如湿痹逢寒,则寒湿相薄,故生虫,虫生则痒矣。"这些显然为望文生义。

治学的根本在于方法。将"校诂派"与之前的"注释派"进行比较综合研究很有必要性,尤其针对中医界一直存在重"注释"鄙"校诂"的倾向,这种研究具有重要的现实意义。立足于朴学考证内容,纵横比较历代注释考证诸家之说,包括今天的部分校注本,可以探讨朴学方法在医学文献领域里的地位和价值。

参考文献

[1] 晋·皇甫谧. 针灸甲乙经 [M]. 黄龙祥. 整理. 北京:人民卫生出版社,2006.
[2] 任应秋. 内经研究论丛 [M]. 武汉:湖北人民出版社,1982:33.
[3] 钱超尘. 内经语言研究 [M]. 北京:人民卫生出版社,1990:22、116.
[4] 王洪图,等. 黄帝内经研究大成 [M]. 北京:北京出版社,1997.
[5] 严季澜,顾植山. 中医文献学 [M]. 北京:中国中医药出版社,2002.
[6] 支伟成. 清代朴学大师列传 [M]. 长沙:岳麓书社,1998:88.
[7] 李济仁等. 新安医籍丛刊:医经类 素问校义 [M]. 合肥:安徽科学技术出版社,1995.
[8] 王洪图. 黄帝内经研究大成:上部 [M] 北京:北京出版社,1999:153.
[9] 支伟成. 清代朴学大师列传 [M]. 长沙:岳麓书社,1998:124.
[10] 清·孙诒让. 札迻 [M]. 北京:中华书局,1989.
[11] 支伟成. 清代朴学大师列传 [M]. 长沙:岳麓书社,1998:126.
[12] 何九盈. 音韵学 [M]. 北京:商务印书馆,2001:15.
[13] 梁启超. 中国近三百年学术史 [M]. 北京:中国书店,1987:215.
[14] (日)丹波元简. 聿修堂医书选 [M]. 北京:人民卫生出版社,1984:392.

［15］支伟成．清代朴学大师列传［M］．长沙：岳麓书社，1998：7.

［16］汪世清．不疏园与皖派汉学［J］．江淮论坛，1997，（2）.

［17］廖家兴．章太炎先生的医学见解［J］．浙江中医杂志，1980，（1）.

［18］薛凤奎．中医文献学．湖南科学技术出版社，1989：127.

皖派朴学家《素问》校诂的小学方法总结

朴学原本是汉人指称治儒家经典的质朴学问。乾嘉之后，学者们将秉承汉儒学说，发扬其治学风格和特色的经学称为"朴学"。"由识字以通词，由词以通道"的小学方法是清代皖派朴学的基本治学途径。对此，戴震曾有过阐述。一方面，他指出小学与经学的密切关系："经之至者，道也；所以明道者，其词也；所以成词者，字也；未有能外小学文字也。由文字以通乎语言，由语言以通乎古圣贤之心志，譬之适堂坛之必循其阶，而不可以躐等。"[1] 另一方面，他又提出小学内部有自身治学规律，即文字、音韵、训诂三者的内在联系："字学、古训、音声未始相离，声与音又经纬衡从宜辨。"[2] 清代是小学的黄金时期，朴学有吴、皖两派，吴派以保守汉人学说为主；而皖派则以文字学为基点，从音韵入手研究学术。清代小学大师辈出，江永传给天下奇才戴震，戴震传给段玉裁、王念孙，王念孙又传给儿子王引之，清代朴学以惊人的速度登上小学的最高峰。特别是段玉裁、王念孙二人，取得了划时代意义的业绩。

虽然不同历史时期"小学"概念的内涵有所不同，但自宋代以后，基本上就是文字、音韵、训诂之学的专称了。小学研究的核心是形、音、义三者的关系。小学研究历史趋势，是从狭义的字形、字音、字义的研究，发展到广义的文字学、音韵学、训诂学的研究。换言之，实际上无论是文字学、音韵学还是训诂学，其研究的内容实质都是一致的，即汉字的形、音、义三者之间的关系，只不过研究所切入的角度不同而已。文字学更侧重于从字形角度切入，音韵学更侧重于从字音角度切入，训诂学更侧重于从字义角度切入。所以，清末章太炎就指出，文字、音韵、训诂的总称"犹名为小学，则以袭用古称，便于指示，其实当名语言文字之学，方为确切。"[3] 从研究切入的角度来说，文字、音韵、训诂是三足鼎立的关系，但从其研究的内容实质来说，三者又是三位一体的关系，都属语言文字学的范畴。

当然，文字学、音韵学、训诂学及校勘学，都是有着各自发展轨迹的学科，都有各自专门的理论体系。当朴学大家涉足中医文献时，最积极的意义是将小学方法引进了医学文献研究领域。

一、辨形方法

中国文字是一个延绵不断的文字系统，没有发生性质上的根本转变，方便了今天人们的推本求源，这是汉字所独具的特点。汉字又是分段发展的系统，即使只从商代后期甲骨文算起，汉字也已经有 3300 年左右的历史了。在这段漫长的时间里，汉字无论是在外在的形体上，还是在内在的结构上，都有阶段性的发展变化。

汉字的发展演变加上古籍的流传，往往在文献层面上形成错综复杂的情况，如形体的讹误脱衍、古今异俗的杂陈等，从而造成文本的差异和理解的障碍。《黄帝内经》一书形成于先秦，成书于汉代，是从早期简帛医籍阶段，进而演变为系统性著作的。伴随着这个漫长的变化时期，作为记录汉语、传播知识的工具——汉字，也正经历着古今转变（由篆书向隶书）的发展过程，且此后又经过了若干变化（如由隶而楷等），这些变化对《素问》的文本不可能不产生诸多影响，因此，辨字形是《素问》研究所面临的重要工作之一。皖派朴学家从辨形入手考证了《素问》文本诸多疑难问题，其工作包括辨形讹、辨异形字体、以形说义等。

辨形讹，主要是针对文字因形近而讹误，或不识字之形体而误的情况。王念孙的《读书杂志》对胡澍、俞樾、孙诒让治学的影响极其深刻。王念孙从汉字形体的复杂演变中分析古籍文字的讹误，并取得了很大的成绩。在《读书杂志·读淮南子杂志书后》中，王念孙总结文字上讹误的原因主要有：字不习见而误、因假借之字而误、因古字而误、因隶书而误、因草书而误、因俗书而误、两字误为一字等。如《管子·小匡》："设问国家之患而不肉。"念孙按："尹解'肉'字甚谬。刘依《齐语》以'肉'为'疚'之误，是矣。而未尽也。'肉'与'疚'形不相近，若本是'疚'字，无缘误为'肉'。盖其字本作'宎'，隶书或从篆作宎。形与'肉'相似，因误为'肉'。《说文》：'宎，贫病也，从宀久声。'《诗》曰：'茕茕在宎。'今《诗》'宎'作'疚'。未必非后人所改。此'宎'字若不误为'肉'，则后人亦必改为"疚"矣。"

胡澍、俞樾、孙诒让等在校诂《素问》时承继王念孙方法，同样善于运用文字学知识，如引用古文、篆文、汉隶、草书、古今字、同源字、正俗字、坏文等文字学知识多方论证，梳理了不少《素问》中难以理解的原文，以下分而述之。

（一）因篆文形近而讹

《玉版论要》："必齐主治"。孙诒让按："'必'字皆当为'火'。篆文二字形近，因而致误。"《生气通天论》："汗出偏沮，使人偏枯。"澍按："孙本作'祖'，乃偏旁之讹（《说文解字》古文'示'作'巛'，与篆书'巛'字相似，故'沮'误为'祖'）。

（二）因隶书形近而讹

《上古天真论》："太冲脉盛，月事以时下。"（"太冲脉"他本有作"伏冲脉"）俞樾按："汉人书'太'字或作'伏'。汉太尉公墓中画像有'伏尉公'字，隶续云：'字书有"伏"字与"大"音同，此碑所云"伏尉公"，盖是用"伏"为"大"，即"大尉公"也。'然则全本及《太素》《甲乙经》当作'伏冲'，即'太冲'也。后人不识'伏'字，加点作'伏'，遂成异字。"《四气调神大论》："故身无奇病。"澍按：'奇'当为'苛'字，形相似而误。苛，亦病也，古人自有复语耳，字本作'疴'。"

（三）因草书形近而讹

《四气调神大论》：“若伏若匿。”有他本作“若伏若匡”。胡澍按：“‘匿’与‘匡’，草书相似，故‘匿’误为‘匡’。”

（四）因俗字形近而讹

《五藏生成》：“脉凝泣。”俞樾按：“‘泣’疑‘沍’字之误。《玉篇·水部》：‘沍，胡故切，闭塞也。’‘沍’字右旁之‘互’误而为‘立’，因改为‘立’而成‘泣’字矣。”就是说，“凝沍”之“沍”，在传抄中从俗写作“冱”，继而变作“泣”，讹为“泣”。“沍”有冻结、凝聚、闭塞义，与“凝”同义复用为“凝沍”，古籍常见。

（五）因同音借用而误

《气交变大论》：“木不及，春有鸣條律畅之化。”又云：“土不及，四维有埃云润泽之化，则春有鸣條鼓折之政。”孙诒让按：“后《五常政大论》篇云：‘发生之纪，其德鸣靡启坼。’《六元正纪大论》篇云‘其化鸣紊启坼’，与此‘鸣條鼓折’三文并小异，而义旨似同。窃疑‘鸣條’当作‘鸣璺’，‘鼓’亦当作‘启’。上文云：‘水不及，则物疏璺。’《六元正纪大论》又云：‘厥阴所至，为风府，为璺启。’注云：‘璺，微裂也。启，开坼也。’然则‘鸣璺’者，亦谓风过璺隙而鸣也。其作‘條’、作‘紊’、作‘靡’者，皆讹字也。璺者，釁之别体。《方言》云：‘器破而未离谓之璺。’郭注云：‘璺，音问。’与紊音同，故讹为紊。校写者不解鸣紊之义，或又改为鸣條（條，俗省作‘条’，与紊形近）。釁，俗又作‘衅’。钮树玉《说文新附考》云：‘衅，釁之俗字。’釁一变为釁，见唐《等慈寺碑》。再变为釁，《尔雅·释文》音亡匪反，与‘靡’音近，则又讹作‘靡’。古书传写，辗转舛讹，往往有此。参互校覈，其沿讹之足迹，固可推也。”这里孙诒让考证“璺”与“紊”音近，故璺讹为“紊”；“紊”与“条”形近，又讹为“条”。“璺”又有亡匪切之音，其音近“靡”，于是又讹为“靡”。由音近而假他字，再致形讹。

二、考音方法

"清代语言学的最突出的成就，是上古音的研究和声训，后者又得力于古音研究的重大突破。"[4]乾嘉学者倡导"以音韵通训诂""以音韵证字形"的原则，胡奇光认为"以音韵作为贯穿文字、训诂的主线，这是戴震的一大创见。"[5]段玉裁更在其师戴震的基础上进一步提出了"治经莫重于得义，得义莫切于得音"的至理名言。段玉裁还提出了"形、音、义三位一体观"，并且以字音为枢纽，"圣人之造字，有义以有音，有音以有形。学者之识字，必审形以知音，审音以知义"。（《说文解字注》）从造字、识字两个角度，说明了"音"是"形""义"之间的中心环节。这种看法本于"文字起于声音"的学说。王念孙在《广雅疏证》的序里则具体强调了"就古音以求古义，引申触类，不限形体"的治学原理和方法。

通体观之，《黄帝内经》是一部散文著作，其中有大量的有韵之文，无论是《素问》还是《灵枢》皆是如此。掌握《黄帝内经》用韵之特点，对于深入研究这部医学经典著作极有意义。明末冯舒在《诗纪匡谬》中更是认为"《素问》一书，通篇皆有韵"。[6]

皖派朴学家的《素问》考音内容主要包括：原文音韵规律的研究、考音以释义、考音以校勘等。关于《素问》音韵规律，皖派朴学家进行了较为系统的研究并取得了初步的成绩，据钱超尘教授介绍：王念孙有手稿《韵谱》7种，共18册，《合韵谱》9种，共25册。《合韵谱》收录《易林》《新语》《素问》用韵情况。从王念孙把《素问》与《易林》《新语》放在一起看，他无疑是把《素问》当作汉代著作看待的，这是他与顾炎武、朱骏声、江有诰的不同处。清代学术的开山者顾炎武，研究《黄帝内经》音韵的方法是，全面地分析《黄帝内经》用韵现象，并把入韵字放在有关字之下。顾炎武对《黄帝内经》音韵的研究，虽然只是依据《黄帝内经》中的文字、音韵材料，对古音学规律进行初步的总结，但所引《灵枢》《素问》之韵，对于判别《黄帝内经》成书时代、用韵特点等，均极有裨益。[7]另外，江有诰著《素问韵读》《灵枢韵读》也是首列《黄帝内经》有韵之文,圈定韵脚之字的专著。这些从考音入手对《黄帝内经》文本进行研究的成果是非常重要的。

进一步通过考音以校勘则是皖派学者研究《素问》的一个重要方法。如王念孙能够把古音学的知识,熟练地运用到校勘古籍上去。他在《读书杂志·读淮南子杂志书后》中说:"若夫入韵之字,若有讹脱,或经妄改,则其韵遂亡。"并列举了失韵之误18条:因字误而失其韵,因字脱而失其韵,字倒而失其韵,句倒而失其韵,句倒而又移注文,错简而失其韵,改字而失其韵,改字以合其韵而实非韵,改字以合其韵而反失其韵,改字以失其韵又改注文,改字失其韵又删注文,加字而失其韵,句读误而加字以失其韵,既误且脱而失其韵,既误且倒而失其韵,既误且改而失其韵,既误而又加字以失其韵,既脱而又加字以失其韵。[8]从这18个方面去发现问题,对于古籍校勘无疑是有启发的。王念孙对自己掌握的这种利用古音校勘古籍的方法非常自负,书中多有流露。如《韩非子·主道》:"去好去恶,臣乃见素;去旧去智,臣乃自备。"念孙按:"'去旧去智',本作'去智去旧'。'恶''素'为韵,'旧''备'为韵。'旧'古音读若忌。《大雅·荡》篇'殷不用旧'与'时'为韵。《召旻》篇'不尚有旧'与'里'为韵。《管子·牧民篇》'不恭祖旧'与'备'为韵,皆其证也。后人读'旧'为巨救反,则与'备'字不协。故改为'去旧去智'。不知古音'智'属支部,'备'属之部,两部绝不相通,自唐以后始涸为一类,此非精于三代两汉之音者,不能辨也。"总结王念孙所列举的失韵之误18条,实际上归纳起来就是通过音韵考证以校误文、脱文、倒文、错简、妄改或妄加字者。

胡澍、俞樾、孙诒让等上承王念孙治学方法,通过音韵考证,使《素问》一些疑难的文句得到正确分析,以下分而述之。

(一)考古韵以校误文

《上古天真论》:"食饮有节,起居有常,不妄作劳。"新校正云:

"按全元起注本云：'饮食有常节，起居有常度，不妄不作。'" 胡澍按："全本、杨本，是也。""作" 与 "诈" 同；"饮食有常节，起居有常度" 相对为文；"不妄" 与 "不作" 相对为文。（《征四失论》曰："饮食之失节，起居之过度。" 又曰："妄言作名。" 亦以 "节""度""妄" 作对文）"作"，古读若 "胙"，上与 "者""数""度" 为韵，下与 "俱""去" 为韵。

（二）考古韵以校倒文

《阴阳应象大论》："阴阳之征兆也。" 胡澍按："'阴阳之征兆也' 本作 '阴阳之兆征也'。上三句 '下''女''路' 为韵……下二句 '征''始' 为韵……今作 "征兆" 者，后人狃于习见，蔽所希闻而臆改，而不知其与韵不合也。凡古书之例文、协韵者多，经后人改易而失其读。"

（三）考古韵以校脱文

《脉要精微论》："浑浑革至如涌泉，病进而色弊；绵绵其去如弦绝，死。" 沈祖绵按："新校正云：'《甲乙经》及《脉经》作 "浑浑革革（革，急也），至如涌泉，病进而色；弊弊绰绰其去如弦绝者死"。'" 俞樾曰："王本有夺误，当依《甲乙经》及《脉经》订正。惟 '病进而色' 义不可通，'色' 乃 '绝' 之坏字。" 俞说允。惟《甲乙经》作 "绰绰"，亦 "绵绵" 之误。张志聪引《辨脉》曰："绵绵如泻漆之绝者，亡其血也。" 是 "绵绵" 为正字之证。"革" 字亦讹。"革" 为 "鞭" 之脱写。"鞭""便" 古一字。《诗·小雅·采菽》："平平左右。"《韩诗》作 "便便左右"。《尔雅·释言》："便便，辨也。" 如是，"鞭""泉""绵""弦" 叶。

（四）考古韵以证前人注训

《生气通天论》："汗出偏沮，使人偏枯。" 这里对于 "沮" 有三种注训。第一种解释：王冰和胡澍皆训 "湿润"。王冰注："夫人之身，常偏汗出而湿润者，久久偏枯，半身不随。" 胡澍按："王本并注是也。《一切经音义》卷十引《仓颉》篇曰：'沮，渐也。'《广雅》

曰：'沮，润渐洳湿也。'《魏风》：'彼汾沮洳。'《毛传》曰：'沮洳其渐，洳者王制，山川沮泽。'何氏《隐义》曰：'沮，泽下湿地也。'是'沮'为润湿之象。经文本作'沮'字无疑，且'沮'与'枯'为韵也。"第二种解释：丹波元简训"沮"为"祖"。即半侧有汗，半侧无汗之意。第三种解释：马莳、吴昆等训"沮"为"阻""止"。从医理上，三说似皆通。但胡澍同时强调"沮""枯"为韵，上古同为鱼部押韵，故相比之下，应以胡澍之说为上。

三、释义方法

清代是训诂学史上的鼎盛时期，段玉裁的《说文解字注》、戴震的《方言疏证》、王念孙的《广雅疏证》、阮元的《经籍纂诂》、王引之的《经传释词》、俞樾的《古书疑义举例》等一大批训诂专著问世。《说文解字》"以形为主，因形以说音说义""就字说其本义"，是研究文字形、音、义相互关系的专著。段玉裁《说文解字注》发端的形、音、义互求法，是研究训诂学的重要方法。王念孙的《广雅疏证》不拘泥于字形，断然以音为纲，就古音以求古义，引申触类，常常综合排比出具有亲缘关系的字词系列，于词义的探讨上别辟一条途径，对后来的训诂学研究影响极大。所以"段王之学"成为清代小学的标志。

陆宗达把训诂学分成广义的和狭义的两类："一个是包含在古代注释和训诂专书中的文献语言学的总称……另一个则是与文字学、音韵学互相并列以研究语义为主要内容的传统语言文字学的一个独立的门类。"[9]事实上，辨字、考音、训诂、校勘往往是统一于一体的，互为联系，相辅相成。白兆麟总结训诂的内容有 3 个方面：一是词义的解释；二是文意的训释；三是注音、校勘及其他。[10]从这个总结可见，训诂的内涵就是广义的。训诂是以"形训""声训""义训"为主的基本方法，以"析词审义""查据古训"等为辅助方法，构成的专门学问，而科学的训诂方法论体系的建立才是训诂学独立的标志。

钱超尘教授认为，训诂的重点是研究词义。《黄帝内经》成书时间很长，既非成于一人一时，亦非成于一地。书内有战国、秦代传下来的著作内容，但就总体的文字来看，是以西汉著作为主，也有部分文字属于后汉。汉代是新词汇大量产生的关键时期，这也体现于《黄帝内经》里。我们从马王堆医书、《史记·扁鹊仓公列传》等所记载的病证名与《黄帝内经》所记载的病证名的对比分析上，就足以看出汉代专业词汇增加得多么迅速。从新词汇的大量涌现上，也可看出汉代医学的发展与提高。《素问》一书是由 1800 多个词汇构成的一部约 9 万字的著作。据统计分析，《黄帝内经》中基本都是常用字，使用的也多是常用义。[11]故钱超尘教授认为《素问》语言深奥，不能说是由于该书的文字冷僻难认造成的，而是另有原因的。

读《黄帝内经》有障碍的根本的原因就是不能正确地训释词义。而朴学家的治学特点就是强调由字以通词义，再达义理。其《素问》校诂涉及的以形索义、因声求义、直陈词义等方法都是以解释词义为核心的。

（一）以形索义

即通过对汉字形体结构的分析来索求字义，从而说解词义。如《阴阳应象大论》等篇的"形能"与"病能"，胡澍按："'能'读为'态'；'病之形能也'者，'病之形态也'。"《荀子·天论》篇："耳目鼻口形能，各有接而不相能也。""形能"亦"形态"。《楚辞·九章》："固庸态也。"《论衡·累害》篇"态"作"能"。《汉书·司马相如传》："君子之态。"《史记》徐广本"态"作"能"（今本误作"态"），皆古人以"能"为"态"之证。（态，从心能，而以"能"为"态"；意从心音，而《管子·内业》篇以"音"为"意"；志，从心士，而《墨子·天志》篇以"士"为"志"。其例同也。此三字，盖皆以会意包谐声）

（二）因声求义

即根据读音相同或相近的字来寻求词义。主要作用有 3 个方面：破通假、推语源、通方言。如《诊要经终论》："十一月十二月，冰复，地气合，人气在肾。"孙诒让按："'复'与'腹'通。"《礼记·月令》："冬季，冰方盛，水泽腹坚。"郑注云："腹，厚也。此月日在北陆，冰坚厚之时也。今《月令》无'坚'。"《释文》云："腹，又作'複'。"《诗·七月》毛传云："冰盛水腹，则命取冰于山林。"此云"冰复"，亦谓冰合而厚。

《上古天真论》《长刺节论》"发始堕""发堕""须眉堕"，胡澍按："'堕'字本作'髻'。《说文》：'髻，发隋也。'《字通》作'堕'。堕之为言秃也。"《墨子·修身》篇：'华发堕颠，而犹弗舍。''堕颠'即秃顶，今俗语犹然。发秃谓之堕，须眉秃谓之堕。毛羽秃谓之鹤。（《文选·江赋》：'产鹤积羽。'李善曰：'"尾"与"鹤"同。'引《字书》：'尾，落毛也。'郭璞《方言》注曰：'髻，毛物渐落立之名'）角秃谓之隋。（《吕氏春秋·至忠》篇：'荆庄哀王，猎于云梦，射堕兕之中。'）尾秃谓之椭。（《淮南·说山》篇：'髡屯犁牛，既科以椭。'高诱曰：'科，无角；椭，无尾'）草木叶秃谓堕。（《脉解》篇：'草木毕，落而堕。'《大元穷》次四：'土不和，木科椭。'范望曰：'科椭，枝叶不布'）声义并同也。

《藏气法时论》："尻阴股膝髀腨足皆痛。"王念孙按："《众经音义》卷十云：'江南言腓肠，中国言腨肠，或言脚腨。今俗语谓之腿肚。名异而实同也。'腓之言肥也。"[12]

以上诸例，"复"与"腹"是利用通假关系求文义之通；说"堕"则广搜旁引，推求同源义通之理；说腨，则辨方言之异。

（三）直陈词义

即直接训释字词之义。具体包括同义相训、反义相训、以共名释别名、设立界说、描述比况，以及引申推义、印证方言等。如《上古天真论》："中古之时，有至人者，淳德全道。"胡澍按："至者，大也。"《尔雅》曰：'晊，大也。'郭璞作'至'。《释文》曰：'晊，本又作"至"'《易·象传》曰：'大哉乾元，至哉坤元。'郑注《哀公问》曰：'至矣，言至大也。'高诱注《秦策》曰：'至，犹大也。'

注《吕氏春秋·求人》篇曰：'至，大也。'是'至人'者，大人也。《乾·文言》曰：'夫大人者，与天地合其德。'与此文'有至人者，淳德全道'意义相似。《庄子·天下》篇曰：'不离于真，谓之至人。''不离于真'犹下文言'亦归于真人也'，故居真人之次。《论语》曰：'畏大人，畏圣人之言。'故在圣人之上。"

《诊要经终论》："太阳之脉，其终也，戴眼反折瘛疭。"王念孙按："瘛之言掣，疭之言纵也。"[13]

《平人气象论》："死心脉来，前曲后居，如操带钩，曰心死。"俞樾按："居者，直也。言前曲而后直也。"《释名·释衣服》曰：'裾，倨也。'倨倨然直，"居"与"倨"通。"

上述诸例，训"至者，大也"为同义相训。训"瘛疭"为"掣纵"。瘛疭，手足时缩时伸，亦称抽搐、抽风，是一连语词。分言之，瘛与疭义正相反。训"居"为"倨倨然直"则是描述此况。

还有，一切字词的训释，都必须以正确的语法分析为基础。不能自觉地运用语法观点去分析句子的结构，就很难准确地理解词和词组的意义，因而导致注疏上的失误。皖派朴学家们善于通过语言结构的分析去订正前人医学注释上的错误，诸如在句读、对文、俪偶文、连文、修辞等的正确分析基础上进行训释。如《上古天真论》"不知持满，不时御神"是对文句，故胡澍训"时，善也"；《阴阳应象大论》"在变动为忧"，于鬯训"忧"字当读为"嚘"，既合俪偶文理规律，又不背医理；《五藏生成》"徇蒙招尤"，于鬯训"招尤""招摇"为"连语字"（即联绵词）；《痹论》"逢寒则虫，逢热则纵"，孙诒让根据通假原理训"虫当为痋之借字"；《宝命全形论》"土得木而达"，于鬯训"行不相遇"为"达"字本义等。

四、校勘方法

校勘贯穿于训诂中，也正因为此，"几乎所有的朴学家都在校勘上下过苦功"[14]，校勘的内容就是针对古籍中的误字、脱文、衍文、倒文、错简等现象进行校析勘定以恢复古籍的固有面目。校勘的目的很单纯，就是复原存真。朴学家们在实际工作中积累了丰富的经验，如俞樾的《古书疑义举例》、刘师培的《古书疑义举例补》、孙诒让的《读淮南子杂志书后》等都汇集了他们的校勘成果和校勘经验。

校勘与训诂是辩证统一的关系，二者是不可能截然分立的。段玉裁言："校书之难，非照本改字，不讹不漏之难也；定其是非之难。是非有二：曰底本之是非，曰立说之是非。""何谓底本？著书者之稿本是也；何谓立说？著书者所言之义理是也。"[15]这里的"底本之是非"和"立说之是非"实际上就是原典与义理解释的关系，也是贯穿于古代文献研究的一个基本问题。

《黄帝内经》从成书至西晋初期，应该经过了几次整理改编。因此，《黄帝内经》既保留了先秦的佚书遗文，如原文中提及的所谓《上经》《下经》《阴阳》《奇恒》等，又有汉代文化的痕迹，从而形成了多层次的结构体。从西晋至唐代，跨过了魏晋南北朝等时期，《黄帝内经》被再次整理加工，如南梁人为避讳而将《素问》中的"顺"字改为"从"字等，隋唐人杨玄操增"音释"内容；再至唐代王冰，对前朝传本再度加工整理，增加"运气"诸篇；传至宋代，又复经几次校定，特别是林亿等新校正的校本，层层累加。此所以《黄帝内经》有诸多异文歧义的原因所在。

胡澍、俞樾、孙诒让、于鬯等朴学家皆对《黄帝内经》进行了校勘研究。关于校勘的基本原则，孙诒让在《札迻·序》中有说："综论厥善，大抵以旧刊精校为依据，而究其微旨，通其大例，精思博考，不参成见。其谠正文字讹舛，或求之于本书，或考证之它籍及援引之类书，而以声类通转为之錧键，故能发疑正误，奄若合符。"[16]他们的校勘方法基本上可归属到陈垣先生总结的"四校法"系统中（见陈垣所著《元典章校补释例》，后更名为《校勘学释例》）。

（一）对校

即先择定一个合用的底本，再用其他本逐页、逐行、逐字、逐句地同它对校，先记录其异同，再判断其是非。如《阴阳应象大论》：

"天有四时五行，以生长收藏。"胡澍校："熊本、藏本'生长'作
'长生'。"澍按："作'长生'者，误倒也。有'生'而后有'长'，
不得先言'长'而后言'生'。注曰：'春生夏长，秋收冬藏，谓四
时之生长收藏。'是正文本作'生长'之明证，下文亦曰'故能以生
长收藏，终而复始'。"

（二）本校

即将本书的上下文进行对比，找出它在思想上、文字上的异同，
从而改正错误。具体依据有：相同词句、相同句式、对文，以及目录
校正、注文校正文等。如《生气通天论》："阳气者，烦劳则张，精
绝，辟积于夏，使人煎厥。"俞樾校："'张'字之上夺'筋'字。
'筋张'与'精绝'两文相对，今夺'筋'字则义不明。王注曰：
'筋脉膜胀，精气竭绝。'是其所据本未夺也。"这是以注文校正的
文例。

（三）他校

即以他书校本书法。他书包括选本、类书、相关注释等。如《上
古天真论》："夫上古圣人之教下也，皆谓之虚邪贼风，避之有时。"
新校正云："按全元起注本云：'上古圣人之教下也。下皆为之。'《太
素》《千金》同。"并引杨上善注曰："上古圣人使人行者，身先行
之，为不言之教。不言之教胜有言之教，故下百姓仿行者众，故曰
'下皆为之'。"胡澍按："全本、杨本、孙本及杨说，是也。"

（四）理校

陈垣称之为"推理的校勘"。即发现了书面材料中的确存在着错
误，可是又没有足够的资料可供比勘时，就不得不采用推理的方法来
加以改正。主要从语言、体例、史实三方面入手，医学文献则还应注
重从医理分析判断疑误。如《阴阳应象大论》："是以圣人为无为之
事，乐恬憺之能，从欲快志于虚无之守，故寿命无穷，与天地终，此
圣人之治身也。"胡澍按："'守'字义不相属。'守'当为'宇'。
《广雅》：'宇，尻也。'（《经典》通作'居'）《大雅·绵》篇：'聿

来胥宇。'《鲁颂·閟宫》篇序颂僖公能'复周公之宇'。《周语》：'使各有宁宇。'《楚辞·离骚》：'尔何怀乎故宇。'毛诗故训传、郑笺、韦、王注并曰'宇，居也'。'虚无之宇'谓'虚无之居也'。'从欲快志于虚无之宇'与《淮南·俶真》篇'而徙倚乎汗漫之宇'句意相似，高诱注亦曰：'宇，居也。'宇'与'守'形相似，因误而为'守'（《荀子·礼论》篇：'是君子之坛宇宫廷也。'《史记》'坛宇'误作'性守'。《墨子·经上》篇：'宇，弥异所也。'今本'宇'误作'守'）。"

除此而外，他们校勘还有两个特点，一是重视对新校正的进一步考证；二是善于综合校勘分析。如《素问·刺热》篇："太阳之脉，色荣颧骨，热病也，荣未交，曰今且得汗，待时而已。"于鬯按："'荣未交'，似当从林校正，据《甲乙经》《太素》作'荣未夭'为是。上文云：'太阳之脉，色荣颧骨，热病也。'荣，即承色荣言，是'荣'即'色'矣。荣未夭，即色未夭也。《玉机真藏论》云：'色夭不泽，谓之难已。'热则色夭者难已，色未夭者不至难已也。故下文云：'曰今且得汗，待时而已。''夭'误为'交'，实无义……林校又云：'下文"荣未交"亦作"夭"。'是《甲乙》《太素》两处皆'夭'字，可据也。"此即四校法综合运用之例。

通过校勘工作，往往达到纠误文、倒文、衍文、脱文、错简文的目的。

五、释医理方法

训诂的内容包括注音、辨字、校勘、释义。对于医学文献，这里的释义当然还包括释医理。然而，一般训诂学与专业性医学训诂学是既有联系又有区别的。对于中医文献，除字、词意义的训解外，专业名词、术语和医理的解释，也应是重要的训诂内容，所以医学专业训诂的方法，除了传统的形训、声训、义训等基本方法外，还有其特殊的方法，即据境索义与阐释医理。据境索义更侧重于据医理以疏证文理；阐释医理则侧重于在疏证文理的基础上阐释医理。

（一）据境索义

实际上就是词义的语境规定性，即根据语词所处的语言环境，以推求语词的准确解释。古代医学文献的语境应是文理与医理的统一。一个字词，放在训诂专著里，往往侧重于"概括义"的解释；而在古代专业性文献的传注里，则往往侧重于"具体义"的解释。"词的概括义是从词的大量具体义中抽象出来的意义，这种意义几乎放在任何语言环境里都讲得通；而词的具体义是词在具体的语言环境里所显示的意义，适合于此语境，不一定适合于彼语境。给古籍作注释，是随文释义，需要解说的一般是词的具体义，因而要注意词义的语境（即上下文）的一致性，既不能背离词的概括义，又不能生搬词的概括义。"[17]

利用医学知识是考证医学文献的重要依据，更是不可缺少的考证方法，如《四气调神大论》中胡澍引用肺热叶焦病理以证"肺气進满"之"進"为"焦"之形近之讹；《生气通天论》中胡澍等结合膏粱厚味易生大疔之理论，纠王冰注解"膏粱之变，足生大丁"是"疔生于足"之偏见；《平人气象论》中俞樾结合脉诊学，纠王冰"死心脉"之"前曲后居"之注解；《生气通天论》中胡澍结合病因学，以注解"因于湿""因于气"在经文中之具体义；还有《痹论》中孙诒让根据痹证的病因机制，以佐证对"逢寒则虫"之"虫"字的训解；《上古天真论》中胡澍结合养生理论，以辅助"不妄不作"及"若己有得"的训释等。如果脱离了医理佐证及上下文环境，这些考证就难以为人所信服。

胡澍"中年多病，因治医术"，俞樾"主杭州诂经精舍三十余年"，孙诒让"居家著书四十年"等，这些经历使得他们不仅具有了深厚的小学训诂功底，也使他们具有了一定的医学知识及修养。由于中医深深根植于中国传统文化基础之中，"儒医相通"的学科本性，加上朴学家的博学勤思，以及自身特殊的经历，朴学家们在医学文献考证过程中，不仅能够运用文字、音韵、校勘、训诂知识进行基础考证，以扫除语言文字障碍，并在此基础上进行医理阐释，更重要的是还能利用医学原理知识初步建立一套系统的据境索义的考证方法，如根据中医生理学理论校诂、根据中医病理学理论校诂、根据中医病因学理论校诂、根据中医诊断学理论校诂、根据中医养生理论校诂、根据中医治疗学理论校诂等。

（二）阐发医理

对古医籍整理研究的最根本目的是正确阐发原文的医学理论。考证文理的目的是正确地阐发医理，或者说，阐发医理却必须以考证文理为基础，这是最基本的方法原则。如《生气通天论》："味过于辛，筋脉沮弛，精神乃央。"王冰注："央，久也.'译为"精神长久"也是不明通假，将病理状态错译成生理状态。林亿纠王注："央，乃'殃'也，古文通用，如'膏粱'之作'高梁'，'草滋'之作'草兹'之类"。胡澍在林亿的基础上做了进一步考证："殃"为"败坏"也。"沮""弛""央"三字义相近，故经类举之，经意：辛味太过，木受金刑，则筋脉为之坏废，精神因而败坏，故曰"味过于辛，筋脉沮弛，精神乃央"。"筋脉沮弛"与"形体毁沮""精气弛坏"同义（"形体毁沮"为《疏五过论》文，"精气弛坏"为《汤液醪醴论》文），"精神乃央"与"高骨乃坏"同义。王注所说大与经旨相背，且此论味过所伤，而注牵涉于"辛润""辛散""辛补"之义，斯为谬证矣。

注释家善于阐发医理。然而，受历史学术背景条件所限，注释派治学的薄弱环节往往也在治学方法上，即阐发医理未能建立在考证文理基础之上。所以说，认识和掌握考证文理与医理的辩证关系，关系到正确评估校诂派与注释派在历史学术上的价值问题。

参考文献

[1] 清·戴震. 戴震全书：东原文集 [M]. 合肥：黄山书社，1995：377.

[2] 清·戴震. 戴震全书：东原文集 [M]. 合肥：黄山书社，1995：370.

[3] 黄德宽，陈秉新. 汉语文字学史 [M]. 合肥：安徽教育出版社，1990：312.

[4] 黄德宽、陈秉新．汉语文字学史 [M]．合肥：安徽教育出版社，1990：134.

[5] 湖光奇．中国小学史 [M]．上海：上海人民出版社，1987：232.

[6] 王洪图．黄帝内经研究大成：第一编 [M]．北京：221.

[7] 王洪图．黄帝内经研究大成 [M]．北京：北京出版社，1999：222～223.

[8] 清·王念孙．读书杂志 [M]．南京：江苏古籍出版社，1985：962.

[9] 陆宗达．训诂简论 [M]．北京：北京出版社，1980：10.

[10] 白兆麟．简明训诂学 [M]．台北：台湾学生书局，1996.

[11] 钱超尘．内经语言研究 [M]．北京：人民卫生出版社，1990：185.

[12] 清·王念孙．广雅疏证：卷六下 [M]．北京：中华书局，1983.

[13] 清·王念孙．广雅疏证：卷五下 [M]．北京：中华书局，1983.

[14] 程千帆，徐有富．校雠广义：校勘编 [M]．济南：齐鲁书社，2001：25.

[15] 程千帆，徐有富．校雠广义：校勘编 [M]．济南：齐鲁书社，2001：490.

[16] 清·孙诒让．札迻 [M]．北京：中华书局，1989.

[17] 白兆麟．简明训诂学 [M]．台北：台湾学生书局，1996：268.

皖派朴学家《素问》校诂的治学特色

以王冰为首的注释派在校诂方面的成绩是不可否认的，尤其值得提出的是。第一，王冰的校勘贡献。王冰次注《黄帝内经素问》本的自序言："世本纰缪，篇目重叠，前后不伦，文义悬隔，施行不易，披会亦难，岁月既淹，袭以成弊。或一篇重出，而别立二名；或两论并吞，而都为一目；或问答未已，别树篇题；或脱简不书，而云世阙；重合经而冠针服，并方宜而为咳篇，隔虚实而为逆从，合经络而为论要，节皮部而为经络，退至教以先针。诸如此流，不可胜数。"这说明当时王冰所见《素问》传世之本，存在问题已较多，故王冰在"受得先师张公秘本""兼旧藏之卷"的基础上，将"其中简脱文断，义不相接者，搜求经论所有，迁移以补其处；篇目坠缺，指事不明者，量其意趣，加字以昭其义；篇论吞并，义不相涉，阙漏名目者，区分事类，别目以冠篇首；君臣请问，礼仪乖失者，考校尊卑，增益以光其义；错简碎文，前后重叠者，详其指趣，削去繁杂以存其要；辞理秘要，难粗论述者，别撰《玄珠》以陈其道。凡所加字，皆朱书其文，使今古必分，字不杂糅。"可见王冰不仅用不同的版本进行比较，而且参之医理、文理、文例等进行比较，并用校记的形式加以表述，可以说他进行了较为成熟的校勘工作。如果没有王冰的工作，《素问》能否流传至今并保存如此面貌是难以想象的。只可惜诸朱、墨相别之校文版，现已不存，且出校记条数亦不甚多，对王冰改动前原貌及改动之依据均不详，故功过评说不一。其校语据张灿玾教授统计约80余条。如存异文，《生气通天论》"烦则喘喝"，注："喝，一作'鸣'"；断误文，《生气通天论》"体若燔炭"，注"燔，一为

'燥'，非也"。此外还有补脱文、明错简、解别义、识别法、详重见、示迁移等校勘内容。第二，杨上善的训诂贡献。钱超尘教授认为，从汉至唐，我国的传统语文学、训诂学处在上升时期，杨上善注明显受到汉代大经学家和训诂家毛亨、郑玄影响。此外，因其撰著时代，与训诂大师颜师古、孔颖达时代相近，在这样的学术环境中，他直接取法于陆德明的《经典释文》（总汇汉魏六朝以来诸家音义之书）。《经典释文》既释义，又释音，兼辨正字形。如《庄子音义·德充符》："兀，五忽反，又音界。李云：'刖足曰兀。'按，篆书'兀''分'字相似。"这种注解方式，在《黄帝内经太素》注中时有所见。如卷八《阳明脉解》："阳明厥则喘如悗，悗则恶人。"注云："悗（miǎn），武磐反，此经中为'闷'字。"卷八《经脉之一》："飧泄孤疝，遗溺闭癃。"注："癃，篆文'癃'字，此经淋病也。音隆。"杨上善注可以称得上是汉魏六朝隋经学注释传统在医学注释中的首次继承、运用和发展。在词义注释方面，必考诸《说文解字》《尔雅》等训诂专书，力求不望文生训。杨上善注材料丰富，多征引古书，具有较高的考据价值和文献价值。第三，宋以后注释家的校诂贡献。如《长刺节论》："病在少腹有积，刺皮䯏以下。"林亿："按，《释音》'皮䯏'作'皮骱'，苦末反，是'骱'误作'䯏'也。及遍寻《篇》《韵》中无'䯏'字，只有'骱'字。骱，骨端也。皮骱者，盖谓脐下横骨之端也。全元起本作'皮䯏'。元起注云：'脐旁坨起也，也未为得。'"高士宗注："'䯏''腯'同，音突……䯏，肥厚也。"马莳注："《内经》中有应用'肉'旁者，每以'骨'旁代之，有应用'骨'旁者，每以'肉'旁代。故近有同文录，'膀'有'髈'，'䐃'有'䯏'，则'䯏'可作'腯'。"可见这里以异体字训之，并注意文理与医理相统一。此外，注释家们也常常注意解释通假字和古今字。如《五藏生成》："是故多食咸，则脉凝泣而变色。"张介宾注："'泣''涩'同。"《疟论》："邪气客于风府，循膂而下。"张介宾注："'膂''吕'同。脊骨曰吕，象形也。"此依《说文解字》进行解释。《说文解字》卷七："吕，脊骨也，象形。膂，篆文吕。"段玉裁指出，"'吕'本古文"，至秦才有"膂"字，所以段玉裁又说"秦文乃有膂也"，是"吕"与"膂"为古今字。

然而，鼎盛于乾嘉时期的皖派朴学家的《素问》校诂研究，给中医领域带来了一种新风气，即实事求是、严谨考证的精神，及严谨的治学方法。总结其治学特色主要表现在以下4个方面。

一、坚守"言之有据"的朴实学风

章太炎总结皖派朴学治学风格有六点：审名实、重佐证、戒妄牵、守凡例、断情感、汰华辞。学者赵振铎总结王念孙《读书杂志》的治学方法主要体现在详析古籍错讹现象、版本比较基础上注重矛盾分析、充分运用语言文法规律校诂、充分运用古音学知识校诂、充分运用文字学知识校诂、充分运用训诂学知识校诂等方面。胡澍、俞樾、孙诒让等在校读古医籍时，也非常讲求言之有据，"或求之于本书，或旁证之它籍。及援引之类书，而以声类通转为之錧键"（《札迻·序》），多方论证，条分缕析，丝丝入扣。这是皖派朴学家的一贯治学风格。

如《气交变大论》："木不及，春有鸣條律畅之化，则秋有雾露清凉之政，春有惨凄残贼之胜，则夏有炎暑燔烁之复，其眚东，其藏肝，其病内舍胠胁，外在关节。""土不及，四维有埃云润泽之化，则春有鸣条鼓拆之政，四维发振拉飘腾之变，则秋有肃霖霆之复，其眚四维，其藏脾，其病内舍心腹，外在肌肉四支。"孙诒让按："《气交变大论》：'木不及，春有鸣條律畅之化。'又云：'土不及，四维有埃云润泽之化，则春有鸣條鼓拆之政，按，后《五常政大论》篇云：发生之纪，其德鸣靡启拆。'《六元正纪大论》篇云'其化鸣紊启拆'，与此'鸣條鼓坼'，三文并小异，而义旨似同。窃疑'鸣條'当作'鸣璺'，'鼓'亦当作'启'。上文云：'水不及，则物疏璺。'《六元正纪大论》又云：'厥阴所至，为风府，为璺启。'注云：'璺，微裂也。启，开坼也。'然则，鸣璺者，亦谓风过璺隙而鸣也。其作'條'、作'紊'、作'靡'者，皆讹字也。璺者，釁之别体。《方言》

云：'器破而未离谓之璺。'郭注云：'璺，音问。'与'紊'音同，故讹为'紊'。校写者不解'鸣紊'之义，或又改为'鸣條'（條，俗省作'条'，与'紊'形近）。釁，俗又作'釁'。钮树玉《说文新附考》云：'釁，釁之俗字。'釁，一变为'黌'，见唐《等慈寺碑》。再变为'黌'，《尔雅·释文》音亡匪反，与'靡'音近，则又讹作'靡'。古书传写，展转舛贾，往往以此，参互校核，其沿讹之足迹，固可推也。"

　　这里先以《五常政大论》《六元正纪大论》他篇对校，并在此基础上，提出"鸣條鼓拆""鸣靡启拆""鸣紊启拆"三文虽异而义旨同。然"鸣条""鸣靡""鸣紊"皆不成词，故进一步从上文"水不及，则物疏璺"引出三者皆当作"鸣璺"，鸣璺者，谓风过璺隙而鸣也，其义可知。并引《方言》《说文新附考》《尔雅》等以训释之，一步步推理沿讹之足迹："璺"与"紊"音同，故讹为"紊"；校写者不解"鸣紊、之义，或又改为"鸣條"（條，俗省作"条"，与"紊"形近）；璺者，釁之别体；釁，俗又作"黌"，音亡匪反，与"靡"音近，则又讹作"靡"。

　　再如，从语言的规范性发现矛盾，是王念孙校读古籍的重要方法。古籍在传抄或刻印的过程中出现讹错时，仔细审读文意，会发现搞错的地方，句子往往不合语言规范。校勘学家可以从这些不合规范的语句里看出问题。王念孙校读古籍发现有问题之后，能够从语言规律方面揭示文句的讹错。如《逸周书·武称》篇："美男破老，美女破舌。"王念孙认为"'美女破舌'于义不可通。"根据隶书"舌""后"二字字形相近，认为"舌"是"后"字之误。"美男破老，美女破后"指的是《左传·闵公二年》中"内宠并后，外宠二政"之事。

　　同样，胡澍、俞樾、孙诒让等也善于运用语法规律，并充分结合文义、医理知识以校诂医籍。如《阴阳应象大论》："是以圣人为无为之事，乐恬愉之能，从欲快志于虚无之守，故寿命无穷，与天地终，此圣人之治身也。"这句话中关于"虚无之守"的考证，胡澍按：

"'守'字义不相属。'守'当为'宇'。《广雅》:'宇,尻也。'(《经典释文》通作'居')《大雅·绵》篇:'聿来胥宇。'《鲁颂·閟宫》篇序颂僖公能'复周公之宇'。《周语》:'使各有宁宇。'《楚辞·离骚》:'尔何怀乎故宇。'毛诗故训传、郑笺、韦、王注并曰'宇,居也'。'虚无之宇'谓'虚无之居'也。'从欲快志于虚无之宇'与《淮南·俶真》篇'而徙倚乎汗漫之宇'句意相似,高诱注亦曰:'宇,居也。''宇'与'守'形相似,因误而为'守'(《荀子·礼论》篇:'是君子之坛宇宫廷也。'《史记》'坛宇'误作'性守'。《墨子·经上篇》:'宇弥异所也。'今本'宇'误作'守')。"

将朴学的治学方法引入医学文献研究,一方面拓展了小学家的研究领域;另一方面,伴随"言之有据"的学风的直接结果就是整体上提高了医学文献的训释和研究水平。

二、善于"取长补短"的求实精神

宋代是我国整理校勘医学典籍的关键时期。由于宋代崇尚文事,注重典籍,在致力于经史之余,对医学书籍,也颇为重视。宋仁宗嘉佑二年(1057),开设崇文院校理群书之时,专门"置校正医书局于编修院,以苏颂、陈俭等为校正医书官"。对《神农本草经》《灵枢》《黄帝内经太素》《针灸甲乙经》《素问》等医书及《广济方》《千金要方》《外台秘要》等方书,"仍差大常少卿直集贤院掌禹锡、职方员外郎秘阁校理林亿、殿中丞秘阁校理张洞、殿中丞馆阁校勘苏颂同共校正。闻奏臣禹锡等寻奏置局刊校,并乞差医官三两人同其详定。其年十月,差医学秦宗古、朱有章赴局祗应三年"。[1]

《素问》王冰注本就是经过林亿等校定后而传于世的《素问》最早全母本。书中林亿校勘内容以"新校正"字样标出。此次校勘价值较高。首先,此次校勘因属于宋代国家级主持的大型校勘工作,故人力、财力、物力皆有良好的保障,校勘人员素质高,校勘资料充实,校勘水平高。其次,此次校勘是目前存世的最早对《素问》进行的全面校定,故有较强的真实可靠性。再次,此次校勘影响最深远。今天的传世《素问》本皆是以王冰注、林亿校定的本子为母本的翻刻本。

校诂派善于权衡诸家之说，充分重视新校正本所取得的成就，并在此基础上进行了进一步的考证。如《调经论》："神不足则悲。"新校正："详王注云'悲，一为忧，误也。'按《甲乙经》及《太素》并全元起注本并作'忧'。"于鬯按："此'悲'字必以作'忧'为是。王注云'悲，一作忧。误也。'则以不误为误矣。然固明有作'忧'之一本也。林校正引《甲乙经》及《太素》并全元起注本，亦并作'忧'。上文云：'神有余则笑不休。''忧'与'休'叶韵，若作'悲'，则失韵矣。盖'忧'字古作'恧'，'恧'与'悲'亦形相似而误也。"

此外，《上古天真论》中"太冲脉盛""以欲竭其精，以耗散其真""食饮有节，起居有常，不妄作劳""夫上古圣人之教下，皆谓之虚邪贼风，避之有时"，《脉要精微论篇》中"浑浑革至如涌泉，病进而色弊，绵绵其去如弦绝，死"，《宝命全形论》中"岐伯对曰：夫盐之味咸者，其气令器津泄；弦绝者，其音嘶败；木敷者，其叶发；病深者，其声哕"，《六节藏象论》中"肺者……为阳中之太阴""肾者……为阴中之少阴""肝者……为阳中之少阳"，《痹论》中"经络时疏，故不通"等，皆有新校正的考证内容。校诂派多在新校正基础上做进一步的细致考证。

尤其是，有些经文的差异，涉及根本对立的不同结果，诸如"阴"与"阳"、"上"与"下"、"已"与"己"、"锡"与"饧"、"不堪"与"不甚"、"不得卧"与"不时卧"等，往往一字之差，而意义则与原典医理之旨大相径庭。

当然，校诂派也并非一味迷信于新校正，而是实事求是地多方论证，综合分析，"每下一说，辄使前后文怡然理顺"。如《痹论》："逢寒则虫，逢热则纵。"《阴阳应象大论》"在变动为忧"，校诂派在新校正基础上进行严谨的考证后，得出了既不同于注释派，也不同于新校正所言的结论，更在多方考证基础上对新校正所校内容进行了纠正，如《上古天真论》"太冲脉"的校诂。

对前人的失误，朴学家们也能在严密考证的基础上，实事求是地予以纠正。

王冰是最早注解《素问》的医家，王冰《素问》注本也是最早的《素问》传世本。王冰整理《素问》的方法，郭霭春整理研究总结有三点："一移补，二加字，三删繁"。[2] 显然经过这样的整理，王冰注本与《素问》原貌已产生了很大差异。应该说，王冰对传统中医学理论，确有不少阐释性发挥，其注文颇多精辟之处，如《至真要大论》注文："其寒之不寒，责其无水。热之不热，责其无火""益火之源，以消阴翳，壮水之主，以制阳光"等，被后世尊为医学名言。

但从文献学研究角度说，因《素问》原本已佚，故王冰注本的功与过，还是一个难以定论的问题。至少不能只见其功，不见其过。明清著名《黄帝内经》研究大家吴昆、马莳、张介宾、张志聪、高士宗等注释派，皆对《黄帝内经》的医理阐释做出了卓越的贡献，但许多问题的解释皆从王冰而发挥，学术风格上一脉相承，往往一错俱错。如《四气调神大论》："道者，圣人行之，愚者佩之。"王冰注："圣人心合于道，故勤而行之；愚者性守于迷，故佩服而已。"马莳注："惟圣人为能行之，彼愚人则当佩服之。"张介宾注："圣人与道无违，故能行之；愚者信道不笃，故但佩服而已。春既佩之，已匪无悟，而尚称为愚。"张志聪注："愚者止于佩服，而不能修为。"高士宗注："圣人行之先，愚者佩之于后，佩之而从阴阳，则生；不能佩而逆之，则死。"

胡澍、俞樾、孙诒让、于鬯等校诂派以雄厚的小学功底，进行了较为严密、科学的考证，并有理有据地指出了王冰等注释家注说中存在的诸多错误。如上述《四气调神大论》："道者，圣人行之，愚者佩之"，王冰及后世注释家们多将"佩"望文生义为"佩服"，朴学家以通假训"佩"通"倍"或"悖"，并结合对文原理以驳王冰等说；又如《生气通天论》："高粱之变，足生大丁。"王冰释"丁生于足"将"足"理解为人脚。朴学家以字形近而讹，训"足"为"是"，并结合医理驳王冰。又如《痹论》："凡痹之类，逢寒则虫，逢热则纵。"王冰注:"虫,谓皮中如虫行。"显然是望文生义。朴学家通过声训和音韵考证,训"虫"当为"痋"之借字,且"痋"与"纵"为韵,并结合医理以驳王冰。又如《四气调神大论》:"逆春气则少阳不生,肝气内变;逆夏气则太阳不长,心气内洞;逆秋气,则太阴不收,肺气焦满。"王注以"焦"为"上焦",胡澍、俞樾皆认为"肺气上焦满"颇为不辞,"焦满"与下文"浊沉"对文,若"焦"为"上焦"则失其文例,且"上焦"亦不得但言"焦",斯为谬矣,从文法角度结合医理以驳王冰注。

在统计的胡澍、俞樾、孙诒让的 81 条考证条目中,纠王冰错的就占了一半以上,当然,朴学家也不是一味地攻驳王注,也有在王注基础上进一步论证的。如《五藏生成论》:"是故多食咸,则脉凝泣而变色。"对于"泣"字的考证就是在王冰注基础上进行的。

三、善于多方位的综合考证

其实,注释派在注释医理时,除了讲解《黄帝内经》本身的医学道理外,也进行校勘和解释音读等工作。前面已经简单介绍了注释派的校诂成绩。但总体上说,注释派相对于校诂派来说在校勘、训诂方面的成绩还是较弱的。这里再举二例。《阴阳应象大论》:"天有八纪,地有五里。"张介宾注:"惟地有形,故五方之里分。里,道里也。"同篇经文"故治不法天之纪,不用地之理,则灾害至矣。"张介宾注:"此'理'字与前'五里'之'里'不同,盖彼言广舆之里,此言理气之理。"这里张注大误,"五里"与"八纪"相对,"里"是"理"的通假字。俞樾按:"'里'当为'理'。《诗·棫朴》篇郑笺云:'理之为纪。'《白虎通·三纲六纪》篇:'纪者,理也。'是'纪'与'理'同义。天言'纪',地言'理',其实一也。《礼记·月令》篇:'无绝地之理,无乱人之纪。'亦以'理'与'纪'对言。下文云:'故治不法天之纪,不用地之理,则灾害至矣。'以后证前,知此文本作'地有五理'也。王注曰:'五行为生育之井里。'以'井里'说'里'字,迂曲甚矣。"可见俞樾根据对文、通假知识,并通过丰富的训诂材料进行了综合论证。《疟论》："夫痎疟皆生于风，其畜作有时者，何也？"张介宾注："痎，皆也。疟，残疟之谓。疟证虽多，皆谓之疟，故曰痎疟。"这里张氏训"痎"为"皆"，误。"痎"是疟的一种。王念孙在训"痎"字时言："痎，读为痎。《说文》：'痎，二日一发疟也。'《素问·生气通天论》云：'夏伤于暑，秋为痎疟。'《昭二十年左传》'齐侯疥遂痁'梁元帝读'疥'为'痎'。《正义》引袁狌说云：'痎是小疟，痎是大疟。则'疥'与'痎'通。"（《广雅疏证·释诂》卷一上，第 15 页）所谓痎疟，泛指疟疾，二字连文，属同义词连用。王念孙有理有据的综合论证足以纠正张介宾之错解。

皖派朴学家善于多方位、多层次、多角度的综合考证，引进小学方法，将文字、音韵、训诂、语法、校勘、医理等知识有机地统一起来以运用到具体问题的考证中去。虽说受历史条件限制，有少数考证的结果有待进一步研究，但其治学的途径是科学进步的。相比之下，注释派的考证方法都较单一，且偏重于医理方面的解释。如《上古天真论》："上古之人，其知道者，法于阴阳，和于术数，食饮有节，起居有常，不妄作劳，故能形与神俱，而尽终其天年，度百岁乃去。"新校正："按全元起注本云：'饮食有常节，起居有常度，不妄不作。'《太素》同，杨上善云：'以理而取声色芳味，不妄视听也。循理而动，不为分外之事。'"胡澍在肯定新校正之内容的基础上，首先对"作"通"诈"进行了训诂考证。继之是根据对文语法角度分析。"法于阴阳，和于术数"相对为文，"饮食有常节，起居有常度"相对为文，"不妄"与"不作"相对为文，并引《征四失论》文以旁证之。再进一步从音韵学角度考证，"作"古读若"胙"，上与"者""数""度"为韵，下与"俱""去"为韵。在上述考证基础上，分析王冰改"饮食有常节，起居有常度"为"食饮有节，起居有常"，则与句法虚实不对；改"不妄不作"为"不妄作劳"，是误读"作"为"作为"之"作"，而以"作劳"连文，殊不成义，既乖经旨，又昧古人属词之法，且使有注之文，不能谐读。一举而三失随之。俞樾则在胡澍考证的基础上，进一步分析致误的原因是全氏注文有"常"

字，而误入正文，遂夺去"度"字。这里涉及了校勘知识、通假知识、语法知识、音韵知识以及大量的引证材料。而注释派们则多是较单一的串讲句子以释医理，并把对词义的解释融合在释句中，缺乏对句中一些重点字词的考证研究，因为治学的方法途径有异，其研究的结果也往往大相径庭。

四、考证文理与辨析医理的有机统一

朴学家在由基础训诂向专业训诂深入的同时，带来了方法论上的突破，即在小学训诂方法基础上，融合了专门的医学训诂方法，阐释医理以疏通文理为基础，考证文理与辨析医理相统一。注重在严谨科学地考证方法的基础上进行医理解释，其以正确的治学方法优于注释派。治学的根本在于方法，从这一点来说，校诂派的学术意义是深远的。

虽然朴学家长于考证而薄于医理，但值得提出的是《素问》校诂家的可贵之处还在于：不仅利用自己雄厚的语言文字考证功底，为正确地阐释医理奠定了基础，更能利用自己一定的传统医学知识修养，在严密考证的基础上，对一些具体的医学问题进行阐释。

如于鬯对《异法方宜论》中的"砭石"进行了上千言的考证，核心观点是"砭与针别"，论证翔实。首先，关于砭石的发源地，原文明确指出："东方其治宜砭石，南方其治宜微针"。王冰注"砭石谓以石为针也"所据是《山海经》。于鬯对《山海经》原文进行了考证，发现王冰引文有误。其次，于鬯列举了《黄帝内经》大量关于石与针作为两种治疗方法而并列的原文，如《病能论》中的"有病痈者，或石治之，或针灸治之"等；再次，于鬯对《黄帝内经》九针理论与砭石的关系进行了详细的分析比较，包括形状、主治、制作等。这些论证充分证明了针与砭是两套不同的治疗工具。于鬯论点对我们今天的认识是有所启发的，因为既然针与砭是两套治疗工具，那么，对于"砭石是古老的治疗方法，随着社会生产力的发展，这种医疗工具被金属针具取代了"[3]的认识就值得重新思考了。

　　再如，对《五藏别论》中的"六府者，传化物而不藏"的考证。该篇把胆列为奇恒之腑，而又言"六府传化物而不藏"。胆既属"藏而不泻"的奇恒之腑，就不可能又为"泻而不藏"的六腑之一，我们今天对"六府"的概念的认识来自《金匮真言论》，即认为六府是：胆、胃、大肠、小肠、膀胱、三焦。于鬯认为胆"非传化之府"，而魄门"实传化之府之一，合之成六府""故舍胆而取魄门为六。自来《素问》家俱略未说，故为拈出之。"于鬯同时在全面归纳《素问》关于"藏府"的相关论述的基础上，指出"藏府之说，今医工一从《金匮真言论》，而在古初无定论"的论点，为我们进一步研究"藏府"问题提供了空间。

参考文献

［1］宋·王应麟．玉海：卷六十三［M］．清光绪九年（1883）浙江书局重刊本
［2］郭霭春．黄帝内经素问校注语译［M］．天津：天津科学技术出版社，1999．
［3］高忻洙．实用针灸学辞典［M］．南京：江苏科学技术出版社，1996：440．

“校诂法”与“注释法”关系辨析

　　《黄帝内经》研究史上为什么会出现校诂派与注释派两种不同的治学风格倾向？这与中国古代的大学术背景是密切相关的。纵观中国古代学术发展轨迹，贯穿其中的是经学的演变历程。从汉代的古、今文经学派之争，到宋明理学、明清实学、清代朴学，再到清末的“理学经世”，经历了跌宕起伏的发展。有人总结：“我国的经学，从它的历史发展而言，只具两大变化，这就是汉学与宋学。汉学长于训诂，宋学长于义理。长于训诂者，常常注重经典字义的正确解释，对经典施以客观的理解；长于义理者，却是在注意经典字义的同时，更多地注重从文章整体上来把握圣贤的精神，将经典加以主观的（哲学化的）理解。”[1]

一、关于“汉宋之争”

　　经学本来是我国历代训释和阐发儒家经典的学问。自汉武帝“罢黜百家，独尊儒术”起，经学便成为我国漫长封建社会的文化正统和精神支柱，如何理解、阐释经学便成了左右社会发展的精神命脉。所以说，古代的学术始终和政治是紧紧地联系在一起的。

　　西汉时期盛行的是经学博士们用隶书辗转抄录的今文经学，其代表人物董仲舒将阴阳五行说和《春秋公羊传》结合，阐发所谓“微言大义”，借以巩固皇权统治。与此同时，人们又从孔子宅壁中发现了用先秦文字抄写的经书，号称“古文经”。版本的差异，引发了中国学术史上持续近两千年的经学今、古文派之争。先是今文经派占主导地位，到了东汉，鉴于今文经学末流的空疏，古文经及附丽于古文经学派的文字训诂之学，也即所谓“小学”遂代之而起。虽然后来古文经派占了上风，但其也并非纯学术的发展结果，"两汉今古文学之争，是学术与政治之争的混合产物"[2]。东汉末年，经学家郑玄融合今、古文经，又为后世所宗。

其后历代封建王朝统治者提倡经学，同时又各依当时的需要，对经学加以改造，至宋代发展成为理学。理学在北宋中期兴起，历经宋、元、明三朝长达600年的发展演变，先后形成了"程朱理学"与"陆王心学"两大流派。到了明后期，随着封建制度走向没落，理学也开始严重脱离实际，变成了空疏无用之学。于是，明朝中后期，从封建社会的母体中产生了一股在批判宋明理学过程中逐渐形成的提倡"经世致用"的实学思潮，其大力提倡经世致用、实事求是之学，并把学术研究的范围从儒家经典扩大到了自然、社会和思想文化领域。其学术宗旨就是"崇实黜虚""废虚求实"。但这一思潮随着清王朝政治、经济的日趋稳定，以及对广大知识分子思想言论的钳制，而逐渐丧失其科学、批判精神，转入乾嘉时期的考据训诂一途，由实学而转为朴学。[3]

清朝中后期，从纯学术的"考据之学"走向注重致用的"经世之学"，又是嘉道之际一种带有趋势性的学术转向。在乾隆时期曾经盛极一时的是考据，而考据的汉学逐渐衰落，一些汉学家开始从冥心考古转向对现实问题的探究。一度受到汉学冲击的宋学（"程朱理学"）也再度高涨起来，一部分理学家在崇程朱为正学的同时，积极地以"经世之学"济理学"外王"之穷，形成"理学经世"派。而自东汉末年以来，长期湮灭的今文经学的重新兴起，更成为嘉道学术从考据转向经世的一道亮丽的风景线。近代前夜的这次学术变动，成为启动中国近代化的重要精神源动力[4]。

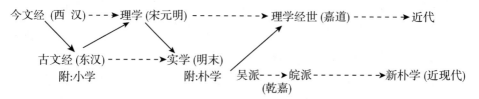

图2　中国古代学术发展轨迹示意图

大致地梳理一下，其中，朴学遥承古文经派，代表的是汉学学派的学术主脉；而理学则是在今、古文派基础上的演变发展，代表的是宋学学派的学术主脉。

宋学学派与汉学学派、考据方法与义理方法、理学与朴学，始终是学术史上讨论的焦点问题。事实上，这三者是贯穿一体但却又体现不同层面意义的矛盾关系。概而言之，理学与朴学是两门学科，宋学与汉学是两个学术流派，考据与义理是两种治学方法。研究切入的角度不同，结论也是有差异的，三者不应混为一谈。

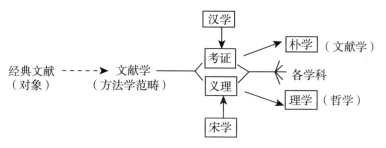

图3 汉宋之争示意图

"汉宋之争"是从古至今人们探讨不休的话题。这与理学和朴学的研究内容的一致性有关。理学和朴学的研究对象都是儒家经典，如何解经释经是理学家和朴学家们共同的基本任务。经典不过就是一批古代文献，研究经典就是研究古代文献（即使是汉代学者，面对的也是春秋战国时期的儒家经典）。如果说古代学术史就是文献研究史似乎也不为过。前面已经说过，在汉代由于版本的不同引发了门户森严的古、今文经对立派别之争。从古、今文经派的争斗，到"汉宋之争"，呈现在学术界人们面前的核心命题是："如何处理义理之学与考据之学之间的关系"。当然学派争鸣的目的和影响绝不会仅停留在治学方法这一层面上，必然要体现出在学术上、思想上，乃至政治上的广泛意义。在思想上，朴学家反对理学家在思想上的专制；在治学方法上，朴学家反对理学家的空疏臆说，而主张实证考据；在治学内容上，朴学家反对理学家空言心性，而主张实学实行。当然，全面阐述清楚"汉宋之争"的内容和意义，实在是一个博大的题目。纵观人们的讨论结果，言"汉宋对立"者有之，代表人物为梁启超；言"汉宋互为因果，一脉相承"者有之，代表人物为钱穆、冯友兰；言"汉宋持平调和，融会贯通"者有之，代表人物为翁方纲、曾国藩；扬宋贬汉者有之，代表人物为方东树；扬汉贬宋者有之，代表人物为胡适。

明确提出经典诠释存在于汉、宋两派的是 18 世纪的清代学者。"自汉宋以后垂二千年，儒者沿波，学凡六变……要其旨归，则不过汉学、宋学两家互为胜负。夫汉学具有根柢，讲学者以浅陋轻之，亦不足服汉儒也；宋学具有精微，读书者以空疏薄之，亦不足服宋儒也。"[5] "盖考证之学，宋儒不及汉儒；义理之学，汉儒亦不及宋儒。"[6] "盖明代说经，喜骋虚辨。国朝诸家，始变为征实之学，以挽颓波。"[7] 这是学者们对两派的总体学术风格和治学方法的高度概括。汉学善长训诂、考证，但若停留在字面意义上的考证，则不免被人"以浅陋轻之"；理学善长义理阐释，但若凌驾于训诂之上的主观发挥，则不免被人"以空疏薄之"。"征实"乃是据实思考，"虚辨"则是凭空玄思。所以，纪昀有一客观的评价："盖汉儒重师传，渊源有自；宋儒尚心悟，研索易深。汉儒或执旧文，过于信传；宋儒或凭臆断，勇于改经。计其得失，亦复相当。"[8]

从学科角度看，理学与朴学不应该是一个层面上的学术问题，首先就理学和朴学的命名上就可看出二者的不对等性，理学是以理为学术核心内容的学科，而朴学却是以其治学风格的朴实性而命名的学科。理学偏于政治性、偏于哲学性，是居统治地位的官方哲学；而朴学则偏于学术性、偏于方法论，是书本上的文献学。两学科之间不存在可比性。所以有人诘问："就学术自身讲，思想领域内认识不同，易起争端，而宋明理学属思想领域，即尊德性，汉学则属学问范畴，即道学问，不属思想意识，故而不易同宋学产生争论。汉学之功在书籍文献，宋学之长在思维躬行，一是辨训诂，考遗文；一是明道析理，如同今日有哲学、史学、考古学等学科，何相互攻难之有？"[9]

医学学科本身应是最不具有政治色彩的自然学科，但《黄帝内经》作为古代经典医学文献，必然要受汉宋之学治学风格的影响，以吴昆、张介宾、马莳、张志聪等为代表的明代医家，与以胡澍、俞樾、孙诒让、于鬯为代表的清代学者在治《黄帝内经》文献方面形成了风格迥异的两派："注释派" 和 "校诂派"。前者以擅长医理阐释为特色，后者以擅长校勘训诂为特色，正与汉、宋两家之特色一脉相承，这种现象绝不是偶然的。

　　以王冰为首，以明末清初医家吴昆、张介宾、马莳、张志聪、高士宗等为主要代表人物的 "注释派" 的形成，与其所处时代的学术背景是密切相关的。唐朝是训诂学史上的保守时期，此时期的特点是 "疏不破注"。"元明两朝三百多年是训诂衰落时期"[10]。宋、元、明三朝理学禁锢严重，尤其是明末清初，学风空疏。在这种氛围下医学治学必受影响。作为明代杰出医学家的张介宾，受宋以来理学的影响最深，其别号 "通一子"，即太极之一，甚通其理之意。其所著《类经图翼》正是用太极图来解释《黄帝内经》。张介宾研究《黄帝内经》以理学做理论推导及处方药物的制定、分析，强调 "万事不能外乎理，而医之于理尤切。散之则理为万象，会之则理归一心。夫医者一心也，病者万象也，举万病之多则医道诚难，然而才病之病，不过各得一病耳。譬之北极者，医之一心也；万星者，病之万象也。欲以北极而对万星，则不胜其对；以北极而对一星，则自有一线之直。彼此相照，何得有差！故医之临证，必期以我之一心，洞病者之一本。以我之一对彼之一，既得一真，万疑俱释，岂不甚易。一也者，理而已矣。苟我心之理明，则阴者自阴，阳者自阳，焉能相混；阴阳既明，则表与里对，虚与实对，寒与热对。明此六变，明此阴阳，则天下之病固不能出入者"。这简直就是朱熹 "理一分殊" 理论的翻版。张介宾对中医 "理论上有所发展，但在临床推导上主观成分较多，脱离了实际"。[11]

　　如果剥开理学与朴学、汉学学派与宋学学派的名目束缚，单纯从训诂与义理治学方法层面入手做深入分析，汉宋之争的核心命题是训诂与义理的关系问题，映射到医学考证过程中就是校诂与注释方法的关系问题，而贯穿于校诂与注释方法的实质性矛盾是原典义与诠释义的关系问题。

二、训诂与义理的概念分析

关于训诂，黄侃言："训诂者，用语言解释语言之谓。"[12]洪诚言："训诂的任务是解释语言"；"训诂学是为阅读古代书面语服务的一门科学。它研究如何正确理解古代书面语的语义，以求了解它的思想和内容"。[13]陆宗达言："以扫除古代文献中语言文字障碍为实用目的的一种工具性的专门工作，叫做训诂"；"包括注音、辨字、校勘、释义。释义又包括释词、释句、释段、释篇和发挥阐述思想观点、点明修辞手法等"。[14]

义理，是近义复合词。义，即理也；理，即义也。《汉语大字典》（缩印本，1993 年版）在"义"字条下就引明代徐师曾《文体明辨·义》言："按字书云：'义者理也。'本其理而疏之亦谓之义。"白兆麟教授在解释"义疏"时言："《说文》：'义，己之威仪也。'《经典》通借为'谊'，即义理。《礼记》有《祭义》《冠义》《昏义》等篇，皆明礼之义理。"[15]析言之，"义"者，字义也，"理"者，道理也。《广雅·释诂三》："理，道也。""夫儒者穷研经义，始可断理之是非。"[16]这说明义理就是经典原文的内容和道理。这里的"断理"，是强调理性思维的演绎发挥。

理学范畴内的义理，指义理之性，亦称"天地之性""天命之性""本然之性"。理学的"义理之性"说与训诂学的义理阐释是不同系统内的概念，一属哲学，一属文献学。二者有本质的区别，但义理之性说却是在治儒家经典基础上的理性演绎的结果，是经过训诂过程产生的学说体系。所以刘志刚定义："汉学，实指汉以来以考据为主治经的训诂学派；宋学，实指宋以来以阐释义理为主治经的训诂学派。"[1]这里，将二者同列为训诂学派下的两条支流派，本身就说明二者的一体性关系。

从上述训诂和义理的概念分析，可以总结出几点结论。

其一，（广义）训诂是借助对古代语言文字的考证研究，以准确了解语言文字所负载的信息。简言之，训诂就是研究古代文献内容和道理的学问。其具体工作有两步：首先是读懂语句，包括在注音、辨字、校勘、语法分析等基础上，用通晓易懂的语言表述原文语义；其次是阐释义理，即在读懂原文的基础上，进一步阐述经典旨意，包括串讲大意、发挥阐述思想观点等。概言之，训诂学不仅是一项经典解释工作，更兼顾有对经典旨意的阐释与发挥任务。

其二，义理相对于训诂来说，既是目的，又是方法步骤。首先，从内容上说，因为义理的概念涵盖了古代文献的内容和道理，所以义理是训诂的根本目的；其次，从方法上说，训诂学方法根据其性质分为：基础考证（注音、辨字、校勘、语法修辞等）和义理阐释（解释语义，包括释词、释句、释段、释篇；穷研经义以断理，发挥阐述思想观点、道理等）。考证语言文字的是训诂，阐述文献内容的是义理。所以义理又是训诂的基本方法步骤之一。

其三，义理有几个特性。首先，依附性。义理本身是一个空泛的抽象的词，它必须有所依附才具有实质的内容。其次，层次性。这也是由其依附性所决定的，因义理所依附的语言文字单位有大小，故相应的义理内容也是有层次的。训释古代文献，就其单位来说，一是解释字词，二是训释语句，三是分析篇章。前者是词义解释，后二者是文意训释。从字义，到句义，再到文义，体现出了义理阐释的层次性。义理的内涵可大可小，小可为依附于一个字或词之上的义理（词义）；大可为依附于一个人或一类人学说之上的义理（学问）。理学就是指依附于理学家们学说之上的一门学问。依附于医学文献的就是医学义理。另外，层次性还表现为字里字外、局部意义与整体意义、原始意义与引申意义等的不同。再次，专业性。训诂学是研究古代文献解释的科学，古代文献包罗万象，因而依附于古代文献的义理阐释内容也是相当广泛的，涉及方方面面的专业知识。第四，延伸性。训诂工作不仅要通义，而且要断理，强调对义理阐释的抽象性思维活动。陆宗达所言释义包括"发挥阐述思想观点"。这些都表明义理与其所依附的文字语言间的距离常常是可伸缩的。语言文字存载的信息量具有相对无穷性，所谓书不尽言，言不尽意。也就是语言文字之外的相对无限空间性。

义理的这几个特性，从另一方面全面反映了广义训诂学的对象、过程、内容及目的。至少有一点是可以肯定的：训诂必须以古代文献研究为对象，属文献学研究范畴。

三、校诂法与注释法的关系辨析

校诂，就是校勘训诂的方法；注释，就是医理阐释的方法。校勘训诂偏于文理的考证，医理阐释偏于医理的考证。所谓文理者，即文字、语法、语音、语义、修辞、句式、行文特点及史实、名物等方面的基本道理；所谓医理者，即生理、病因、病机、证候、诊断、治疗、方剂、药物、刺灸、按摩、养生等理论及医学专用名词术语等方面的基本概念。前面已论及，训诂与义理是辩证统一的关系，同样，在医学训诂中，校诂与注释也是辩证统一的关系。

（一）医理阐释必须依托于校勘训诂

首先，一切古代文献研究都必须立足于文献本体的考证，这是由义理的依附性所决定的。古人说"文以载道"，"文"若有误，如何能完成载道功能呢？研究文献，首先必须读懂文献，否则如无源之水，无根之木。因此校勘训诂主要是针对古代书面语言一般障碍的清理。

时有古今，地有南北，人有雅俗。从文献流传过程看，传世医学文献与其他古代文献一样，历史悠久。这些文献有的经过多次的口传、手抄、翻印，加上语言文字自身的字形、字音、字义的演变等因素，导致我们今天阅读困难。因此，我们需要通过对词语追本溯源的考证，通过征实归纳的方法等，为经典义理的正确演绎提供条件。纪昀言："夫汉儒以训诂专门，宋儒以义理相尚，似汉学粗而宋学精。然不明训诂，义理何自而知？""惟汉儒之学，非读书稽古，不能下一语；宋儒之学，则人人皆可以空谈。"[18]阮元有一段形象地描述："圣人之道譬若宫墙，文字训诂其门径也。门径苟误，跬步皆歧，安能升堂入室乎？学人求道太高，卑视章句，譬犹天际之翔，出于丰屋之上，高则高矣，户奥之间未实窥也。或者但求名物，不论圣道，又若终年寝馈于门庑之间，无复知有堂室矣。"[17]。驾空考证去寻求所谓义理，必然要犯主观唯心主义错误。前面通过对《素问》校诂派与注释派诸多典型释例的比较分析已显示了注释派在治学方法上的局限性。理学家也正是因此而受到朴学家的攻击。如在戴震看来，宋儒对经典的阐释融入了太多的主观见解，这不仅是多余的，而且是有害的；对经典进行完全客观的实证分析是建立义理之学的必由之路。[18]

其次，汉学派从语言文字的起源出发，认为"文字先有义而后有音，有音而后有形。学者之考字，因形以得其音，因音以得其义。治经莫重于得义，得义莫切于得音。"[19]故治学强调由声音文字，以求训诂，由训诂以求义理，且认为这是治经的必然过程。《素问》校诂家正是遵守这一原则进行医学考证的。

（二）医理阐释的相对延伸空间

医理阐释是校勘训诂的进一步，是在阐释基础上的理性演绎推理。当然无论如何的延伸，都不可能脱离文献，也就是说医理阐释是对文献所存载的义理信息的方方面面的拓展。所以说，医理阐释必须依托校勘训诂。但义理的层次性、专业性、延伸性又决定了义理考证的相对独立性。医学作为专业知识体系，其训诂的根本目的是要"求真"，但"求真"并不完全等同于求证原典义，在医理阐释阶段，更重要的是在于诠释义，也即"断理"，这是理性思维的内容，是建立或解释逻辑必然知识体系。解释医学道理是不能以古人所言为唯一标准的，这是基础训诂学向医学专业训诂学深入所面临的一个挑战。

义理的层次性、专业性、延伸性要求我们要广泛地挖掘和解释文献所存载的相关信息。从义理的层次性看，义理阐释有侧重于字面意义和侧重于深层意义之不同，如经文"肩似脱，臑似折"字面上仅是描述肩膀如脱臼折断似的疼痛症状，但此文实际上涉及了经脉的循行、穴位主治、病理机制等问题。经文"寒者热之，热者寒之"字面上仅是中医的治疗原则，但实际上则涉及了热证与寒证的诊断、清热法与温里法的组方选药问题。"夫精明五色者，气之华也"字面上仅是说明眼睛与面部颜色是人体内部气血的反映，但实际上涉及了中医的目诊与色诊的方法原则问题。深层的医学道理通过原典字面有时是不能完全体现出来的，需要进一步加以解释。

从义理的专业性看，现代基础训诂学"不要求它在内容上能解决古籍阅读上的一切障碍，诸如天文、地理、历象、校勘、版本乃至自然科学方面的问题。"[20] 这只是在考证方法论层面上与文字学、音韵学并列的狭义训诂学的外延界定。但古代文献内容涉及方方面面，故阅读古籍除一般的语言文字障碍外，更涉及方方面面的专业知识障碍。在专业训诂过程中，不可能将语言文字障碍与专业知识障碍截然分开，二者常常是一体的，这一论点在本书中已多次被论及。既然训诂学的根本目的是研究如何正确理解古代书面语的语义，以求了解它的思想和内容，要想解决实际问题，就必然要对已有的训诂学理论体系提出新的挑战。纵的方面，已有的基础训诂手段需要不断补充、修正、发展；横的方面，由基础训诂学必须向专业训诂学拓展。这也是科学的需要。魏晋隋唐时期，训诂就已逐渐摆脱经学附庸地位而为一切古文献服务。经、史、子、集四部的重要著作都有注释。晚清朴学下的医学考据流派也是基础训诂方法向医学专业领域的拓展。从唐代汉学的"疏不破注"到宋学的"破注而疏"就是训诂学自身方法上的突破。同样，宋学强调"微言大义"，虽然裹上了太重的主观性、政治性色彩，但本质上却是不满足于汉学过于着眼于字面"名物制度"考证而产生的突破伸展。

从义理的延伸性看，反朴学中坚学者方东树有言："训诂不得义理之真，致误解古经，实多有之，若不以义理为之主，则彼所谓训诂者安可恃以无差廖也……主义理者断无舍经废训诂之事，而训诂者实不能皆当于义理，何以明之？盖义理有时实有在语言文字之外者……

故义理原不出训诂之外而必非汉学家所守之训诂能尽得义理之真也。"[21]这里所谓"盖义理有时实有在语言文字之外"并不是脱离文献文字关系的无边无际的想象，而是立足于文献解释相对的无止境性、思想认识相对的无止境性的延伸拓展。从词义到句义到段义到篇义到学说体系等，文献研究的本身就蕴含着相对的无止境性。徐复观针对思想史研究一段总结颇有启迪意义："研究思想史，除了文字训诂以外，还有进一步的工作。仅靠着训诂来讲思想，以为只有找出一个字的原形、原音、原义，才是可靠的训诂，并即以这种训诂来满足思想史的要求，这种以语源为治思想史的方法，完全是缺乏文化演进观念而来的错觉，因为每一个观念名词受到不同时代的流行用法及不同的思想系统的制约。因而思想史中的考据，不能仅限于名词训诂方面的语源追寻，而必然要向三个层面扩展，即知人论世的层面，在历史中探求思想发展演变之轨迹的层面，以归纳方法从全书中抽出结论的层面。"[21]同样，中医学发展史方面，从伤寒到伤寒学；从风、寒、暑、湿、燥、火到外感病学；从春弦、夏洪、秋实、冬石到脉学理论体系等，都是义理阐释延伸的结果。金元四大家的理论更是立足于《黄帝内经》文献、结合实践经验的突破性发展，这在一定程度上应归功于理学的推求义理倡导思辨的学风。

四、原典义与诠释义关系阐释

校诂法与注释法既是统一的关系，又是矛盾的关系。因为贯穿于医学文献研究的主体矛盾就是考证经典静态原典义和动态诠释义的关系问题，上述"医理阐释必须依托于校勘训诂"，强调的是考证原典义的意义所在；而"医理阐释具有相对的发挥空间"，强调的是考证诠释义的意义所在。正如段玉裁所言的"底本之是非"与"立说之是非"的矛盾关系问题。这一矛盾早在经学的今、古文派之争中就已是实质性焦点问题，研究这一对矛盾也是体现了文献研究的史学价值和现实价值。

这里所谓的原典义是指字词在原文环境中的最初始义或最初形

态；诠释义是指在解释字词原文时所涉及的医学道理。

校勘训诂讲求"复原存真"，追求的是原典义；医理阐释讲求"理性发挥"，追求的是对事物认识的深入过程。一个主旨是继承，一个主旨是发展。在继承方面，是要在基础性训诂考证的基础上对经典原文进行理解阐释；在发展方面，是要结合文献的开放性、动态性、时空性、专业性等特点在阐释的基础上对经典旨意进行深入发挥。

研究中医经典文献的根本目的不仅是探讨其医史学价值，更是要挖掘其理论的现实价值。任何经典言论的真理性在一定时期里都是相对的。随着历史的变迁，人们的认识在不断深入，理论也在不断发展。仅仅依靠校勘训诂的方法来揭示经典中的真理是不够的，尤其是对医学文献。因为医学本质上还是属自然科学范畴的。笔者认为王世光对此的认识还是较中肯的："作者与解读者之间历史间距的存在不仅无法取消而且是必要的，这样才使得经典成为开放的文本，为读者提供了无穷的阐释空间，随着这一距离的不断加大，经典的原旨也日益融入解读者的理解当中。"[18]

医学文献开放性的典型体现一方面是古籍的多层次结构。一般认为，内容重要和年代久远，是古籍构成重叠的两个主要原因。经典文献由于内容重要，而受到历代统治者的重视，并且根据各自时代的政治需要进行种种解释和发挥，相应地对文字语句做校勘甚至删改。此外，为了保持经典文献的本来面貌，历代都有不少学者进行针锋相对的解释和阐发，相应地对文字语言进行校正勘误，所以内容重要是造成古籍重叠构成的首要原因，也是社会原因。古籍由于是古代即过去时代的产物，因而年代距离愈远，后人阅读愈难，就愈要训诂注解。而由于历史造成的隔阂，后人对前代的社会生活情况的了解总是会产生一定的误差。因此，必然会产生不同的了解和认识，从而导致不同的训诂，相应地会产生不同的校勘。所以年代久远也是古籍重叠构成的重要原因。但比较起来，这个是历史的原因。另一方面，医学属自然科学范畴，且是实践性极强的学科，其理论体系必然是要与时俱进地发展，而文献的开放性为其发展提供了空间，并通过历代注释家的医理阐释而实现。这正是中医文献学研究的现实意义所在。深入阐述清楚这一点，将会有助于改变目前中医界对文献研究认识不足的局面。

"一个科学理论所包含的概念、原理是客观事物的反映，它的逻辑系统同样是客观历史发展过程的反映。我们只有遵循历史的线索才能在理论上建立起有内在联系的逻辑系统。所以文献思想研究也必须遵循逻辑的和历史的辩证统一关系原则。"这就是"论从史出"的基本道理，也反映了中医文献学研究的重要意义。"逻辑的和历史的统一关系不是机械的统一，而是在总的发展趋势上的大体一致。逻辑的东西不是对历史的机械的反映，而是对其本质的规律性的反映，它撇开了历史行程中迂回曲折的细节，大量次要的、偶然的因素，而在纯粹的形态上把握住事物发展的内在必然性。"[22]

综合研究原典义与诠释义的关系，以探讨医学文献的史学价值和现实价值的辩证统一关系，体现了医学文献研究中逻辑的和历史的辩证统一关系。

（一）原典义与诠释义的一致性关系

如果所要训释的对象是客观具体的实物、历史事件、规律现象等，理论上说，原典义考证就等于诠释义考证。医学属自然科学，自然科学研究的是客观自然现象，是不以人的意志为转移的科学事实。医学训诂的内容主体是客观的人体及生命现象，是对经典原文提供的客观具体的实体、现象或历史性医疗事件进行考证，如脏腑器官、治疗器具、本草、临床症状、病案记载等。从某种意义上说，搞清原典义就是搞清古人所提供的医学事实真相，而且无论何时诠释义都不应随时空变迁而与原典之义发生根本冲突。原典义的考证与诠释义的考证是融为一体的工作，必须遵循校诂与注释方法的辩证统一规则，由字以通词，由词以通义，并从词义而句义，而段义，而篇义等，循序渐进地进行研究。如《评热病》"岐伯曰：人所以汗出者，皆生于谷，谷生于精。"关于汗、谷、精三者的关系，张景岳有注："谷气内盛则生精，精气外达则为汗。"所以"汗生于谷"就是谷生汗的意思，但"谷生于精"却并非精生谷的意思。朴学家从文法角度对句中的两个"于"字做了正确的疏证：关于"谷生于精"之"于"字，"但做语辞，与上句'于'不同"。可见，这里若不搞清原文之义，就不可能正确理解汗、谷、精三者的关系。同样，《平人气象论》"前曲后居"，只有考证清楚"居"的原典义，才能对所涉及的脉象原理做阐释；《五藏生成》"徇蒙招尤"只有考证清楚其原典义，才能对所涉及的下实上虚的肝胆病症状做阐释；《痹论》"逢寒则虫，逢热则纵"，只有对"虫"的原典义考证清楚，才能对所涉及的痹证的临床表现做阐释；《六节藏象论》"肺者……为阳中之太阴"文中，只有对阴、阳的原始面貌考证清楚，才能对所涉及的脏腑属性问题做阐释。注释家们对"居""徇蒙招尤""虫"等原典义的一些错误理解，必然导致诠释义的错上加错。正确的诠释义考证是建立在正确的原典义考证的基础之上的。

　　（二）原典义与诠释义的互补性关系

　　如果所要训释的对象是一种认识、一个学说观点或是某种理论体系等，理论上说，随着时空的变迁，诠释义往往大于或涵盖原典义。"社会不断发展，五千年的文明古国不断产生新的事物，社会上产生新的矛盾，在人民生活中也会不断有新的问题。儒教通过它的宗教教义，不断给以新诠释。中国古代儒教经典只有四书五经，但关于四书五经的注疏、诠释数量极多。古人以述为作，述也是作。诠释的作用极大，中国古代文化遗产主要是借诠释来完成的。"[23]医学文献的开放性、实践性决定了医学理论是在不断发展着、完善着的。自然科学的一个基本特征是自然科学知识具有很强的历史继承性。在前人学说的基础上，新的内容、新的认识、新的观点不断产生，如：从外感六淫至疫气，从伤寒到伤寒病，从"热者寒之"到"甘温除大热"等。所以很多时候朴学家的原典义考证与历代注释家的诠释义阐述往往是相得益彰、相辅相成的。如《移精变气论》中的祝由疗法，朴学家俞樾对这个医学术语的原始本义进行了考证:"《说文·示部》'褕,祝褕也。'是字本作'褕'。《玉篇》曰:'袖,恥雷切。古文褕,是字又作袖。'此作'由',即'袖'之省也。王注曰:'无假毒药,祝说病由。'此固望文生训。新校正引全注云:'祝由南方神。'则以'由'为'融'之假字,'由融'双声,证以《昭五年·左传》'蹶由',《韩子说林》作'蹶融',则古字本通。然'祝融而已'文不成义,若然则以本草治病,即谓之'神农'乎?全说亦非。"而注释家张景岳则详尽介绍了这一疗法在明代的具体内容:"祝由者,即符咒禁禳之法,用符咒以治病,谓非鬼神而何?故《贼风篇》帝曰:'其毋所遇邪气,又毋怵惕之所志,卒然而病者,其故何也?唯有因鬼神之事乎?'岐伯曰:'此亦有故邪留而未发,因而志有所恶,及有所慕,血气内乱,两气相搏。其所从来者微,视之不见,听而不闻,故似鬼神。'帝又问曰:'其祝而已者,其故何也?'岐伯曰:'先巫因知百病之胜,先知其病所从生者,可祝而已也。'只上数语,而祝由鬼神之道尽之矣。愚请竟其义焉。夫曰似鬼神者,言似是而实非也。曰所恶所慕者,言鬼生于心也。曰知其胜、知其所从生,可祝而已者,言求其致病之由,而释去其心中之鬼也。何也?凡人之七情生于好恶,好偏用则气有偏并,有偏并则有胜负而神志易乱,神志既有所偏而邪复居之,则鬼生于心,故有素恶之者则恶者见,素慕之者则慕者见,素疑之者则疑者见,素畏忌之者则畏忌者见,不惟疾病,梦寐亦然,是所谓志有所恶,及有外慕,血气内乱,故似鬼神也。……心有所注,则神有所依,依而不正,则邪鬼生矣,是所谓知其病所从生也。既得其本,则治有其法,故察其恶,察其慕,察其胜,察其所从生,则祝无不效矣。"从《黄帝内经》原文描述,综合俞樾原典义考证分析,中医古老的祝由疗法本是上古时期一种移精变气的自我导引疗法,并以通过祷祝的方式来达到治病目的,即"能养其精气神者,可祝由而愈病"。通过张景岳的诠释及其所附的诸多病案说明,我们知道,祝由疗法后来又发展成了专门的一科,内涵也由自我疗法,演变成了医(巫)患之间的医疗行为。后来发展起来的祝由疗法,含有巫医迷信的成分，亦含有一定的心理暗示及药物等综合疗法的合理成分。总之，综合校诂家及注释家的考证，可以了解祝由疗法的发展演变历史。再如《异法方宜论》"其治宜艾焫"，沈祖绵按："《说文》：'艾，冰台也。'徐锴曰：'即今灸艾也。'《博物志》曰：'削冰令圆，举以向日，干艾于后，承其景则得火，故曰冰台。'《急救篇》注曰：'艾，一名冰台，一名医草。'此言'艾焫'，犹言'艾灸'也。"这段考证对研究古时用艾的起源发展很有帮助。

（三）原典义与诠释义的多线性关系

如果所训释的经典语言其文字内涵本身具有较强的抽象性、哲理性和不确定性，或经典原文的语言描述显得表象、简单和模糊，往往会导致诠释义的主观性加强。尤其是中医学自身具有传统文化属性，其中一些理论概念的语言表述，给了人们主观想象和发挥的空间，以致原典义和诠释义往往呈多线性状态。如《灵兰秘典论》："至道在微，变化无穷，孰知其原！窘乎哉！消者瞿瞿，孰知其要！闵闵之当，孰者为良！恍惚之数，生于毫厘，毫厘之数，起于度量，千之万之，可以益大，推之大之，其形乃制。"因原文抽象，哲理性较强，故后人仅对"瞿瞿"的解释就多种多样，有"勤勤""濯濯""通矍，视遽貌""顾而又顾也""不审貌""却顾貌""惊顾貌"等，互相矛盾，难以统一。

再如《脉要精微论》："推而外之，内而不外，有心腹积也。推而内之，外而不内，身有热也。推而上之，上而不下，腰足清也。推而下之，下而不上，头项痛也。按之至骨，脉气少者，腰脊痛而身有痹也。"这是一段脉诊描述，首先校诂派就与注释派有不同的考证结果。校诂派根据新校正认为此文的"上"与"下"有讹文："新校正云：'《甲乙经》"上而不下"作"下而不上"，"下而不上"作"上而不下"。'"俞樾按："《甲乙经》是也。上文云：'推而外之，内而不外，有心腹积也。推而内之，外而不内，身有热也。'是'外之而不外''内之而不内'皆为有病。然则此文亦当言'上之而不上''下之而不下',方与上文一例,若如今本'推而上之,上而不下''推而下之,下而不上',则固其所耳,又何病焉?且阳升阴降,推而上之而不上,则阴气太过,故腰足为之清。推而下之而不下,则阳气太过,故头项为之痛。"注释派们多随文解释医理,但是由于原文关于"上"和"下"意义表述的模糊性,以致注释家的解释也皆各凭主观臆断。王冰注:"'推而上之,上而不下,腰足清也',推筋按之寻之,而上脉上涌盛,是阳气有余,故腰足冷也。'推而下之,下而不上,头项痛也'推筋按之寻之,而下脉沉下掣,是阳气有余,故头项痛也。"吴昆注:"用指推而使上,若更上而不下,则为腰足清冷,阳气升而不降,故脉独难于下也。用指推之使下,若下而不上,则为头项疼痛,阳气滞而不利,故脉独难于上也。"张景岳注:"凡推求于上部,然脉止见于上,而下部则弱,此以有升无降,上实下虚,故腰足为之清冷;凡推求于下部,然脉止见于下,而上部则亏,此以有降无升,清阳不能上达,故为头项痛也。"张志聪注:"推而上之者,以三指平按而审之,上而不下者,其气上盛下虚,当主腰足清冷也。推而下之,下而不上者,其气下盛上虚,当主头项痛也。外内论邪病之有余,上下论正气之不足。"高士宗注:"推而上之者,医之手指向寸关尺之上以按之,脉随应指,上而不下,此上盛下虚,故腰足当清泠也。推而下之者,医之手指向寸关尺之下以按之,脉随应指,下而不上,此下盛上虚,故头项当强痛也。若按之至骨,不应于指,脉气少者,此阴盛阳虚,生阳之气不能上行,当腰脊痛而身有痹病也。"这里关于切脉方法,有"推筋按之",有"用指推之",有"以三指平按之"3种解释。关于"上、下"含义,有的指上脉、下脉,有的指上、下方向,有的指上、下部位。关于切脉部位,有的按寸、关、尺,有的循寸、关、尺以上或以下推循,如此等等,可见诠释义纷歧之甚。

再如《四气调神大论》:"交通不表,万物命故不施,不施则名木多死。"王冰注:"名,谓名果珍木。"胡澍按:"注未达'名'字之义。名,大也。名木,木之大者(《五常政大论》:'则名木不荣。'

《气交变大论》：'名木苍凋。'《六元正纪大论》：'名木上焦。''木'
旧误作'草'，辨见本条。《至真要大论》：'名木敛生')。'名木'
皆谓'大木'，古或谓'大'为'名'，'大木'谓之'名木'，'大
山'谓之'名山'（《中山经》曰：'天下名山，五千三百七十，盖其
余小山甚众，不足数云。'《礼器》：'因名山升中于天。'郑注曰：
'名，犹大也'。高诱注《淮南·地形》篇亦曰：'名山，大山也')。
'大川'谓之'名川'（《庄子·天下》篇曰：'名川三百，支川三千，
小者无数')。'大都'谓之'名都'（《秦策》：'王不如因而赂一名
都。'高诱曰：'名，大也。'《魏策》曰：'大县数百，名都数十')。
'大器'谓之'名器'（《杂记》：'凡宗庙之器，其名者，成则衅之以
豭豚。'郑注曰：'宗庙名器，谓尊彝之属。'《正义》曰：'若作名
者，成则衅之，若细者，成则不衅')。'大鱼'谓之'名鱼'（《鲁
语》：'取名鱼。'韦昭曰：'名鱼，大鱼也')。其义一也。"俞樾按：
"'名木'犹'大木'也。《礼记·礼器》篇：'因名山升中于天。'
郑注曰：'名，犹大也。'王注以'名果珍木'说之。未得'名'字
之义。"王冰注"名木"为"名果珍木"，显然是望文生义。朴学家
胡澍、俞樾广征博引，训"名木"为"大木"。胡澍旁引了《黄帝内
经》他篇多处出现"名木"一词的内容以证之，如《气交变大论》
中"草木"与"名木"同时出现在同一文段里，说明二者有别。从
上下文义看，本段文义晦涩，大义是：天地之气升降失常，万物的生
命不能延续，高大的树木也会死亡。但注释家们吴昆、张景岳、张志
聪、高士宗皆直译为"名木"，似乎泛指自然界的一切植物草木，似
语义亦通。现代的注释本则无所适从，王洪图本及南京本作"大木"，
郭霭春本作"草木"。

　　原典义与诠释义的这种"一对多"的关系状态，给我们今天解读
中医古籍带来了诸如困难。历史上，玄学、谶纬学说、宋明理学等基
本上都是在主观义理基础上产生的。它们为了达到某种目的的主观发
挥，甚至摒弃训诂，直求义理，这些空衍义理而学无根底的学风都易
乘虚入侵中医领域。

（四）原典义与诠释义的不统一性关系

由于人们对事物认知程度的差异，或受一定历史时期里科研条件所限，对同一问题的理解就会有所偏差或局限。如《异法方宜论》"南方者……其民嗜酸而食胕"，俞樾、吴昆、张景岳虽皆训"胕"为"腐"，但对"腐"义注解不一。俞樾认为是"食物不芳香也"；吴昆认为是"熟物也"；张介宾认为"豉鲊曲酱之属是也"。这里正确答案应该只有一个。再如《四气调神大论》"肺气焦满"，胡澍认为"焦"与《痿论》"肺热叶焦"之"焦"同义；俞樾认为："焦"即"焦灼"之"焦"，《礼记·问丧》篇"乾肝焦肺"是其义也。这里无论是"肺气焦满"还是"肺热叶焦"都是对病理机制的描述。注释派们多阐释为"肺部胀满"，这又是对自我症状的描述。"肺热叶焦"与肺部胀满是否是一回事，有待进一步考证。再如《玉机真藏论》"冬脉如营"，俞樾训"营之言回绕也"，认为冬脉深沉状若回绕。注释派们皆以"脉来沉石"解，吴昆形容"脉来沉石。如营，兵之守也"，张景岳形容"如士卒之团聚，亦沉石之义"，高士宗形容"营，犹石也"。本篇描述的四季平脉当为：春脉如弦，夏脉如钩，秋脉如浮，冬脉如营。这里"弦""钩""浮""营"都是对四季生理脉象特点的总结，且都是静态性的描述。若训"营"为"营动"，或训为"回旋"，显然皆与文不相协。对"营"字及相关系列字，郝士宏博士有过较为系统的考证。从"燚"的字有两组同源系列。"燚"本为火烛燃烧之形，所以有火光、光之义。萦、营、茔、荧等是另一组同源系列字，都有缠绕、回旋、圆曲之义。[24]俞樾训"营"字似过于拘于其字本义。从上下文义，结合医理看，这里似乎与第一组同源系列字的意义有关，从"石之次玉者"引申为"石"。况且《难经·十五难》之"营"就作"石"。故以通假训之，该作"莹"为妥。

总结原典义与诠释义的关系可以说明，文献研究中原典义与诠释义两方面的考证必须兼顾，缺一不可。首先，医学是研究客观生命现象的科学，考证原典义就是搞清研究对象的真实面貌或客观事实，否则诠释义则无所依附而易被架空，导致犯主观唯心主义错误；其次，医学是与时俱进的科学体系，通过考证原典义，追本溯源，并与历代诠释义相比校，利于了解科学体系的内在发展规律；再次，中医学是古老的传统文化体系，古代文献对一些科学认识的记录往往是停留在对自然界外部现象的罗列和描述上，停留在若干特殊规律的概括和陈述上。考证原典义的目的是为了今天能更好地用现代语言对其进行诠释，并在此基础上去粗存精，进行科学地抽象。"认识是人对自然界的反映。但是，这并不是简单的、直接的、完全的反映，而是一系列的抽象过程，即概念、规律等的构成、形成过程。"[25]人们对事物本质的认识是通过一系列的抽象来完成的。"所谓抽象，从词意来说是分离、排除或抽出，科学抽象就是抽出和排除事物非本质的次要因素，通过思维揭示其固有的本质特征。"[26]随着人们对事物的认识不断深化，科学抽象通过区分基础的和派生的东西，由表及里，把决定事物性质的隐蔽的基础揭示出来。科学抽象的结果是科学概念。在努力考证清楚医学文献原典义的前提下，对诠释义给予现代科学的解释，是挖掘祖国医学宝库的必由之路。

参考文献

[1] 刘志刚. 从《四书章句集注》看朱熹的训诂学与义理学 [J]. 广东教育学院学报，1996，(1).

[2] 黄德宽，陈秉新. 汉语文字学史 [M]. 合肥：安徽教育出版社，1990：19.

[3] 王育济. 走出"中世纪"[J]. 中州学刊，1994，(1).

[4] 黄长义. 从考据到经世：嘉道之际的学术转向 [J]. 武汉大学学报，1999，(3).

[5] 清·永瑢等. 四库全书总目：第2册 [M]. 武汉大学出版社，1998：2.

[6] 清·永瑢等. 四库全书总目：第21册 [M]. 武汉大学出版社，1998：23.

[7] 清·永瑢等. 四库全书总目：第10册 [M]. 武汉大学出版社，1998：25.

[8] 清·纪昀. 阅微草堂笔记：卷一 [M]. 成都：巴蜀书社，1995.

[9] 暴鸿昌. 清代汉学与宋学关系辨析 [J]. 史学集刊，1997，(2).

[10] 洪诚. 训诂学 [M]. 南京：江苏古籍出版社，1984：18.

[11] 马伯英. 中国医学文化史 [M]. 上海：上海人民出版社，1997：465.

[12] 黄侃，黄焯．文字声韵训诂笔记 [M]．上海：上海古籍出版社，1983：181.

[13] 洪诚．训诂学 [M]．南京：江苏古籍出版社，1984：1.

[14] 陆宗达．训诂简论 [M]．北京：北京出版社，1980：2.

[15] 白兆麟．简明训诂学 [M]．台北：台湾学生书局，1996：133.

[16] 清·永瑢等．四库全书总目：第57册 [M]．武汉：武汉大学出版社，1998：57.

[17] 清·阮元．研经室一集：国史儒林传序 卷二 [M]．道光三年清刻本

[18] 王世光．由故训以明理义 [J]．江海学刊，2001，(4).

[19] 清·王念孙．广雅疏证·段序 [M]．北京：中华书局，1983.

[20] 白兆麟．训诂学教程 [M]．合肥：安徽大学教材科，1996：7.

[21] 张有智．义理和考据：从清代汉学家到当代新儒家 [J]．山西师范大学报，1998，25 (3).

[22] 自然辩证法讲义编写组．自然辩证法讲义 [M]．北京：高等教育出版社，1979：349.

[23] 任继愈．文化：传统与现代化 [J]．新华文摘，1996，(1) 147.

[24] 郝士宏．古汉字同源分化研究 [D]．安徽大学，2002：192.

[25] (苏) 列宁．列宁哲学笔记 [M]．北京：人民出版社，1974：181.

[26] 刘大椿．科学技术哲学导论 [M]．北京：中国人民大学出版社，2000：158.

皖派朴学家《素问》校诂学术价值

乾嘉时期，《素问》校诂派在中医学术界异军突起。然校诂派的治学也存不足，如《生气通天论》："故阳气者，一日而主外，平旦人气生，日中而阳气隆，日西而阳气已虚，气门乃闭。"俞樾按："上文云'是故阳因而上，卫外者也'，下文云'阳者卫外而为固也'，是阳气固主外，然云'一日而主外'则义不可通。'主外'疑'生死'二字之误，下文云：'平旦人气生，日中而阳气隆，日西而阳气已虚，气门乃闭。'虽言'生'不言'死'，然既有'生'，即有'死'，阳气生于平旦，则是日西气虚之后已为死气也，故云'阳气者，一日而生死'。'生'与'主'、'死'与'外'并形似而误。"这里俞樾训"主外"疑"生死"之误，似有些牵强。再如《汤液醪醴论》："帝曰：'上古圣人作汤液醪醴，为而不用，何也？'岐伯曰：'自古圣人之作汤液醪醴者，以为备耳，夫上古作汤液，故为而弗服也。中古之世，道德稍衰，邪气时至，服之万全。'帝曰：'今之世不必已，何也？'（王冰注：言不必如中古之世，何也）岐伯曰：'当今之世，必齐毒药攻其中，镵石针艾治其外也。'"俞樾按："'齐'当读为'资'。资，用也。言必用毒药及镵石针艾，以攻其内外也。《考工记》：'或四通方之珍异，以资之。'注曰：'故书"资"作"齐"。'是'资''齐'古字通。"这与孙诒让训《玉版论要》中的"必齐主治"释例不一。

逞博烦琐被认为是朴学考据家的通病。"一字音训，动辄数百言之类"的现象，在医学校诂中也有所反映，如胡澍对《阴阳应象大论》中"征兆"之倒文的考证，有中医学者认为这种不涉及医理的洋洋洒洒上千余言的纯语言问题考证过于烦琐。再如《玉机真藏论》：
"五藏受气于其所生，传之于其所胜，气舍于其所生，死于其所不胜。
病之且死，必先传行至其所不胜，病乃死，此言气之逆行也，故死。
肝受气于心，传之于脾，气舍于肾，至肺而死。心受气于脾，传之于
肺，气舍于肝，至肾而死。脾受气于肺，传之于肾，气舍于心，至肝
而死。肺受气于肾，传之于肝，气舍于脾，至心而死。肾受气于肝，
传之于心，气舍于肺，至脾而死，此皆逆死也。"这是论五脏生理病
理的生克传变规律的，注释派们已经对此医学原理做了正确的阐释。
但俞樾仍从语言角度理校两个"其所生"的矛盾，认为有一"其"
字必是衍文。有学者强调："其烦琐性实际影响超出了它的科学
性"[1]。应该说，这是一个值得辩证看待的问题。

在理性看待校诂派治学不足的基础上，总结其学术价值是一件有
意义的工作。从前面校诂法与注释法关系的辨析中，就已体现出了
《素问》校诂派的学术价值，其突出价值有两点。首先，倡导了实事
求是的治学精神和严谨的治学态度。其次，借着朴学当时"几乎独占
学界势力"的影响力，将《素问》的文献考证推向历史上的高水平。
皖派朴学家发挥其娴熟训诂、通达经史、考据精详、引证确切的优势
和功底，坚持言必有据、不为妄说的严谨学风，沿着由字以通词，由
词以达义的治学途径，或为正确地探求医理奠定了扎实的文理考证基
础，或与注释派的医理考证相得益彰，或纠正注释家的训释错误，或
对《素问》具体的医学专业问题进行了阐述。

皖派朴学家的《素问》校诂工作为我们开拓了一条符合民族中医
学特色的研究途径。《黄帝内经》是中医学理论的核心奠基著作，至
今一直有效地指导着临床实践，但《黄帝内经》本质上又是成书于秦
汉时期的医学经典文献。因此研究《黄帝内经》本身就集中了诸多的
矛盾关系，如文献研究与多学科综合方法的统一问题、历史方法与现
实方法的统一问题、继承与创新的统一问题等。只有孕育创新机制的
科学研究才具有生命力，《素问》校诂派学术价值的总结，对于中医
科研来说是有深远意义的。

现代学者陆宗达为黄侃弟子，皖派朴学传人，也曾得到过章太炎先生的亲自指导。《说文解字通论·许嘉璐序》云："陆宗达先生早年随季刚先生，升堂入室，得其真谛。《说文解字通论》一书，就集中体现了先生祖述章、黄学说的部分重要成果。"陆宗达对医学著作也有较多考证研究，如对《灵枢·经脉》"肩似拔，臑似折"考证，是一个富有启发意义的实例。[2]

1973 年马王堆出土的帛书竹简《医经方》中的《十一脉灸经》第二种（甲本）有云："肩以脱，臑以折。是肩脉主治。"按此叙肩脉所主治之症状，而肩脉起于耳后，达于手背，是臑在上体。《医经方》多处言"臑"：臂泰阴温脉云"循筋上兼，以奏臑内"；齿脉云"入肘中，乘臑"；臂少阴脉云"出臑内阴"，等等。引诸"臑"字均以臂言，但对于"臑"字世多歧解。段玉裁以为羊豕之臂，新《辞海》（修订本）据胡培翚《仪礼正义》亦直解作"牲畜的前肢"，实际这是一种误解。臑，谓牲之前肢，典籍古训皆有明文，但这并不是臑之本义。《医经方》也并非自牲移以言人。《说文解字》的解释很清楚："臑，臂羊矢也。"盖臂之羊矢穴为臑，引申之臂亦谓之臑（羊矢，盖肩下触之有羊矢状筋胳处。徐锴谓"盖骨形象羊矢，固名之也"，恐不确）。用以解《医经方》直接而准确。段玉裁注："各本皆作'臂羊矢也。'《乡射礼·音义》引《字林》：'臂羊豕也。'《礼记·音义》引《说文》：'臂羊犬也。'皆不可通。"他把《说文解字》改为："臑，臂。羊豕曰臑。"理由是："许书严人物之辨，人曰臂，羊豕曰臑，此其辨也。"段玉裁之注好凭其主观妄改许慎之书，此即一例。清代沈彤以为当作"羊豕臂"，亦误。章太炎《小学答问》据《针灸甲乙经》及《素问·三部九候论》注说："股内廉近阴处曰羊矢，为汉晋人常语，移以言臂内廉，则曰臂羊矢矣。诸家纷纷改字，由平日疏于医经耳。"按章太炎说《说文解字》字不误是对的，但谓由股移臂则未当。依《说文解字》，恰是《素问》注由臂移以言股。今手阳明大肠经有臂臑穴，手太阳小肠经有臑俞穴，均以臑名，正是"臂羊矢"之遗踪，而今经外奇穴之羊矢穴，才是《素问》所指处。

至于《少仪》之"肩""臂""臑"，《淮南子》高诱注之"前臂之美也"，始可解为"羊豕曰臑""牲畜的前肢"，但已是臑的引申义了。上面所引《医经方》之两"以"字，说者谓为"似"字，甚确。

归纳这段考证可见"臑"有四说：一是《说文解字》"臂羊矢也"；二是段玉裁"臂羊豕也"（"矢"通"豕"，指动物前肢。后引申人臂）；三是章太炎"股内廉近阴处曰羊矢，为汉晋人常语，移以言臂内廉，则曰臂羊矢也"（"矢"通"屎"，股内廉淋巴结处。另外，经外奇穴"羊矢穴"出《针灸甲乙经》"阴廉，在羊矢下"，指位于腹股沟下方的淋巴结，形如羊屎）；四是陆宗达"臂之羊矢穴"（臂臑穴、臑俞穴、臑会穴等皆为臂之羊矢穴遗踪）。

分析这个具体实例，并综合前面的研究，可以总结朴学家治学方法的重要价值。

一、校勘训诂与医理阐释的辩证统一

首先是对文中主要障碍"臑"字进行考证，从段玉裁、章太炎、陆宗达的考证得出古时"臑"字既指股部，又指臂部。医学相关材料证实，汉时既有臂羊矢穴，又有股羊矢穴（经外奇穴）。《黄帝内经》"肩似拔，臑似折"应出自马王堆《医经方》原文"肩以脱，臑以折"（"以"通"似"）。陆宗达再以《黄帝内经》其他篇相关内容为参考，认为这里的"臑"是"臂之羊矢穴"，即"今针灸经穴手阳明大肠经有臂臑穴，手太阳小肠经有臑俞，均以臑名，正是'臂羊矢'之遗踪"（今天的臂臑穴、臑俞穴，还有手少阳三焦经的臑会穴与秦汉时期的"臂羊矢"穴是怎样的演变关系呢？这些都有待于做进一步的考证研究）。进一步分析，经文"肩似脱，臑似折"原文背景涉及肩脉（手太阳小肠经）的循行、主治症状、腧穴部位、治疗原则等问题的阐释。陆宗达对此做了阐述，并且根据这些医学原理进一步判断"臑"字的意义："按此叙肩脉所主治之症状，而肩脉起于耳后，达于手背，是臑在上体。《医经方》多处言'臑'：臂泰阴温脉云'循筋上兼，以奏臑内'；齿脉云'入肘中，乘臑'；臂少阴脉云'出臑内阴',等等。引诸臑字均以臂言。"从陆宗达对"臑"字考证所引的实证材料看，有许慎的《说文解字》、段玉裁的《说文解字注》、章太炎的《小学问答》中引的《针灸甲乙经》及《素问·三部九候论》、当代针灸学理论等，既引小学训诂专业书，又引医学专业书，有机地将文理考证与医理考证、基础考证与专业考证统一起来。纵观《素问》校诂派的医学考证内容，这一特点贯穿始终。

二、文献研究与多学科综合研究的辩证统一

文献研究不等于考古，但提起文献研究，人们总是狭义地认为是脱离实际的"书斋式的考据""醉心故纸"的文字游戏。正出于此偏见，所以有人指出："清代汉学对中医学的影响，从理论创新到实践检验的各个环节，严重地束缚了医家的理论思维和学术更新。"[1]应该说这一评价是片面的。明清之际，西方传教士大量涌入，带来了西方的文明，且西方文明更是渗进了当时被称为汉学大本营的《四库全书》，其编纂条例中规定："外国之作，前史罕载，然既归王化，即属外臣，不必分疆绝界……随时代编入焉。"皖派朴学家在发扬自身治学重实证归纳精神的基础上，更进一步为了获求丰富、翔实的真实材料，非常注重"学而知之"，广泛涉猎，不仅注重从书本上找事实材料，更注重从其他学科中融会贯通之，积极地融多学科方法与文献方法于一体。如沈祖绵（据钱超尘教授介绍：沈氏曾受益于俞樾、孙诒让、章太炎诸儒，是皖派朴学传人。见《内经语言研究》第 177 页）引"泰西医术（罗马）"及现代生理学、遗传病学知识以论证《素问》的相关具体问题。再如皖派传人章太炎是中西医汇通的倡导人，其对"三焦"问题的考证，就提出"三焦 – 淋巴"说。虽说其观点有待论证，但这说明了皖派朴学家研究的不保守性。再如这里对羊矢穴的考证与命名，章太炎考证"股内廉近阴处曰羊矢，为汉晋人常语，移以言臂内廉，则曰臂羊矢矣"，认为此处所指的股内近阴处的羊矢穴与《针灸甲乙经》《备急千金要方》书中所言的经外奇穴羊矢穴是一致的。指出羊矢穴主要就是根据附近的淋巴结形如羊屎而命

名。正常人浅表淋巴结不易触及，但有时可触到颌下、颈部、腋下及腹股沟的淋巴结。正常淋巴结质地柔软，表面光滑，无压痛，可以被推动，直径不超过0.5cm，所以形容如羊屎是很形象的。

三、实证归纳与演绎推理的辩证统一

朴学家强调实事求是的学风，而实事求是的原则是以经验事实为基础的，即事实在前，从记录事实的判断，过渡到理论陈述，这就是实证归纳。在考证中为了能在可靠的材料基础上归纳，广征博引，努力追求材料的全和实，是朴学家共同的特点。如这里对"臑"字的考证，引证资料多达十几种：帛书、《医经方》《说文解字》《说文解字注》《仪礼正义》《字林》《礼记·音义》《甲乙经》《素问》《针经》《少仪》《淮南子》等。理想的归纳法是完全归纳法，即根据某类事物的全体对象做出概括的推理方法。但事实上研究观察的对象往往是不可能穷举的，人们只能根据部分对象做概括推理，这是不完全归纳法，所以推理也就带有一定的不严密和或然性。但任何一门科学在其发展历程中都有一个积累经验的时期。在大量经验材料的基础上，发现规律、总结理论，是科学研究的最基本工作。而且，人们通过对个别事实的考察看到真理的端倪，受到启发，提出假说和猜想，以推动着认识不断接近真理。

朴学家的实证归纳并不是简单的机械堆砌，而是非常注重从事实中寻找因果联系的方法，这是科学归纳法本质的体现。根据文字知识、音韵知识、训诂语法知识、校勘知识、医学知识来指导归纳，重视归纳与演绎方法的辩证统一。演绎方法的本质在于根据一定的逻辑规则，从前提中得出必然的结论。如对"臑"字的归纳推理有四种结果：臂羊矢、臂羊豕、股内廉近阴处曰羊矢、臂之羊矢穴。对于羊矢穴的考证结果也有两种：腹股沟下方的淋巴结处的经外奇穴和臂之羊矢穴。陆宗达则根据帛书《医经方》所言"肩以脱，臑以折，是肩脉主治"以及《说文解字》所言"臂羊矢"和手三阳经的臂臑、臑会、臑俞三穴为"臂羊矢之遗踪"，演绎推理"'臑'字均以臂言"，得出

本文的"臑"应指上肢部的结论。

再如《太阴阳明论》"则身热不时卧，上为喘呼"，于鬯根据《黄帝内经》"凡言不时"者，"皆不以时而有之之义，非不能以时有之义"也即"经常、常常"之义为前提，以及"既云身热，又上为喘呼，则其病正合不得卧"这个前提，推理为"'时'字疑误，或当作'得'，'得'与'时'形近，故误'得'为'时'"。再如：《宝命全形论》"土得木而达"，于鬯根据上下俪偶文规律、五行相克病理模型规律，及音韵规律三重前提，得出"达"应训为"不通"之义，因为"'达'字与'伐''灭''缺''绝'等字同一韵，义亦一类，苟且通达之义，不且大相刺谬乎?"再如《上古天真论》"不妄作劳"，胡澍在掌握了《黄帝内经》语法规律的前提下，得出"不妄作劳"若按字面直译"有昧古人属词之法"的结论。当然，演绎推理的结论是否正确要取决于推理的前提是否正确和推理的形式是否合乎逻辑规则。

四、继承与创新的辩证统一

在科学认识活动中，归纳方法是"概括由经验获得的事实"，演绎方法是"建立逻辑必然的知识体系"。归纳方法与概括和加工事实有关，并且总是以观测和实验的结果为根据。演绎方法则是要从一些作为原理的判断形式，推导出一个判断体系，推导程序完全依据所采用的逻辑系统的规则。因此，在科学认识论中，不要太拘泥于形式逻辑中关于归纳法和演绎法的对立，而要着重看到科学认识两个阶段的两类认识方法之间的区别。归纳方法是确立科学认识基础的客观性，并由它得出合乎情理的、或然的推论；演绎方法是组织现成的知识，即从作为真理而被采用的前提中得出必然结论的方法。[3]

《素问》校诂派往往正是在合理的归纳演绎方法论体系中孕育了中医文献研究的创新机制。在实事求是的实证归纳的基础上，发挥认识的能动作用，经过艰苦的理论研究，而真正的有所突破。"形式逻辑是正确思维的辅助工具。它能帮助我们从逻辑结构上做到概念明确、判断恰当、推理合乎逻辑。它也具有某种探索新知识的作用。形式逻辑所研究的各种逻辑方法作为组成因素被包含在创造性思维之中。譬如，人们在探求事物的本质时，常常在类比中得到启发，在比较中抓住事物互相联结的链条，通过归纳寻求到解决问题的线索或者通过演绎发现了未曾认识的关系等。"[4]在上述羊矢穴考证的基础上，我们是否可以提出大胆的假设：第一，臂部有臂羊矢穴，近股部也有羊矢穴，说明全身的羊矢穴不止一处；第二，经外奇穴的性质是不归经，即不受经络循行部位的限制；第三，羊矢穴多位于近浅表淋巴结处；第四，《备急千金要方》载股羊矢穴可主治瘰疬（淋巴结核），《黄帝内经》载臂羊矢穴"主液所生病者"（淋巴体液调节系统），即羊矢穴主要主治淋巴系统疾病。由此可以大胆推论，颌下、颈部、腋下、腹股沟，即全身浅表淋巴处附近可能皆有羊矢穴，羊矢穴主治全身淋巴系统疾病。这是一个值得进一步深入探索的问题。《素问》校诂派的许多严谨考证，为我们今天研究中医理论体系提供了新的科研视角。"科学发现过程中富有创造性的科学家，一般都是从遵循传统开始的，他把现有理论传统作为一种暂时接受的试探性假说，如无不恰当就可用做研究的起点。如果碰到麻烦、出现问题，他就得依靠自己的创造力去克服疑点。科学家需要彻底依附于一种传统，但突破性的成功又在于与之决裂。现有的传统给所遇到的难题以意义，难题的解决反过来却可能提示出新传统，并且最后导致对旧传统的否定。"[4]

创新，即抛开旧的，创造新的。科学是人类在实践的基础上逐渐积累、总结和继承下来的知识体系，而在学习和利用中又会增添一些新的东西，使它的内容不断得到创新和突破。因此，学习和创新是自然科学的继承和突破的主要表现形式。值得强调的是，必须要在有了一个更好的概念以后才去放弃旧的概念，否则就不叫创造，而只能叫紊乱。

医学属自然科学，就会遵循自然科学发展的内部矛盾运动规律。突出表现在新的事实材料的不断发现与经典理论之间的矛盾。医学是实践性很强的科学，长期大量的医疗实践活动、新的事实材料不断被发现，使得人们会不断地去修正、突破或扬弃旧的经典理论和观点。用比较正确的理论去代替错误的理论，用比较全面的理论代替片面的理论，用比较深入的认识代替表面浮浅的认识，促使理论不断创新发展。《素问》校诂派的研究，正蕴含着这样的创新研究的机制，沿着前辈的道路进一步开拓前行。这将会促进中医文献研究和中医科学的创新，这也是校诂派学术的最重要价值所在。

参考文献

［1］赵伦和等．清代汉学与中医学［N］．中医药学报，1994，（4）．

［2］陆宗达．说文解字通论［M］．北京：北京出版社，1981：9．

［3］刘大椿．科学技术哲学导论［M］．北京：中国人民大学出版社，2000：108、148．

［4］自然辩证法讲义编写组．自然辩证法讲义［M］．北京：高等教育出版社，1985：353.

参考文献

［1］唐·王冰．黄帝内经素问［M］．北京：人民卫生出版社，明顾从德翻宋本，1982 年影印本．

［2］黄帝内经（影印本）［M］．北京：人民卫生出版社，2013．

［3］明·张介宾．类经［M］．北京：人民卫生出版社，1982．

［4］黄龙祥．针灸甲乙经（点校本）［M］．北京：人民卫生出版社，2006．

［5］段逸山．素问全元起本研究与辑复［M］．上海：上海科学技术出版社，2001．

［6］唐·杨上善．黄帝内经太素［M］．北京：人民卫生出版社，据萧延平兰陵堂本点校本，1965．

［7］王键等．新安医籍丛刊：内经素问吴注（点校本）［M］．合肥：安徽科学技术出版社，1995．

［8］明·马莳．黄帝内经素问注证发微［M］．田代华·点校．北京：人民卫生出版社，1998．

［9］清·张志聪．黄帝内经素问集注［M］．上海：上海科学技术出版社，1980．

［10］清·高士宗．黄帝素问直解［M］．于天星·点校．北京：科学技术文献出版社，1980．

［11］日·丹波元简．聿修堂医书选：素问识［M］．北京：人民卫生出版社，1984．

［12］程亦成，等．新安医籍丛刊：黄帝内经素问校义（点校本）［M］．合肥：安徽科学技术出版社，1995．

［13］王洪图. 黄帝内经研究大成［M］. 北京：北京出版社，1999.

［14］清·孙诒让. 札迻［M］. 梁运华. 点校. 北京：中华书局，1989.

［15］清·于鬯. 香草续校书［M］. 张华民. 点校. 北京：中华书局，1982.

［16］南京中医学院. 黄帝内经素问译释［M］. 上海：上海科学技术出版社，1981.

［17］王洪图. 内经选读［M］. 北京：中国中医药出版社，1999.

［18］郭霭春. 黄帝内经素问校注语译［M］. 天津：天津科学技术出版社，1999.

［19］郭霭春. 黄帝内经素问校注语译［M］. 贵阳：贵州教育出版社，2010.

［20］钱超尘. 内经语言研究［M］. 北京：人民卫生出版社，1990.

［21］日·鳌成公观. 素问考［M］. 钱超尘，萧红艳. 点校. 北京：学苑出版社，2012.

［22］日·丹波元简. 素问记闻［M］. 钱超尘，萧红艳. 点校. 北京：学苑出版社，2012.

［23］李今庸，黄帝内经考义［M］. 北京：中国中医药出版社，2015.

［24］范登脉. 黄帝内经素问校补［M］. 北京：学苑出版社，2009.

［25］黄龙祥. 中国针灸学术史大纲［M］. 北京：华夏出版社，2001.

［26］李鼎. 针灸学释难［M］. 上海：上海中医药大学出版社，2006.

［27］任应秋. 内经研究论丛［M］. 北京：人民卫生出版社，1982.

［28］张灿玾. 中医古籍文献学［M］. 北京：人民卫生出版社，1998.

[29] 赵振铎. 古代文献知识 [M]. 成都：四川人民出版社，1980.

[30] 清·段玉裁. 说文解字注 [M]. 上海：上海古籍出版社，1998.

[31] 徐中舒. 汉语大字典 [M]. 成都：四川辞书出版社，1993.

[32] 欧绍华. 常见通假字字典 [M]. 广州：广东教育出版社，1995.

[33] 贾延柱. 常用古今字通假字字典 [Z]. 沈阳：辽宁人民出版社，1988，10.

[34] 高亨. 古字通假会典 [Z]. 济南：齐鲁书社，1989.

[35] 许伟建. 上古汉语通假字字典 [Z]. 深圳：海天出版社，1989.

[36] 宗福邦，陈世铙，萧海波. 故训汇纂 [M]. 北京：商务印书馆，2003.

[37] 王辉. 古文字通假字典 [Z]. 北京：中华书局，2008.

[38] 张桁，许梦麟. 通假大字典 [Z]. 哈尔滨：黑龙江人民出版社，1998.

[39] 陆宗达. 说文解字通论 [M]. 北京：北京出版社，1981.

[40] 郭锡良. 汉字古音手册 [Z]. 北京：北京大学出版社，1997.

[41] 黄德宽，陈秉新. 汉语文字学史 [M]. 合肥：安徽教育出版社，1990.

[42] 何九盈. 音韵学 [M]. 北京：商务印书馆，2001.

[43] 白兆麟. 简明训诂学 [M]. 台北：台湾学生书局，1996.

[44] 洪诚. 训诂学 [M]. 南京：江苏古籍出版社，1984.

[45] 倪其心. 校勘学大纲 [M]. 北京：北京大学出版社，1987.

[46] 黄永年. 古籍整理概论 [M]. 西安：陕西人民出版社，1985.

[47] 程千帆，徐有富. 校雠广义 [M]. 济南：齐鲁书社，2001.

[48] 清·王念孙. 广雅疏证 [M]. 北京：中华书局，1983.

[49] 支伟成. 清代朴学大师列传 [M]. 长沙：岳麓书社，1998.

［50］清·梁启超. 中国近三百年学术史［M］. 北京：商务印书馆，2011.

［51］胡奇光. 中国小学史［M］. 上海：上海人民出版社，1987.

［52］马伯英. 中国医学文化史［M］. 上海：上海人民出版社，1997.

［53］洪芳度. 新安医学史略［M］. 歙县：歙县卫生局，1990.

［54］清·纪昀. 阅微草堂笔记［M］. 成都：巴蜀书社，1995.

［55］俞正燮. 癸巳类稿［M］. 北京：商务印书馆，1957.

［56］朱维铮. 求索真文明：晚清学术史论［M］. 上海：上海古籍出版社，1996.

［57］清·纪昀，陆锡熊. 四库全书总目（文渊阁版）［M］. 武汉：武汉大学出版社，1998.

［58］王键，苏颖. 内经选读［M］. 上海：上海科学技术出版社，2010.

［59］凌耀星. 内经讲稿［M］. 北京：人民卫生出版社，2008.

［60］王庆其. 内经讲稿［M］. 北京：人民卫生出版社，2010.

［61］王洪图. 内经讲稿［M］. 北京：人民卫生出版社，2008.

［62］清·俞樾. 古书疑义举例五种［M］. 北京：中华书局，2005.

索　引